广东省名中医

主编 庄礼兴

庄礼兴

针灸临证经验与传承

胃脘下俞

痞根

下极俞

腰眼

十七椎

腰奇

广东科技出版社｜全国优秀出版社

SPM 南方出版传媒

·广州·

图书在版编目（CIP）数据

广东省名中医庄礼兴针灸临证经验与传承 / 庄礼兴主
编 . —广州：广东科技出版社，2019.1
　　ISBN 978-7-5359-7036-7

　　Ⅰ . ①广… 　Ⅱ . ①庄… 　Ⅲ . ①针灸疗法—临床应
用—经验—中国—现代 　Ⅳ . ①R246

　　中国版本图书馆CIP数据核字（2018）第287382号

广东省名中医庄礼兴针灸临证经验与传承

Guangdong Sheng Mingzhongyi Zhuang Lixing Zhenjiu Linzheng Jingyan yu Chuancheng

责任编辑：姚　芸　曾永琳
封面设计：林少娟
责任校对：梁小帆
责任印制：彭海波
出版发行：广东科技出版社
　　　　　（广州市环市东路水荫路11号　邮政编码：510075）
http：//www.gdstp.com.cn
E-mail：gdkjyxb@gdstp.com.cn（营销）
E-mail：gdkjzbb@gdstp.com.cn（编务室）
经　　销：广东新华发行集团股份有限公司
排　　版：广州市友间文化传播有限公司
印　　刷：佛山市浩文彩色印刷有限公司
　　　　　（佛山市南海区狮山科技工业园A区　邮政编码：528225）
规　　格：787mm×1 192mm　1/16　印张17.75　字数440千
版　　次：2019年1月第1版
　　　　　2019年1月第1次印刷
定　　价：98.00元

如发现因印装质量问题影响阅读，请与承印厂联系调换。

广东省名中医庄礼兴教授

庄礼兴，广东省普宁市人，广州中医药大学教授、主任医师、博士生导师，广东省名中医。现任广州中医药大学第一附属医院康复中心主任，国家中医药管理局重点针灸专科学术带头人，国家中医药管理局中医区域诊疗中心学术带头人，全国中医学术流派靳三针疗法学术流派传承工作室负责人，中国针灸学会学术流派研究与传承专业委员会常务委员，中华中医药学会学术流派专业委员会常务委员，广东中医药研究促进会副理事长，广东省针灸学会副会长，广东省中西医结合学会康复专业委员会副主任委员，广东省中西医结合学会肺康复专业委员会副主任委员，中华中医药学会、广东省医学会、广州市医学会医疗事故鉴定专家。

庄礼兴长期从事临床、教学和科研工作，主持国家科技部"十五""十一五"、国家中医药管理局项目和广东省科技厅项目等重大课题8项。荣获中国中西医结合学会科技进步三等奖1项，省部级科技进步二等奖1项、三等奖2项。主编及参编教材及著作16部。公开发表学术论文200余篇，被SCI收录2篇。已指导博士生40余人，硕士生90余人。

庄礼兴教授是广东省第二批名中医师承项目指导老师，曾多次获得"岭南好医生"和"羊城好医生"等光荣称号。2017年被广东省人民政府授予"广东省名中医"称号。2018年广东省中医药管理局批准建设"庄礼兴广东省名中医传承工作室"，开展名中医学术挖掘及整理工作，总结庄礼兴教授学术思想和临床经验。

庄礼兴教授临床近40载，在治疗疑难病方面积累了丰富的经验，擅长治疗中风病、痛证、癫痫、帕金森病、慢性免疫性疾病、神志病等。在穴位埋线疗法治疗难治性癫痫方面积累了丰富的临床经验，对天灸疗法进行了改良与创新。传承针灸大家司徒铃岭南灸法和针刺手法。作为岭南新针灸流派靳三针疗法学术流派工作室负责人和代表性传承人，继承并进一步发展了靳三针疗法的调神思想，形成了一套以"神志病"为主要治疗对象的调神针法，取穴精简，疗效确切，适应证广泛，适应睡眠障碍、更年期焦虑障碍、中风后抑郁、局部运动障碍、肠易激综合征和疲劳综合征等，具有很高的临床实用性。

"庄礼兴广东省名中医传承工作室"工作团队将通过工作室平台更好地推广和发展名中医学术经验，继续挖掘、发扬名中医学术精髓，进行针灸各名医、流派间的学术交流，将庄礼兴教授的学术思想及临床经验进一步推广应用。

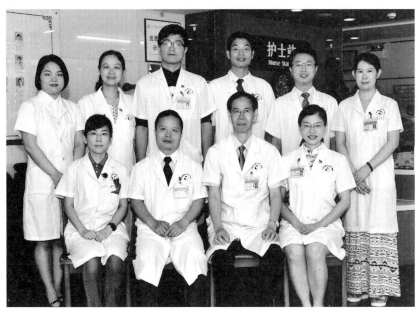

2018年，庄礼兴广东省名中医传承工作室团队合影。一排左起：贺君主任医师，郑谅教授（工作室负责人），庄礼兴教授（指导专家），王澍欣主任医师。二排左起：谢晓燕医师（秘书），徐展琼副主任医师，廖穆熙副主任医师，张宾主治医师，周昭辉副主任医师，庄珣医师。

序

余出身于中医世家，祖辈行医业药，到我这一代已是第五代了。余从小在这种家庭氛围中长大，耳濡目染，影响颇深，从小立志做个中医师。及至恢复高考后，幸运地考入广州中医药大学（当时称广州中医学院），进入中医殿堂，接受规范的中医教育。毕业工作后，正当对专业迷惘的时候，有幸拜几位针灸界大师为师，继续深造学习针灸，受益良多，之后默默地在针灸这块土地上耕耘了几十年。

司徒铃教授是我研究生时期的导师之一，其针灸之时尤重补泻手法。我跟随司徒老在20世纪80年代末国家中医药管理局的针灸补泻手法课题中对徐疾补泻、迎随补泻、开阖补泻、呼吸补泻、捻转补泻、提插补泻、三才补泻等手法进行了精微、量化的研究。那段经历对我之后在临床上应用补泻手法产生了很大的影响。此外，司徒老擅长灸法，例如压灸百会穴法治疗眩晕、四花灸法治疗消化系统疾病、麦粒灸井穴治疗中风后痉挛性偏瘫等，这些对我数十年来一直致力于研究和发展岭南特色灸法影响深远。

靳瑞教授是我读研究生时的另一位导师，工作后我还担当了"靳瑞全国中医学术流派传承工作室"的负责人，跟在老师身边学习感悟颇多。我如今在临床上治疗各类脑病效果被广泛认可，实乃因受到靳老的良多指点。靳老用针取穴少而精，临床上往往以三个穴解决患者病痛，故得了"靳三针"的雅号。我在学习应用靳三针疗法过程中，总结了靳老的学术思想，强调治神、得气和补泻，在靳老原来39组穴位的基础上，结合国家科技部"十一五"课题"靳三针疗法治疗中风偏瘫"，增补了五个（手挛三针、足挛三针、腕三针、踝三针、开三针）三针疗法穴组，完善了靳三针疗法治疗中风病的系统诊疗方案，使之广泛应用于临床工作中。

我参加工作后，有幸在广东省名中医张家维教授和杨文辉教授身边学习。张家维老师的飞针疗法、挑针疗法，杨文辉老师的补泻手法、CT头穴定位针法都深深地影响了我，使我在学术道路上渐行渐明。

这些令我终生难忘的恩师，为我在针灸求知道路上奠定了良好的基础，影响我从医一辈子，亦使我深深体会到中医是一门终身学习的学问，只有不断探知、不断进步，才能成为一名真正的像邓老（邓铁涛）所说的"铁杆子中医"。

如今，转眼从医已过了30多个年头。自从2000年开始带研究生，及后带各级的师承学生、2013年负责全国中医学术流派"靳三针疗法传承工作室"的工作以来，比较深入地探索岭南针灸的发展，更加感觉到中医传承的意义和责任。从医以来，每天大量的临床、教学、科研工作，忙得不亦乐乎，但同时也意识到必须将自己临床的点滴经验记录下来，一来是对自己的工作积累做一个小结，二来也可与学生和同道们分享。于是近年萌发了写这本书的念头，便开始着手整理、总结，并将自己的心得写下来。全书既记录了本人在学习、继承多位针灸老前辈的学术思想和临证经验方面的心得，也将本人近10年来的主要学术观点和临证经验，通过多种表达形式总结下来，学术上一脉相承。因此，该书既是一本学术思想与传承的专著，也是对本人临证经验的总结。

本着百家争鸣的态度和抛砖引玉的想法，本人主编了此书，希望对同道能有一些帮助。敬请雅正，不吝赐教。

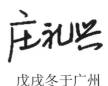

戊戌冬于广州

传承创新

发展中医

戊戌年冬

庄礼兴书

庄礼兴教授墨宝

目录

第一章　学术概要

第二章　临证经验

1

第三章 医案医话

第四章　临床杂谈

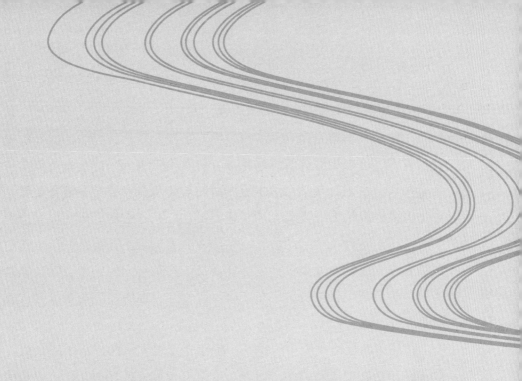

第一章

学术概要

庄礼兴，广东省普宁市人，教授，博士生导师，广东省名中医。现任广州中医药大学第一附属医院康复中心主任，靳三针疗法流派传承工作室负责人，国家中医药管理局重点专科学术带头人，广东省重点学科学术带头人，中国针灸学会学术流派研究与传承专业委员会常务委员，中国中医冬病夏治专业委员会副主任委员，广东省中医药研究促进会副理事长，广东省针灸学会副会长、针法专业委员会主任委员，广东省中西医结合学会康复专业委员会副主任委员，广东省中西医结合学会肺康复专业委员会副主任委员，广东省康复医学会神经康复专业委员会常务委员等职务。

庄礼兴教授出生于中医世家，少年立志求学从医，从医30余载，精勤不倦，潜心中医针灸学术研究，或传道授业，或著书立说，或临床诊病，积累了丰富的临床经验，并逐步形成了以"调神针法"为主要代表的学术思想。庄礼兴教授以严谨的治学态度，务实的治学理念，精湛的医术赢得了广泛的赞誉。

一、调神针法

（一）学术渊源

庄礼兴教授师从岭南针灸大家司徒铃教授和靳三针疗法创始人靳瑞教授，并多年从事司徒铃教授学术思想研究及靳三针流派传承的相关工作。因此庄礼兴教授的学术思想受到两位针灸大家的深刻影响，其调神针法的调神思想是对靳三针疗法注重治神思想的进一步发展，调神针法的操作手法则是对司徒老针法的继承和发挥。

中医学中广义的"神"指的是人的思维意识以及情志活动，可指代人体的一切生命活动。《素问·宝命全形论》曰"凡刺之真，必先治神"，因此历代针灸家均将治神视为针刺的主要原则。庄礼兴教授认为针刺治神，是以针沟通广义的"神"，调治意识、情志的狭义之"神"。故针刺治神的主要目的是通过调动患者体内的神气，来治疗脏腑经络、四肢百骸的各种疾病，而针刺治疗神志病仅为针刺治神的一部分内容。尤其现代社会节奏快速，人们普遍面临巨大精神压力，情绪及精神方面引起的疾病日益严重和普遍，同时相较于古代，现代人罹患身体疾病时往往也会掺杂精神因素而导致疾病加重。因此，庄礼兴教授多年临证发现，调神针法不仅对单纯神志方面的疾病有效，且对伴有情绪异常和精神状态不佳的非神志类疾病亦有良效。这不仅是"凡刺之法，必本于神"思想的深刻体现，而且与现代生物—心理—社会—环境医学模式思想相吻合，临床疗效较传统针灸方案更佳。

（二）穴位组成

庄礼兴教授认为，针刺治疗神志疾病即可通过医者运针刺激患者经络来直接对神志进行调治，故而，针刺治疗神志类疾病时无须拘泥于某一种疾病的传统辨证分型。因此，庄礼兴教授通过多年的临床验证，将调理神志的最有效的穴位组合成固定穴组，根据患者的具体情况稍加辨证加减即可广泛应用于临床上各种与神志相关的疾病，取穴精简，疗效确切，是为调神针法。

1. 主取督脉用以调神

督脉是奇经八脉之一，为阳脉之海，百病皆主。《灵枢·经脉》曰："督脉之别，名曰长强，夹膂上项，散头上，下当肩胛左右，别走太阳。"可见督脉和膀胱经的循行路线与脑有密切关联，因此督脉统乎诸阳，通脑达髓，对于神志的调节有极其重要的作用。《素问·脉要精微论》曰"头者，精明之府"，因此导师在取督脉穴位调神时，尤其注重头部穴位。

（1）百会与四神针

百会为诸阳之会，督一身之正气。针刺该穴及左右诸穴可以统调全身气血，振奋阳气。四神针位于百会穴前后左右各1.5寸，其中前顶、后顶为督脉穴位，百会两侧1.5寸位于膀胱经上，四穴均处于人脑的巅顶，为人身阳气最旺处，而人体的神志活动当属于阳的功能，因此刺激此穴能够极大地影响心神。四神针又通过督脉和膀胱经直接联系脑部，故为安神醒脑、开窍解郁的要穴。

（2）智三针

智三针，由神庭及双侧本神组成。神庭位于督脉之上，《针灸穴名解》中记载："神庭，居处为庭。考脑为元神之府，穴当天庭之上，为神的居处，主治烦闷恍惚，癫狂风痫诸疾。"本神穴，是足少阳胆经穴位，为胆经与阳维脉的交会穴。《针灸穴名解》中有："穴在前额发际，内应于脑，故善治有关神识诸病，如惊痫、癫风、神不归本等证，故名本神。"可见，神庭、本神均是刺激脑部经气，调节元神的重要穴位。神庭为督脉之要穴，刺激该穴可调节督脉从而影响人的神志。因胆主决断，胆郁则善怒，故本神可调节胆经的疏泄而改善情志，且本神居于神庭两侧，还可加强神庭的刺激强度，三穴联用大大增强其调节元神之府的功效。

（3）定神针

定神针，位于前额部，第一个穴位是印堂上0.5寸，第二、三穴是左右阳白穴各上0.5寸。阳白属于胆经上的穴位，在两目之上，可治眼部疾病，且肝胆相为表里，肝藏魂、开窍于目，因此阳白与眼之视神有密切关系。印堂穴在督脉上，督脉为诸阳之海，内络脑，故可治疗心神不宁、注意力分散、双目无神或眼睛斜视等。现代医学认为，大脑额叶主要与情感、智力相关，本组三个穴位均位于大脑额叶投影的头皮上，故能部分调整人的情感，控制情绪，从而达到定神的目的。

而在临床实践中，因此处穴位较浅，如果直刺进针，则只能点刺而不便于留针。而在靳三针疗法中的定神针定位在印堂、阳白穴上0.5寸，向下透刺，既不离穴，也可有一定针刺深度，针感比单纯针刺印堂、阳白穴要强。

（4）素髎与水沟

素髎与水沟，为督脉末端穴位，素髎位于鼻尖，水沟在人中沟的上1/3与下2/3的交点处，此二穴均是督脉穴位，且所处位置皆因神经末梢丰富而痛觉敏感。因此庄礼兴教授认为这两个穴位本性以泄为主，且为督脉要穴，故而有很强的泄邪气的作用。尤其在邪闭心窍所致的神昏、癫痫甚至昏迷等特殊状态下，水沟与素髎有非常强的祛邪走气、开窍醒神的作用。对于神志清醒的一般情况，也可酌情选用水沟及素髎，在某些病性明显偏实而症状相对较重的情况下，可加强调神针法的祛邪镇静作用。

2. 心主神明，兼取心经、心包经

《素问·灵兰秘典论》曰："心者，君主之官，神明出焉。"心为五脏六腑之主，心藏神，故心对于人的神志有着决定性的重要作用。而心包是心脏外面的包膜，起到卫护心脏的作用，所以邪气犯心，往往必先侵犯心包络。《灵枢·邪客》中说："心者，五脏六腑之大主也，精神之所舍也。其脏坚固，邪弗能容也。容之则心伤，心伤则神去，神去则死矣。故诸邪之在于心者，皆在于心之包络。"可见《黄帝内经》在此处已经明言心脏若有留邪，则会发生神去人死的严重病情，所以外邪在侵犯心神时其定位均在心包络，可见心与心包络对于神明的重要性。

（1）神门穴

神门穴，属手少阴心经之输穴、原穴。《灵枢·九针十二原》曰："所出为井，所溜为荥，所注为俞，所行为经，所入为合。"因此，神门作为心经的输穴，乃是经气注入经脉的部位。《针灸甲乙经》中记载神门为"心气出入之处"，因此针刺神门对心经的气血调节有重要作用。《针灸大成·卷六》中记载神门的功效有"喘逆身热，狂悲狂笑……心性痴呆，健忘"，可见在传统中医针灸学中，神门是治疗神志异常的重要穴位。

（2）内关穴

内关穴，为手厥阴心包经的络穴，是沟通心与心包的重要穴位。心包代心受过，邪犯心包干扰心之神明时，势必取心经与心包经相络之穴，即内关。诸多经典均记载内关穴对善恐、失志、心烦等神志疾病的治疗作用，如《针灸甲乙经》曰"心澹澹而善惊恐，心悲，内关主之"，

《备急千金要方》曰"虚则心烦，惕然不能动，失智，内关主之"，《针灸大成》曰"主手中风热，失志，心痛"。

庄礼兴教授结合自身临床经验认为，神门穴在调神针法中主要起到养心、宁心的作用，以养心之功而取安神之效，治疗心悸、心慌、心动过速或过缓这类疾病；内关穴则有重镇安神的作用，惊恐、惊悸、癫痫这一类疾病可取内关穴。

3. 取四肢穴位通调全身气血

（1）三阴交穴

三阴交，属足太阴脾经之穴，为肝、脾、肾三者经脉交会处。三阴交的主要功效为调补肝肾、健脾生血，故在古代针灸医籍中，三阴交穴较少用来直接治疗神志异常，而多用于治疗神志不宁引起的失眠，如《针灸聚英杂病歌》载有安神针法："不得卧兮，并治三阴交一穴，通宵得寝定安然。"庄礼兴教授根据其临床经验认为，多数需以调神针法治疗的患者存在阴虚的表现，且尤以更年期妇女多见，其阴虚血少的生理变化往往导致心神失养，从而引起诸多情志变化。因此针刺三阴交穴疏通肝、脾、肾三经之气血，三阴气血通达则能滋养心神，故能发挥安神调神的效果。故在调神针法中，三阴交穴是调神处方中的重要穴位。

（2）四关穴

四关穴，即合谷、太冲的并称，《针灸大成》记载："四关穴，即两合谷、两太冲是也。"庄礼兴教授认为，在调神针法的穴位组成中，该穴主要发挥开通气血、疏肝解郁的作用。合谷、太冲同取，两穴相配伍，一气一血，一阳一阴，一升一降，相互为用，协同作用较强，有助于疏通全身气血。且太冲为足厥阴肝经的输穴和原穴，肝为将军之官，开窍于目，藏魂，有安神定志、解郁除烦的作用，因此取四关穴可通过疏泄肝气、通调周身气血来调神安神。

（3）申脉、照海穴

申脉穴，属足太阳膀胱经，八脉交会穴之一，通阳跷。在足外侧部，外踝直下方凹陷中。申脉是阳跷脉气所发之处，阳跷脉的走行是沿外踝后经下肢外侧后缘上行至腹部，再沿胸部后外侧经肩颈外侧，上挟口角，到达眼内角。阳跷主一身左右之阳，阴跷主一身左右之阴。二者循行路线皆过目眦角，因此阴、阳跷均有濡养眼目、主司眼睑开合的作用。

照海穴首载于《针灸甲乙经》："照海阴跷脉所生，在足内踝下。"属足少阴肾经，为足少阴和阴跷脉交会穴，系八脉交会穴之一。跷脉首见于《灵枢·脉度》云："跷脉者，少阴之别，起于然骨之后，上内踝之上，直上循阴股入阴，上循胸里入缺盆，上循人迎之前，上入頄，属目内眦，合于太阳、阳跷而上行。气并相还则为濡目，气不营则目不合也。"后世一般认为此文所述系阴跷脉的走行路线，而阳跷脉的相关文字可能已脱落。

故申脉、照海穴不仅可以平衡阴阳、镇静安神，对于眼部疾病也有很好的疗效。

《灵枢·脉度》在论述跷脉的功能时明确提出了"气并相还则为濡目，气不营则目不合"，庄礼兴教授认为此处"目不合"结合临床实际症状来看，可以理解为两类病症，一是以眼睑开合不利为主要表现的症状，包括眼睑乏力、眨眼频繁、眼睑瞤动；二是将睡眠障碍看作"目不合"的另一种状态。因此，在调神针法中，庄礼兴教授常常取申脉、照海穴调节阴、阳二跷脉，用以治疗失眠以及眼睑不自主瞤动的眼部运动功能障碍的疾患。

4. 加减其他穴位改善局部症状

调神针法借助其调神作用可以治疗诸多疾病，但需加减局部穴位改善某些疾病的特定症状。例如调神针法治疗伴有情志异常表现的颈椎病患者时，在调神的基础上需加风池、颈百劳、肩井等穴，以改善颈肩部不适症状；以调神针法治疗肌筋膜炎时，需加上颈部或腰部肌肉疼痛明显处附近的穴位以改善局部气血循环，减轻疼痛症状；治疗Meige综合征时，需加用肌肉抽动明显处的穴位，如眼睑跳动加阳白、鱼腰穴，口角抽动加地仓、颊车穴。

（三）操作手法

1. 强调得气与行气

庄礼兴教授在调神针法的临床运用中，非常重视"得气"，认为人身之气即人之神识的功能体现，所以"得气"是调节病患体内心神的基础与前提，所谓"刺之要，气至而有效"。《针灸大成》中有 "针若得气速，则病易痊而效亦速；若气来迟，则病难愈而有不治之忧"之说。而具体操作时如何快速得气，其要领则在于医者下针时要意在针下，即精神高度集中在针下，进针后静气守神，直至针下"得气"。庄礼兴教授在施针时通常捏住针柄快速进针，进针后稍加捻转提插即可得气，所针穴位周围皮肤很快泛红，可见手法功力深厚。而对于久病体虚的患者，下针后往往不易得气，庄礼兴教授则通常在进针后用力使针体稍弯曲，再行捻转提插，此时针身弯曲，对肌肉的摩擦力增大，此法不仅可以快速"得气"，也可在补泻时使用以加强补泻力度。

在如何行气的问题上，明代以后的各针灸学家陆续提出了多种方法。其中调气、运气法是庄礼兴教授在临床中最常用的方法，即通过调节针的方向和力度控制针刺感向固定的一方扩散传布，使针刺感应趋向于病痛部，即所谓"气到病所"。庄礼兴教授认为《金针赋》中所载以左捻或右捻方式来控制针感的上行或下行的方法，在实际临床中，对于一般操作者而言较难准确把握且不易实现，而通过手指按压所针穴位前后皮肤的方法，不仅易于掌握且容易实现针感的传布。具体操作时，若欲使气向上传，可用拇指紧压穴位下方皮肤"闭其下气"，则针感易上行；若要使气向下传，可压住穴位上方皮肤"闭其上气"，使针感得以下行。例如，庄礼兴教授在用调神针法针刺三阴交治疗月经不调，泌尿系统、消化系统等疾病时，认为病位在腹，因此需要针感上传至腹部，故针刺该穴时需注意两点：一是要紧贴胫骨后缘进针，此处针感最强，传导效果最好；二是行手法后若患者自觉针感下行，则需按压穴位下方，使针感上行。

2. 调神针法补泻四要素

神志疾病亦有虚实之分，根据其神志方面表现出的症状，也可将"神"辨出虚证和实证。虚证多表现为：情绪低落，易悲伤涕泪，神情抑郁，喜独处不欲交谈，胆小易受惊，疲倦嗜睡等；实证则主要表现为：烦躁易怒，精神亢奋，失眠，坐立不安，焦虑等。中医强调整体观，人的神志与身体关系紧密且相互影响，故神志病绝大多数都伴随一定的脏腑功能异常，而对于脏腑的针刺治疗，则必须对虚实寒热进行辨证。因此，庄礼兴教授在使用调神针法时注重补泻，并将调神针法的补泻方法和原则总结为四个要素。

第一要素，即导气调神，平补平泻，针刺相关经络可对患者产生双向调节的作用。庄礼兴教授在临床中采用调神针法所治疗的患者，部分体现出交感神经与副交感神经系统功能紊乱的特征，其具体症状可涉及各个脏腑，从脏腑八纲辨证的角度来看，则属于虚实错杂的病理类型。而产生虚实错杂病理变化的原因，当属神志不调导致阴阳不和，引起周身气血的虚实分布异常，从而导致热证与寒证同时兼见。对这一类患者在采用调神针法治疗时，庄礼兴教授通常只在针刺得气后稍加捻转，平补平泻，使神气调和，则阴阳相交，虚者可实，实则自虚。例如对于慢性胃病，若出现食少腹胀、气短乏力、舌淡苔白等脾胃虚弱的症状，配合调神针法，选取足三里穴进行平补平泻，可以达到食欲增加、腹胀减轻等效果；若出现胃痛拒按、呕吐反酸、舌红苔黄的实证，以同样针法治之，却可起到一定的清热降逆的作用。

第二要素，是注重配合其他疗法的补泻。对于虚实表现明显的患者，采用调神针法治疗时，则必须施以补泻方能取效。而针刺补泻的手法有很多，但庄礼兴教授认为针灸不能只理解为针和灸，还有很多其他操作方法，如刺络放血、拔火罐、艾灸、皮肤针等，这些疗法本身在补泻作用上有所侧重。例如，对于偏头痛患者，若出现舌红苔黄等实症表现，则可以采取耳尖放血，以及在相应经络刺络拔罐，该疗法本身具有较强的泻实作用，故可配合针刺疗法从而加强泻的作用。

第三要素，是针刺手法的补泻。针刺的补泻手法多样，庄礼兴教授根据临床实用性及可操作性，通常以徐疾补泻结合提插补泻为主，少数情况下根据病情使用迎随补泻、捻转补泻等其他补泻手法。疾徐补泻出自《灵枢·九针十二原》："徐而疾则实，疾而徐则虚，言实与虚，若有若无，察后与先，若存若亡，为实为虚，若得若失。"《灵枢·小针解》释为："徐而疾则实者，言徐内而疾出也；疾而徐则虚者，言疾内而徐出也。"庄礼兴教授在实际操作中，提插补泻和徐疾补泻是同时进行的，行补法时采用重按轻提，而重按要求力度大，因此必须手指用力同时慢慢进针，慢进针的过程就使用了徐疾补泻中的"徐"；行泻法时，需要轻提，因此必须快速提针，从而体现出徐疾补泻中的"疾"。在具体操作时，可以将迎随补泻和提插补泻、捻转补泻等手法相结合，形成复式补泻手法，操作性强，补泻作用力量大。对于针刺后补泻的效果，庄礼兴教授认为当以针下寒热为度。其理出自《素问·针解》："刺虚则实之者，针下热也。气实乃热也。满而泄之者，针下寒也。气虚乃寒也。"

此外，庄礼兴教授认为，调整四神针的针尖方向也是一种补泻方法。四神针的针尖方向都朝百会穴，可以起到补的效果，就调节神志而言是聚神和守神的作用。所以在治疗虚性的失眠、记忆力减退、心神不宁等精神涣散类的疾病的时候，就要求针尖向内，凝气聚神，同时针刺手法用补法。四针针尖均向外，背离百会穴，即泻法，起到散神、开窍的作用。所以癫痫发作、惊恐、昏迷等实证，需要开窍醒神时，四神针的针尖方向就必须全部向外，同时行泻法。其他虚实不明显的，可以根据患者体位，朝方便进针的方向针刺即可。

第四要素，利用穴位性质补泻。人体各个穴位功效千差万别，其穴性也不尽相同，因此在临证进行补泻时应当充分利用穴位属性，达到事半功倍的效果。例如，人中、太冲穴具有泻的作用，采用调神针法治疗实证时，可选取此穴；而对虚证，则可选用百会、足三里、关元穴等性质偏补的穴位。

3. 重视经络辨证

庄礼兴教授在使用调神针法时，尤其注重经络的重要性，强调"宁失其穴，勿失其经"。明代杨继洲在《针灸大成·卷二》中有："能识本经之病，又要认交经正经之理，则针之功必速矣。故曰：宁失其穴，勿失其经。"因此庄礼兴教授认为临证取穴既不能只知阿是穴，头痛扎头脚痛扎脚，也不可过分强调穴位而忽视经络。应当突出经络辨证的重要性，找到病变所属经络及相关经络，综合分析后确定选穴处方。

庄礼兴教授运用调神针法时，通常以经络为基准灵活取穴，且尤其注重督脉在调神中的作用。例如，对于颈肩部疼痛僵硬的肌肉疲劳综合征患者，可在颈肩部局部取穴缓解疼痛的基础上，针对肌肉疲劳综合征患者精神症状选取头部一两处督脉穴位，如百会、后顶穴，其意即在刺激督脉从而发挥调神的作用。又如，在取智三针调神时，若病情较重，可加印堂穴或素髎穴，用意也是加强对督脉的刺激。

另外，庄礼兴教授强调，对于某些交会穴、经外奇穴则要重视经穴"点"的相对特异性，精准取穴，不应当随意出现偏差。比如，在以调神针法治疗眼睑瞤动时，会通过刺激阴跷脉和阳跷脉实现对眼睑开合的调节，而申脉、照海穴属于八脉交会穴，主通跷脉，故针刺申脉、照海穴时应尽可能准确。

4. 结合电针疗法
（1）电针治疗痛症

庄礼兴教授认为治疗慢性疾病时，需要充分考虑到病理病机和脏腑的虚实情况，故在针刺时加以补泻手法对患者的恢复具有重要意义。但某些慢性的痛症本身虚实表现不明显，且脏腑的虚实又不能充分解释局部

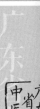

的疼痛症状，而患者的主要诉求是借助针刺达到止痛的效果，因此针刺治疗此类疾病时，应以快速镇痛为首要目标，故对脏腑的虚实进行补泻对治疗疼痛症状意义不大。

调神针法所治疗的疾病中，以痛症为主要表现的疾病占有一定的比例，如颈椎病、颈肩综合征、肌筋膜炎、偏头痛等，对于此类疾患，庄礼兴教授结合其临床经验认为，针刺加电的止痛效果可靠，较单纯的补泻疗法稳定性更高。因此调神针法治疗痛症，一般不施加补泻手法，而采用对局部痛处穴位加以电针刺激的方法。

（2）头部调神穴位加电

调神针法的调神主穴多数位于头部督脉之上，这些穴位不仅神经末梢丰富，而且在经络上联络脑部。诸多研究表明，头部针刺加电可影响脑电波，加强或抑制大脑内部放电以及影响神经递质的释放。因此庄礼兴教授认为，对脑部调神穴位进行疏密波刺激不仅可以促进头部气血循环，有利于脑部营养代谢，改善大脑及神经的功能，还可加强督脉对髓海的荣养，达到滋养元神进而调神的作用。

二、临床经验概要

（一）博采众长精研中风病治疗

1. 穴组创新

庄礼兴教授在治疗脑病方面，强调分经辨证和针刺治神，具有独特的进针特色和补泻手法特点，提高对中风病、小儿脑瘫等重大疾病、疑难病的诊疗能力，创新性将靳三针穴组由原39组发展至45组。针对中风后痉挛型瘫痪的临床特点，创立了挛三针（上肢挛三针：极泉、尺泽、内关；下肢挛三针：鼠蹊、阴陵泉、三阴交）、开三针（人中、涌泉、中冲）等新的有效穴位组方，确立了颞三针配合手足三针治疗迟缓性偏瘫、挛三针为主治疗痉挛性偏瘫的优化方案，方案体现了穴位与病症相适宜，是针灸处方中难得的模式。该操作技术规范在2011年正式纳入国家中医药管理局医政司颁布的《24个专业105个病种中医诊疗方案》，在全国逾十家具有代表性的大型中医院进行临床应用且得到疗效验证，并建立8个靳三针流派工作室二级工作站，促进了其在全国范围内的推广应用。

2. 麦粒灸法

中风患者阳气既虚，血行不畅，局部经脉缺少血气的正常濡养，则寒邪乘虚袭入，寒主收引，寒邪痹阻经脉，初则关节疼痛，肢体麻木，活动不利，久而出现经脉挛急，关节拘挛难以屈伸。《黄帝内经》载："诸寒收引，皆属于肾。"所以对于中风后遗症出现的肢体肌张力增高及手指、足趾麻木的患者，庄礼兴教授在临床治疗中善取患侧的井穴或关节周围的穴位，如隐白、大敦、少商、商阳穴等采用麦粒灸治疗。由于艾炷直接放置于穴位，故作用于穴位局部的温热感及穿透感、刺激量较温和灸更强。相关研究证明麦粒灸可使机体产生初级的"温通"效应，即艾炷将燃尽时产生的灼热、灼痛刺激，使局部血管扩张，并使机体启动神经反射和调节机制。同时，治疗时每穴灸5～7壮，旨在保证每个穴位的刺激量，发挥麦粒灸截断病理变化之功。临床证明麦粒灸可明显降低患肢肌张力，促进肢体康复，具有良好的临床效果。

3. 经筋刺法

庄礼兴教授认为中风后肢体痉挛性瘫痪、筋肉拘急、屈伸不利是皮部、经筋受损的表现，其病位在筋，因此治疗必须着重在皮部、经筋。治疗上应该通过增强对皮部、经筋的刺激，调整相应经络和脏腑的功能，促进气血运行通畅，达到活血通络、滑利关节、通则不痛的目的。庄礼兴教授常常使用经筋刺法治疗痉挛性瘫痪，上肢常取肘关节内侧紧张的肌腱，在肘横纹上刺一针，其上下各1寸处刺一针；如腕关节僵硬可刺阳溪、阳池、大棱穴；如手指浮肿可刺八邪穴。下肢膝关节刺阴陵泉、阳陵泉穴；踝关节刺太溪或照海、解溪穴；如足趾浮肿刺八风穴。除毫针刺外，庄礼兴教授还主张使用火针刺激以上腧穴。《灵枢·经筋》载"治在燔针劫刺，以知为数，以痛为腧"，庄礼兴教授认为将火针的针体烧至白亮后施术可使火热之力由腧穴直接导入人体，激发人体经气，鼓舞气血运行，达到温通经络的作用，利于患肢康复。

4. 阴阳经协调针法

庄礼兴教授将针刺和康复理论有机结合起来，运用康复医学理论，指导选穴、制定针灸治疗方案，走中西医汇通之路，取长补短，在临床治疗痉挛性瘫痪中取得了满意的临床疗效。庄礼兴教授认为痉挛性瘫痪患者上肢出现"挎篮"姿势，病机为阴经急，阳经缓，治疗应该泻阴经，补阳经，所以取内关、曲泽并使用泻法，外关、曲池使用补法；下肢出现"划圈"步态，病机为上下肢急或缓的肌群复杂，治疗应该阴阳经同取，所以多取阴陵泉配阳陵泉，三阴交配悬钟，太溪配昆仑，申脉配照海，或补或泻。本疗法中补泻手法以"徐疾补泻"手法为基础，总的原则以慢入快出为补，快入慢出为泻，进退次数并不是硬性规定。同时加上导气同精法，要求在候气于卫部得气后，三进三退，使病者有气循经并直达病所，以不寒不热，调和为度。临床上应注重肢体内侧肌群即阴经穴位的运用，配合肢体外侧阳经穴位，协调阴阳，平衡肌张力，调整痉挛状态，从而提高疗效，缩短病程，减轻患者病痛，降低中风患者的致残率。

5. CT围针疗法

CT围针疗法是通过颅脑CT扫描，确定出血或梗塞的病灶部位，以所示病灶在同侧头皮的垂直投射区的周边进行针刺，随病灶的大小、部位不同，选取相应的针刺部位，一般是在体表处周围用4~6支1寸毫针进行平刺，针尖方向皆朝向投射区的中心，进针后均用快速捻转或加以脉冲电流。因CT照片所示脑局灶性损害呈多块状、片状而非线状，所以CT定位围针法可以随着病灶的部位、大小、形状、数量具体运用，较传统头针针刺运动区更具有针对性和灵活性。庄礼兴教授采用此法取得了较好的临床疗效，相关研究也证实，CT围针疗法可以通过针刺病灶在头皮的投射区，改善局部皮质的缺氧缺血状态，促进皮质功能的恢复，从而改善肢瘫、失语等后遗症状。

6. 穴位埋线疗法

对于偏瘫病程较长、疗效欠佳的患者，庄礼兴教授常取肩髃、曲池、手三里、环跳、伏兔、足三里、解溪等施以穴位埋线法。穴位埋线作为一种穴位刺激疗法，综合了穴位封闭、针刺、刺血、机体组织损伤的后作用、留针及组织疗法等多种刺激效应。相关研究证明，通过穴位埋线产生复杂、持久而柔和的非特异性刺激冲动，经脊髓后角上传大脑皮层，加强了中枢对病理刺激传入兴奋的干扰抑制和替代，促进相关细胞轴突发芽，形成新的突触，从而建立起正常功能的神经环路网络——突触链，实现中枢功能的重新组合。

（二）穴位埋线疗法治疗难治性癫痫

基于深厚的经典研习功底和丰富的临证经验，依托"穴位埋线疗法治疗全面发作性癫痫临床研究"课题，庄礼兴教授对治疗难治性癫痫的穴位进行优化组合，选用大椎穴及脏腑背俞穴，以穴位埋线疗法进行干预。庄礼兴教授认为督脉入络于脑，脑为"元神之府"，是任督脉之交合点，所以督脉上的大部分腧穴都有治疗癫、狂、痫的功用。膀胱经"从巅入络脑"，同时膀胱经上背俞穴能治五脏六腑疾病，调五脏六腑之气，故选穴以督脉和膀胱经穴为主，并配合辨证取穴。选用大椎以交通任督，调整阴阳；心俞、肝俞调整脏腑；阳陵泉为筋会，配筋缩解痉缓急；丰隆和胃降浊化痰；臂臑为治疗癫痫要穴。穴位埋线法是经络理论与现代医学手段相结合的产物，作为一种复合性治疗方法，它除了利用腧穴的功能外，还能在腧穴内通过一定的生理物理作用和生物化学变化，产生比针刺更长久的刺激作用，从而从根本上治愈疾病，符合《黄帝内经》"深纳而久留"的思想，尤其适用于癫痫这类疾病。研究发现将安定液泡制过的羊肠线埋入癫痫患者特定穴位中，异物在局部产生一个兴奋灶，通过神经末梢将电冲动传至大脑，在大脑皮质形成一个优势兴奋灶，兴奋灶可能对病灶产生良性诱导，从而缓解病灶的放电。同时，羊肠线在穴位内经过软化、液化、吸收的过程，会对穴位产生持久的刺激，延长了对经络穴位的刺激时间，以起到穴位刺激的续效作用，因而弥补了一般针刺治疗刺激时间短、疗效不持久、疾病愈后疗效不易巩固的缺点。穴位埋药线初期对穴位产生机械性刺激，以后羊肠线液化吸收，产生化学性刺激，加上安定的缓慢释放具有穴位刺激疗法、组织疗法及药物疗法的共同作用，其整个损伤过程实际上包括了中医的穴位封闭、针刺、刺血、留针、机体组织损伤等多种刺激反应。多种刺激效应融为一体，互相配合，相得益彰，共同发挥作用，形成一种复杂而持久柔和的非特异性刺激冲动。一部分经传入神经到相应神经节段的脊髓后角后，抑制相邻的病理信息，内传脏腑起调节作用；另一部分经脊髓后角上传大脑皮质，加强了中枢对病理刺激传入兴奋的干扰、抑制和替代，再通过神经—体液调节来调整脏腑，从而达到治愈癫痫的目的。

经过规范化大样本临床研究发现，穴位埋线结合抗癫痫药物治疗难治性癫痫，可有效控制难治性癫痫的发作频率和程度，并有助于减轻西药的副作用，取得了显著的临床疗效。此治疗方案在广州市中医院、广州军区广州总医院等多中心推广并得到临床验证，每年治疗癫痫患者平均约 4 600 人次，疗效肯定。

（三）天灸疗法的改革与创新

庄礼兴教授根据中医"辨证论治""治病求本"的思想，从脏腑、经络角度进行分析，认为初伏重在从肺论治，故取定喘、风门、肺俞，意为清补肺气，宣肺平喘；中伏偏于从脾论治，故取大椎、脾俞、厥阴俞，意为健脾胃，运痰湿；末伏偏于从肾论治，故取大杼、肾俞、膏肓，意在益肾补虚，纳气平喘。如此肺、脾、肾三脏同调，上中下相济，宣肺理气，健脾化痰，培元固本，共收止哮平喘之效。

目前中医药界许多人片面地认为喘证属虚属寒，治疗时一味地温阳，不敢稍加清热之药，恐耗伤阳气；天灸药方多为温阳之药，以温阳散寒为主，仅适用于虚寒喘证，而对于实热证的患者无异于抱薪救火。虽然可选取具有清热之功的穴位进行贴敷，效果亦不尽人意。针对上述现状，庄礼兴教授主张针对虚寒、实热证型哮喘选择属性不同的穴位、药物加以天灸治疗，并依托"基于析因设计的天灸防治支气管哮喘优化方案研究"课题，将影响天灸疗法的两个重要因素（药物、穴位）根据中医辨证（虚寒证、实热证）与常规药穴进行2×2析因组合分析并进行指标评价。经过大量临床对照研究证明，对处于慢性持续期或临床缓解期的哮喘患者，天灸时先辨虚寒、实热证型，再根据不同证型贴敷虚实属性不同的穴位，在改善哮喘患者的肺功能、缓解哮喘症状和控制哮喘发作等方面明显优于单纯常规选穴治疗，而且疗效持续时间更长。

此外，庄礼兴教授根据临床观察发现，日常时间进行贴药治疗支气管哮喘，同样可以获得较好疗效。庄礼兴教授认为这主要是因为在日常时间以辛温走窜的药物贴敷于对症精选的穴位，亦可通过穴位和药物的协同作用而取效。虽因缺少三伏天时自然界旺盛阳气的辅助而疗效稍逊于"三伏灸"，但仍有其临床实用价值。

庄礼兴教授在穴位选择、药物筛选这两个关键技术要点方面实现了新的研究突破，他采用辨证选穴、辨证虚实、寒热等个体化的施治方案，为天灸进一步的推广应用提供了理论依据，使其具有重大的理论价值并产生了巨大的经济效益。

（四）擅用岭南特色针灸疗法

1. 擅用灸法治疗疑难疾病

（1）压灸百会疗法

庄礼兴教授基于大量临床实践研究，认为督脉阳气虚衰是椎动脉型颈椎病形成的重要原因，肝肾亏虚、气血不足是椎动脉型颈椎病的病理基础，阳虚痰瘀阻络是椎动脉型颈椎病的病理结果。因此，振复阳气、温经通络就成为治疗本病的关键。庄礼兴教授将辨证与辨病结合，选用压灸百会穴疗法配以针刺风池及颈段夹脊穴，治疗期间还配合加强颈部功能锻炼以活血祛瘀，温经通络，临床验证疗效显著。研究证明，通过艾灸百会穴、针刺风池及颈段夹脊穴可改善颈部椎枕肌群的紧张状态，调节椎体和椎间盘的位置，缓解或解除椎动脉的压迫，增大椎动脉直径，增快收缩期峰值血流速度，降低交感神经的兴奋性，扩张脑血管，增强脑动脉的弹性，明显改善血液的高黏状态和局部血管的痉挛状态而达到改善椎基动脉血供及前庭功能、平眩止晕之目的。

（2）隔姜灸法

庄礼兴教授在多年的临床实践中发现，面瘫初期多为实证，易治愈；久病不愈，多表现为虚证。特别是病情严重、失治误治、年老体虚的患者，经过3个月以上的治疗后效果不佳，会发展成为如眼睑闭合不全、口角歪斜等后遗症的顽固性面瘫，此时若继续采用电针，不仅给患者带来更大的痛苦，也势必耗气伤血，且易引起面肌痉挛。该类疾病患者多属久病耗气伤血，脉络瘀滞，气血闭塞不通。因此，庄礼兴教授常常使用隔姜灸法，此法在明代杨继洲的《针灸大成》中即有记载："灸法用生姜切片如钱厚，搭于舌上穴中，然后灸之。"此法一可减轻患者痛苦，二可灸药并用提高疗效。治疗时常选用阳白、地仓、颊车、颧髎、下关等穴，以温通局部经脉，益气活血。经临床验证，疗效显著。

（3）长蛇灸法

庄礼兴教授根据强直性脊柱炎的临床表现，结合《素问·长刺节论》中"尻以代踵，脊以代头""病在骨，骨重不可举，骨髓酸痛，寒气至，名曰骨痹"的记载，将其归为"痹症"范畴。庄礼兴教授认为本病发病部位多在脊柱、腰尻，腰为肾之府，腰以下为尻，亦属肾；病久背脊僵硬、挛痛，筋脉不舒，筋乃肝所主；《针灸大成·卷之七·督脉图》曰督脉"起下级之腧穴，并于脊里，上至风府，入脑上巅"，"督为之病，脊强而厥"；故其发病与肝、肾、督脉关系密切。在治疗中，庄礼兴教授打破常规，常常采用长蛇灸法。本法是由《素问·骨空论》中"督脉生病治督脉，治在骨上"和《素问·调经论》"病在骨，焠针药熨"为理论基础，集经脉、艾灸、中药及姜、蒜泥治疗作用于一体的中医外治法，是目前灸疗中施灸范围最大、一次灸疗时间最长的灸法。本法集合艾灸的温通经络及老姜之祛寒除湿功效，可以激发督阳，温表通脉，对于强直性脊柱炎和腰、骶、胸、颈段僵硬、活动困难等病症有良好效果。

（4）四花灸法

"四花灸"载于《外台秘要》，唐代崔知悌用以治疗精血亏损之骨蒸劳热，取穴用绳量定，方法繁复。后《针灸聚英》定位膈俞、胆俞，左右共四穴，同时用艾炷灸时，犹如四朵火花，故名"四花灸"。《针灸大成》载"四花灸"可"治男妇五劳七伤，气虚血弱，骨蒸潮热，咳嗽痰喘，尪羸痼疾"。庄礼兴教授总结研究发现，"四花灸"不仅发挥了背俞穴的经穴特性，兼具了艾灸温热的优点，对于虚证、痨瘵、顽疾有良好的治疗效果，具有温经通络、健脾益肾、补益气血、除痰止咳等功效，可以强身健体，治疗慢性胃肠疾病，各种风湿性、类风湿性关节炎。此外，临床上庄礼兴教授还将"四花灸"运用于多类顽固性疾病的治疗上，如对于医治痉挛性斜颈、面肌痉挛，也取得了良好的效果。

2. 岭南火针疗法

火针疗法，古称焠针、燔针。是将特制的粗针，用火烧红后刺入一定的部位以治疗疾病的方法。庄礼兴教授结合岭南气候及岭南人的体质特点，形成独具岭南特色的岭南火针疗法，以"以热引热""火郁发之"为立论，用于治疗因热毒内蕴、湿热内阻、虚火内盛的皮肤疾病，如带状疱疹、单纯疱疹、口疮、痤疮、皮脂腺囊肿等，收到显著的临床疗效。

3. 岭南挑针疗法

挑针疗法，是通过使用特制针具在人体皮肤局部反应点或穴位迅速、轻微、连续地挑刺皮肤或挑断皮下纤维而治疗疾病的一种外治疗法，也称针挑疗法，或称挑刺、挑治。庄礼兴教授改革创新挑针针具，以局部反应点、阿是穴以及辨证取穴作为挑针部位，并深入探讨治疗原理，在岭南地区广泛推广应用，形成具有鲜明岭南特色的挑针疗法。

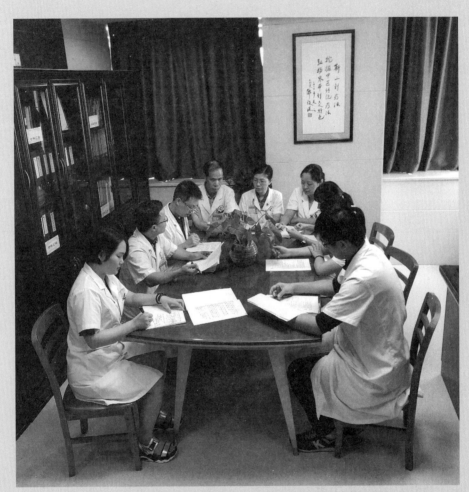

庄礼兴广东省名中医传承工作室团队会议照，2018年于名中医资料室

第二章

临证经验

火针腰夹脊穴治疗腰椎间盘突出症

　　腰椎间盘突出症是临床常见病，随着现代生活节奏的加快、交通工具使用频率增加，近年来发病率有上升的趋势。其主要表现为阵发性或持续性窜痛，夜间尤为明显，疼痛部位多自臀部向大腿后侧、小腿后外侧及足背外侧放射。每遇咳嗽、打喷嚏等易使腹压升高的动作时，疼痛加剧，严重影响患者的工作和生活质量。

　　腰椎间盘突出症的中西医保守治疗方法众多，但多是近期疗效好，远期容易复发。患者常常因为突出症引起的疼痛难以忍受，心烦意乱而对治疗失去信心，影响疗效。而针灸治疗具有效速、价廉、操作方便、患者容易接受等优点。笔者采用火针腰夹脊穴配合电针治疗腰椎间盘突出症与常规电针方法对比观察，发现火针腰夹脊穴配合电针疗法治疗效果更佳。

（一）治疗方法

　　火针夹脊穴（CT定位的突出腰椎间盘相应及上、下华佗夹脊穴）双侧。电针秩边、环跳、承扶、殷门、委中、阳陵泉。

1. 辨证选穴

　　气滞血瘀加血海、太冲；肝肾不足加肾俞、太溪；湿热加阴陵泉、三阴交；寒湿加腰阳关、命门。

2. 操作方法

　　①火针：每次选2～3个夹脊穴，患者取俯卧位，根据患者不同体质分别选用中或细火针，以压痕作为选穴标记，常规消毒后，医者右手持针，将针身倾斜45°放于酒精灯火焰上，以针身烧至发白为度，对准穴位，疾进疾出（进出针靠腕力控制，时间约1s，深度10～15mm），用万花油棉球按压针孔以减轻疼痛，嘱患者局部12h内勿湿水，隔天1次。

②电针：患者取俯卧位，用苏州医疗器械厂生产的华佗牌40mm、80mm一次性针灸针，常规75%酒精局部消毒，针秩边、环跳、风市、委中、悬钟、昆仑。进针后行提插捻转法使之得气，在得气的基础上，接上海脉冲治疗仪6805-Ⅱ，选用疏密波，强度以患者能接受为度，留针20min，隔天1次，20天为1个疗程。

（二）临床体会

治疗1个疗程后，对临床疗效进行评定，得出火针腰夹脊穴治疗腰椎间盘突出症30例的总有效率为80%，疗效优于普通电针治疗。

将腰椎间盘突出症分成4个证型，60例腰椎间盘突出症患者的4个不同证型治疗疗效相当，愈显率均在40%～45%，说明不同中医辨证分型对疗效的影响不明显。

（三）讨论

现代医学认为腰椎间盘突出症的疼痛主要是腰椎间盘突出压迫了相应的神经根而造成无菌性的炎症水肿所致。火针椎间盘突出相应椎体及上、下椎体的3对夹脊穴，能改善局部的血液循环，促进炎症吸收、水肿消退，因此止痛和改善症状明显优于电针组。文献报道火针因其火力作用对寒痹的疼痛更好，但根据临床观察来看，中医辨证分型对疗效结果的影响不明显，因此可认为火针的作用主要是消炎止痛。

通过对患者的性别、年龄、病程、发病诱因、辨证分型与疗效的相关性观察发现，性别、发病诱因、中医辨证分型对疗效没有明显影响；年龄、病程则对疗效有明显影响，年龄大者、病程较长者治疗效果较差。

本研究表明，以火针腰夹脊穴配合电针治疗腰椎间盘突出症，在改善症状、减轻疼痛、提高患者生活质量方面有明显的疗效，值得临床推广应用和进一步探讨其作用机理。

（四）按语

本病当属中医"腰痛""痹症"的范畴，病位在腰部，中医认为腰椎间盘突出主要的病机是气滞血瘀，足太阳、足少阳经气不通，不通则痛。笔者选取夹脊穴行火针治疗，缘《素问·缪刺论》曰："邪客于足太阳之络，令人拘挛背急，引胁而痛，刺之从项始，数脊椎，侠脊，疾按之，应手如痛……"夹脊穴旁通督脉，与足太阳膀胱经经气相通，借助于气街之经气的共同通路，作为人体除背俞穴外和经络脏腑直接互相转输流注的腧穴，起到背俞穴在内其他腧穴不能及的调理枢纽穴作用，作为脏腑之气输通出入之处，内应于脏腑，反注于背部，反映脏腑经络形态。从现代医学来看，夹脊穴分布与神经节段关系极为亲密，针刺夹脊穴不但可影响脊神经后支，还可触及其前支，前支与交干相联络，能影响交感神经，从而与脏腑活动相关，具有调理脏腑、经络气血的功用。火针刺夹脊穴既有针刺效应，又有温热效应，改善局部的血液循环，促进炎症吸收、水肿消退，减轻神经根受压情况，达到活血化瘀、通利足太阳、足少阳经气而止痛，能使脏腑经络气血运行恢复正常，值得临床推广。

（庄珣　整理）

三伏天灸疗法治疗支气管哮喘

天灸疗法又称"自然灸""冷灸"，属于灸法中的非火热灸法，是采用刺激性的药物贴敷于特定穴位或患处皮肤表面，借助药物对穴位的刺激，使局部皮肤红赤充血，甚至起泡以激发经络、调整气血，发挥药物疗效和穴位刺激的双重作用而防治疾病的一种中医特色疗法。

传统的天灸疗法承受住了时间的考验，传承至今，其中属"三伏天灸"最为人知著。因选在"三伏天"时进行天灸疗法治疗疾病，故名"三伏天灸"。三伏天灸疗法是在天灸疗法的基础上发展而来的，该疗法依据中医学"天人相应""冬病夏治""春夏养阳"等理论，以经络腧穴理论及时间治疗学为基础，选择平喘、祛痰及补益肺脾肾的药物精制而成药膏，在三伏天的炎热季节，敷贴穴位以治疗支气管哮喘等顽固性呼吸系统疾病。笔者曾以三伏天灸疗法治疗支气管哮喘，疗效甚佳。

（一）治疗方法

1. 药物制作

选取麻黄、延胡索、白芥子、甘遂、细辛、麝香等药物放入砂锅粗炒，然后按比例研末，加新鲜生姜汁调匀成膏状。

2. 选穴原则

初伏取穴：定喘、风门、肺俞。中伏取穴：大椎、厥阴俞、脾俞。末伏取穴：大杼、膏肓俞、肾俞。（"三伏"是指初伏、中伏、末伏3个庚日，其具体日期是按照我国古代的干支纪时法来推算的，以我国农历二十四节气中的夏至后的第三个庚日为初伏，第四个庚日为中伏，立秋后第一个庚日为末伏）

3. 具体操作

药膏制作完毕后，用医用胶布将药膏贴于督脉、膀胱经的穴位上，每伏贴药1次。初伏、中伏、末伏取的穴位各有不同。成人一般贴3～4h，儿童贴1～2h，之后自行取下即可。

4. 疗程

三伏天灸在三伏天的初伏、中伏、末伏各进行天灸贴药治疗1次，3次完成为1个疗程。

（二）临床体会

①发作期时寒哮型及缓解期治疗效果好，热哮效果稍差。儿童（年龄＜14岁）效果最好；15～50岁效果较好且有效率相仿，为一疗效平台

期；年龄＞50岁者效果稍差。病程越短，疗效越佳；病程20年以上者，疗效稍差。总计结果：显效35例（43%），有效41例（50%），无效6例（7%），总有效率93%。

②平常时间施灸亦可取效，且疗效规律与三伏天灸基本一致，亦是寒哮型及缓解期治疗效果好，儿童、病程短者疗效较佳。

③庚日天灸与辛日天灸效果相仿。

④平常时间天灸则在一年四季选择病例贴药治疗，具体做法、取穴同三伏天灸。在对平常时间与三伏天灸疗效进行观察的同时，笔者也对庚日施灸和辛日施灸的疗效进行了观察研究，因为根据天干与脏腑、经络相配属的关系，"庚属大肠辛属肺"，"辛日"直接属肺，故笔者认为其治疗与肺相关的呼吸系统疾病如支气管哮喘等的效果应该不亚于庚日，具体做法、取穴同三伏天灸。

（三）讨论

1. 三伏天灸的疗效原理

（1）三伏天

天灸疗法的历史已有1000余年，其中三伏天灸尤为深入民心。三伏天的"伏"表示阴气受阳气所迫藏伏在地下的意思。秦汉时盛行"五行相生相克"的说法，认为最热的夏日属火，而庚属金，金怕火烧熔（火克金），所以到庚日，金必伏藏。于是规定从夏至开始，依照干支纪日的排列，第三个庚日为初伏，第四个庚日为中伏，立秋后第一个庚日为末伏，总称为三伏。三伏天是一年中阳气最旺盛、天气最炎热的日子，根据中医《黄帝内经》的说法，天人是合一的，人体的阳气与自然界生物的阳气相应，均生于春，旺于夏，收于秋，而藏于冬。自然界在三伏天时阳气最旺，"天人相应"，人体的阳气也在三伏天达到最高。俗语云："三伏不热，也汗出。"三伏天时皮肤腠理开泄，机体代谢旺盛，因此古人在三伏天贴药，药性最容易由皮肤渗入穴位经络，通过经络气血直达病处，对相应的脏腑起到扶正祛邪的作用，增强机体免疫力，而达到标本兼治的目的。另外，庚日为金，属大肠，与肺相表里，故而古人认为三伏天为温煦肺经阳气、驱散内伏寒邪的最佳时机，因此选在三伏天来进行天灸治疗。

（2）药物的作用

天灸疗法多选用辛温走窜的药物，以达到温煦阳气、驱散寒邪之效。方取细辛之温肺平喘，甘遂之祛痰逐饮，白芥子之散寒利气，延胡索之活血通络，共奏祛风散寒、宣肺平喘、化痰理气之功。敷灸时配以生姜、麝香加强散寒通络之效。

（3）穴位的作用

首次取风门、肺俞、定喘。风门为交会穴之一，为督脉、足太阳之会，益气固表，祛风解表；肺俞为肺之背俞穴，输注肺脏精气，能宣肺理气；定喘为治哮喘之经验穴，有止咳平喘之功。以上三穴相配灸之，重在从肺论治，祛风散寒，宣肺平喘。第二次取大椎、厥阴俞、脾俞。大椎为交会穴之一，三阳、督脉之会，"主大气喘满，胸中郁郁"（《针灸甲乙经》），能解表散寒，束肺调气；厥阴俞为心包之背俞穴，理气活血；脾俞为脾之背俞穴，可健脾祛痰，以绝生痰之源。以上三穴相配灸之，偏于从脾论治，合奏助阳散寒、健脾理气之功。末次取大杼、膏肓、肾俞。大杼为八会穴之一，骨会大杼，通经活络；膏肓功在补虚益损，调理肺气；肾俞为肾之背俞穴，补益肾气，培元固本。以上三穴相配灸之，偏于从肾论治，合奏益肾补虚、纳气平喘之功。如此肺、脾、肾三脏同调，宣肺理气，健脾化痰，培元固本，共收止哮平喘之效。综上，三伏天灸以穴位与药物的效果相结合，再加上三伏天自然界及人体阳气的推动辅助作用，三者协同增效，治疗支气管哮喘等顽疾收效显著。

2. 适应证

任何一种治疗方法都有其适应证和局限性，天灸疗法也不例外。其适应病症主要有：过敏性疾病，如哮喘、过敏性鼻炎；反复呼吸道感染，如咽炎、扁桃体炎、支气管炎、支气管肺炎等；老年慢性支气管炎，小孩冬天容易感冒；与虚寒有关的疾病，如胃痛、结肠炎、关节痛；以及肾虚引起的腰痛等。

3. 注意事项

进行天灸治疗必须注意：由于所敷贴的多为辛香刺激的药物，故贴药后皮肤有发热感、灼痛感，为正常现象。敷贴之后，一般局部皮肤都会灼热和发红，比较敏感的患者会出现起泡现象，效果会更好。但应注意保护好创面，避免抓破，并戒食促化脓食物，如牛肉、鸭肉、鹅肉、花生及煎炸食物，以免引起感染。敷贴期间禁食生冷刺激性食物，不要贪凉，不要吃肥甘厚腻、生痰助湿的食物，禁食海鲜等发物，以免影响治疗效果。因药膏中含有麝香等芳香辛窜药物，因此怀孕妇女忌贴药。其他如肺结核、支气管扩张、急性咽喉炎及感冒发烧的患者也不适宜贴药。贴药的时间一般成人为3~4h，儿童为1~2h，但个人体质不同，如贴药后自觉局部痒、刺痛的，可适当缩短贴药时间，如贴药后无任何不适反应的，可适当延长贴药时间至6h或更长。贴药10h之内不宜冲凉，以免引起皮肤感染。像支气管哮喘、过敏性鼻炎等疾病如能坚持贴药3年，对预防复发有很理想的效果。另外，三伏天灸虽能有效地预防哮喘等病的复发，但是如果遇到哮喘急性发作，则贴药以外，还应到内科或儿科就诊以对症治疗，以免延误病情。

（四）按语

根据临床观察的结果，日常时间进行天灸贴药治疗同样可以获得较好疗效，笔者认为这主要是因为在日常时间以各辛温走窜的药物贴敷于对症精选的穴位，亦可通过穴位和药物的协同作用而取效，虽因缺少三伏天时自然界旺盛阳气的辅助而疗效稍逊于三伏天灸，但仍值得临床推广及应用。

传统的三伏天灸是取用"庚日"施灸，但是根据天干纪日的五行配属，庚日和辛日均属金，在季为秋，与肺和大肠相应。《素问·脏气法时论》说："肺主秋，手太阴、阳明主治，其日庚辛。"而天干与脏腑、经络相配属的关系为"庚属大肠辛属肺"，庚日又属大肠，大肠与肺相表里，因此庚日治疗呼吸系统疾病效果颇佳；而辛日直接属肺，其治疗呼吸系统疾病亦当有效。临床的观察结果充分证实了辛日治疗呼吸系统疾病同样可获得显著疗效，且与庚日不相上下，因此笔者认为，辛日施灸是三伏天庚日施灸的很好补充。

（潘海华　整理）

压灸百会穴为主治疗椎动脉型颈椎病

椎动脉型颈椎病是指以颈椎及其椎间盘退行性病变为主的组织对颈部脊髓、神经、血管、软组织构成压迫或刺激，从而引起椎—基底系缺血而出现头痛、眩晕、耳鸣、呕吐、视力障碍、猝倒等一系列症状。本病当属祖国医学的"眩晕""头痛""项强""颈肩痛"等范畴。其病多属虚证，总因人体上气不足，督脉阳虚，气血不能上荣，瘀滞留着，痰湿停聚，风寒湿邪内侵，经气运行受阻，脑失所养所致。

我们从临床资料中认识，肝肾亏虚、气血不足是椎动脉型颈椎病的病理基础，督脉阳气虚衰是椎动脉型颈椎病形成的重要原因，阳虚痰瘀阻络是椎动脉型颈椎病的病理结果。因此，振复阳气，温经通络是治疗本病的关键。压灸百会穴具有振复阳气、补益脑髓、升清降浊、活血通络、温经通痹之功，针对椎动脉型颈椎病的病因病机，调整患者督脉阳气，缓解椎动脉型颈椎病患者的头晕、恶心、呕吐、颈项强痛、周身冷汗、精神萎靡、面色苍白、腰膝酸软等症状。

（一）治疗方法

1. 压灸百会穴

先以万花油涂抹患者百会穴处，再以0.5g松子大艾炷直接灸，熏灸至约剩下1/3高度、有灼热感时将艾炷压熄，使热力缓缓透进穴内并向四周放射，每次5壮。

2. 针刺治疗

颈部病变椎体夹脊穴电针和针刺风池穴（双）法。灸后取俯伏位，取颈部病变椎体夹脊穴，用1.5寸毫针斜刺0.5～1.0寸，各穴得气后加脉冲电流，选用疏密波，每次30min；风池穴（双）用1.5寸毫针向鼻尖方向斜刺0.8～1.0寸。以上治疗均每天1次，1周为1个疗程，治疗3个疗程后统计疗效。

3. 功能锻炼

治疗期间嘱患者每天自行做"犀牛望月"颈部功能锻炼3次，每次5min。方法如下：头颈部后仰呈抬头望月式，然后以两手掌小鱼际部位沿颈两侧做自我搓动4～6次，再以拇、食指于颈肩斜方肌处作捏拿动作，反复4～6次。

（二）临床体会

将椎动脉型颈椎病辨证分为4个证型，虚证占总数的64.7%，其中气血两虚型患者占29.4%，肾阳不足占35.3%；虚实夹杂占35.3%，其中气虚血瘀占14.7%，气虚痰凝占20.6%。34例中，气血两虚和气虚血瘀疗效最佳，愈显率均为100%，而气虚痰凝和肾阳不足疗效较差，愈显率分别为57.2%和50%。

（三）讨论

1. 压灸百会穴的作用机理

百会在巅顶正中，别名"三阳五会"，属督脉；督脉总督全身之阳，统帅诸经，使脉道通利，清阳得升，气血上注于头。《针灸大成》曰"百会……主头痛目眩，百病皆治"，百会穴为治疗眩晕之要穴，艾炷灸百会可振复阳气，补益脑髓，升清降浊，温经活血，配以独特的压灸方法，更能振奋阳气，散寒化湿，醒脑开窍。夹脊穴位于督脉和足太阳膀胱经之间，与全身经络脏腑存在着广泛联系。华佗选用《黄帝内经》中的夹脊穴，用灸法治疗"脚蹩不能行"。椎动脉型颈椎病病位在颈项，为督脉所过部位，故针刺选穴以颈夹脊穴为主，可获调和经络气血、平衡阴阳之功。

2. 结合电针疗法的依据

研究表明，针刺颈段夹脊穴可以增大椎动脉直径，增快收缩期峰值血流速度。其作用机理可能是针刺颈段夹脊穴后，通过改善颈部椎枕肌群的紧张状态，调节椎体和椎间盘的位置，缓解或解除椎动脉的压迫，降低交感神经的兴奋性，而达到改善椎基动脉血供及前庭功能、平眩止晕之目的。风池为手足少阳、阳维脉交会穴，是治风要穴。《通玄指要赋》曰："头晕目眩，要觅于风池。"现代研究认为，针刺风池穴对脑血管有解痉、扩张的作用，可以改善脑动脉的弹性和紧张度。因此，针刺风池穴、华佗夹脊穴能疏通经络、调畅局部气血运行。

（四）按语

灸法是借灸火的温和热力以及药物的作用，增加局部病变软组织的供血，改善局部微循环，消除水肿，从而消除无菌性炎症，缓解软组织受压，有助于恢复椎基底动脉对脑干的供血，而达到治疗目的。笔者多年来将压灸百会穴应用于临床，从辨证与辨病结合着眼，佐以针刺风池穴及颈夹脊穴；治疗期间并配合加强颈部功能锻炼以活血祛瘀、温经通络，两者相得益彰，效果更佳，有明显改善肝肾亏虚、气血不足及督脉阳气虚衰的作用，其疗效肯定。说明压灸百会穴对改善患者临床症状，提高患者生存质量都有良好作用，而且无药物的毒副作用，这也是针灸治疗该病的优势所在。

（潘海华　整理）

电针百会、印堂治疗肝郁型抑郁性神经症

抑郁性神经症是神经症的一个亚型，是以情绪低落、对外界关心低下、丧失自信、对生活消极、对未来悲观、自寻烦恼为主要症状的神经症。本病病程长，整个经过可迁延2年以上。美国精神医学会的诊断标准DSM-Ⅱ指出，抑郁性神经症属于情感障碍，不达到抑郁症诊断标准的情绪消沉的病例才诊断为抑郁性神经症。抑郁性神经症相当于中医的"郁病"，临床很常见。目前，此病的治疗多用选择性5-HT重摄取抑制剂（SSRIs），此药毒副反应小，临床应用较广，但长期服用也会带来一些问题，如对认知功能、焦虑躯体化症状的改善不明显，出现消化、中枢神经、自主神经系统毒副作用，且长时间服用会导致机体对抗抑郁剂的耐受性，减弱疗效。在整体观念指导下的针灸疗法治疗抑郁性神经症具有一定优势。笔者在临床上应用电针百会、印堂穴为主治疗肝郁型抑郁性神经症，取得良好的临床疗效。

（一）治疗方法

1. 主穴

百会、印堂，配穴为四关穴（双侧合谷、太冲）。

2. 操作

采用0.35mm×40mm毫针，消毒后，常规针刺各穴，得气后，应用

G6805-Ⅱ电针仪，接百会、印堂穴，连续波，频率为2Hz，电流强度以患者耐受最大值为度，每次留针30min，隔天治疗1次，共治疗12周。

（二）临床体会

①临床上我们观察治疗了肝郁型抑郁性神经症患者23例，其中痊愈7例，显效7例，有效7例，无效2例，总有效率为91.3%。电针百会、印堂穴对肝郁型抑郁性神经症治疗有效。

②电针百会、印堂穴为主治疗肝郁型抑郁性神经症具有和百忧解同样的疗效；在中医证候方面，针刺治疗对各证候均有改善，尤其在改善急躁易怒、嗳气频作、口苦方面比药物组更加具有优势。调肝针刺法疗效显著，使患者气血调畅，脏腑功能平衡，全身机能得以改善。

③针刺同时配合深呼吸导气法、耳针（耳穴压豆），可以加强疏肝理气、化郁的作用，且耳针留针时间长，可以巩固疗效。

④治疗期间对患者给予适当的解释、说服、鼓励，禁止用其他精神科药物和抗抑郁中医药治疗，治疗初期对有明显夜间睡眠障碍的患者，可短期夜间加服艾司唑仑1~2mg。

（三）讨论

精神科对抑郁性神经症的治疗以抗抑郁药和心理治疗为主。抑郁性神经症发病机制错综复杂，临床症状繁杂，因此仅仅依靠作用单一、靶点明确的药物治疗往往难以效验。而在整体观念指导下的中医药治疗，尤其是针灸疗法，符合现代医学的生物—生理—社会医学模式，故在对抑郁障碍的治疗中的优势正在越来越多地得以体现。针灸治疗本病的优势在于多靶点、整体调整，且无毒副作用及成瘾性。

抑郁性神经症属于中医的"郁证"，临床辨证有虚实之分。笔者选择了肝气郁滞和肝郁化火这两型。此两型病变病位在脑，涉及肝，治疗应以疏肝调神解郁为主。故选择穴位为：百会、印堂、四关（合谷、太冲）。"百会"属督脉，位居头之巅顶，犹天之极星居北，为百脉聚会之处，督脉是人体诸阳经脉之总汇，对整个经脉系统有统帅作用，其主干行于脊里，向上行至项后风府进入脑内，上循巅顶，故督脉与脑、脊髓关系相当密切，历代医家素有"病变在脑，首取督脉"之说。百会又名"巅上""五会"。《灵枢·经脉》曰："肝足厥阴之脉……一上出额，与督脉会于巅。"故"五会"是手足三阳与督脉、肝经之会。肝为刚脏，其气易逆易亢，故针巅顶之百会穴可以平肝潜阳，疏肝理气。百会属阳，又于阳中寓阴，故能通达阴阳脉络，连贯周身经穴，对机体的阴阳平衡起重要作用。印堂虽为经外奇穴，但位于督脉的循行线上，有活络疏风、镇静安神的作用。电针督脉经穴为主的头部穴位在抑郁症治疗中较为常用，已被公认为临床治疗抑郁症的有效穴。现代神经生理研究证实，电针百会穴能直接兴奋上行激活系统，解除脑细胞的抑制状态，使减弱的脑活力增强，同时改善脑血液循环，提高脑血氧供应。

另外，合谷、太冲分别位于四肢歧骨之间，犹如把关之将士，故称为"四关"。分别为手阳明经和足厥阴经原穴，阳明经走前额，厥阴经走巅顶，与"精明之腑"均有直接联系。《素问·调经论》曰："人之所有者，血与气耳。"所以人体生理活动离不开气血，在发生病变时也不外乎气血。在气血关系中，气为血之帅，血为气之母。气行则血行，气滞则血瘀。气血通畅，百病不生。在一定程度上，调畅血气的关键在于通调气机。而肝郁的治疗原则更是调畅气机、平肝解郁。合谷属阳，主气，清轻升散；太冲属阴，主血，重浊下行。两穴配伍一阴一阳，一气一血，一升一降，相互制约，相互为用，相互促进，相互依赖，升降协调，气机调达，气血调和则疾病自愈。

（四）按语

近些年来，随着现代生活节奏加快，工作、人际关系、经济压力的加大，抑郁性神经症的患病率升高，发病年龄广泛，此病常常会在患者就诊其他疾病时而被发现。在治疗方面，虽然市面上不断有新的抗抑郁药物出现，疗效肯定，但终究因副作用大，患者对此有所抗拒，治疗积极性及依从性大打折扣，影响本病临床治疗效果。

笔者临证时，结合患者具体情况，思之在心，辨证分析后，认为本病治疗当以疏肝调神解郁为主法。因此组穴采用了百会、印堂、合谷、太冲穴，取百会穴之平肝潜阳、疏肝理气，印堂穴之镇静安神，合"四关"之调畅气机、平肝解郁，四穴组合共奏安神定志、解郁除烦之功。临证时可根据脏腑辨证配以相应穴位，以加强治疗效果，行针之时务必专心致志，做到"心无内慕，如待贵人"，此乃调神之法，运用之妙，有良好的安神效果。

（潘海华　整理）

电针蝶腭神经节为主治疗常年性变应性鼻炎

常年性变应性鼻炎（PAR）是临床常见病，属于特应性个体接触致敏原后由IgE（血清免疫球蛋白E，是人体的一种抗体）介导，免疫活性细胞、促炎细胞及细胞因子相互作用产生的一种鼻黏膜慢性炎性反应性疾病，属临床疑难顽疾。流行病学研究显示，全球约有4亿人遭受鼻炎的困扰，其频繁的喷嚏、鼻塞、流涕等症状给患者的工作和生活带来诸多不便，且部分患者可合并变应性哮喘。现代医学针对变应性鼻炎的治疗方法很多，但远期疗效大多不确定，尚无特效根治方法。

中医学认为本病属"鼻鼽"范畴，临床以阵发性的鼻痒、连续喷嚏、鼻塞、鼻涕清稀量多为主要症状，有反复发作、迁延难愈的特点。鼻为肺之外窍，肺卫不固，腠理疏松，邪正相搏，肺不得通调水道，津液逆流而为嚏涕。《灵枢·脉度》云："故肺气通于鼻，肺和则鼻能知臭香矣。"鼻为肺之窍，居头面中央，为阳中之阳，是清阳交会之处，易为风邪所伤。风邪入侵，鼻咽首当其冲，出现咽痒、鼻痒、鼻塞流涕症状。而肺气的充实既赖于脾气的输布，又与肾的摄纳密切相关。故中医治疗本病关键在于宣肺，调节肺、脾、肾三脏功能。笔者通过应用电针蝶腭神经节为主的方法治疗PAR，取得较好疗效。

（一）治疗方法

1. 主穴

蝶腭神经节、印堂、迎香、上迎香。配穴：肺俞、脾俞、肾俞。

2. 操作

患者取坐位，以华佗牌不锈钢30号毫针针刺治疗。蝶腭神经节自下关穴前的弓形凹陷中央下进针，针尖斜向前上方，迎香与上迎香相互透刺。针刺得气后，主穴用G6805-Ⅱ型电针仪通电，疏密波，频率80～100Hz，刺激量以患者耐受为度；配穴按常规针刺法，每次留针30min。

3. 疗程

10次为1个疗程，疗程结束后间隔2天，再继续下一疗程。共观察3个疗程。

（二）临床体会

①笔者临床上运用电针蝶腭神经节为主治疗本病50例，显效20例，有效28例，无效2例，总有效率达到96%。

②针刺操作方面，针刺蝶腭神经节时，以使患者同侧面部产生剧烈电击感或鼻内有喷水样感觉为最佳。

③治疗期间，加强宣教，嘱咐患者避风寒，规律休息，避免熬夜，劳逸结合，适当锻炼以增强体质；饮食上注意避免食用辛辣、寒凉食物。

④从中医角度分析，本病是以肺、脾、肾虚损为主，外因为感受风寒，异气之邪侵袭鼻窍而致。因此可结合"冬病夏治"理论，辨证配合穴位敷贴疗法，即运用辛温走窜之品，以温煦阳气，驱寒散邪，祛除体内寒痰伏饮，从而扶助人体正气，以减少本病的发作，巩固疗效。

（三）讨论

常年性变应性鼻炎是临床上较常见的疑难性疾病，目前西医尚无特效根治方法，应用较为广泛的是抗组胺药治疗。本病辨病属于中医"鼻鼽"范畴，发病机制多为外邪、异气侵袭，肺、脾、肾三脏虚弱，清窍闭塞所致。其发生是机体的内因为本，外因为标。其本为肺、脾、肾三脏虚损，其标为外邪犯鼻，属本虚标实之证。故治疗宜根据标本兼治的原则，确立补脾益肺、散风祛邪、宣通鼻窍为治则。笔者采用针刺治疗，以蝶腭神经节及鼻三针为主穴，配合背俞穴调理肺、脾、肾三脏，达到标本兼治，疗效显著。

从现代医学的角度分析，本观察表明电针蝶腭神经节为主治疗的疗效肯定，且治疗前后相关指标的改善均具有显著性意义。有研究已证实，IgE是Ⅰ型变态反应的主要介导物。有学者认为，PAR患者由鼻黏膜局部合成的IgE占整个体内IgE的70%～80%，当鼻黏膜局部的变态反应炎症被控制时，IgE合成减少，进而使血清总IgE水平降低，从而降低机体的致敏状态而达到治疗目的。嗜酸性粒细胞是Ⅰ型变态反应的主要炎性细胞，当变态反应发生时，EOC（嗜酸性粒细胞）大量释放，进行病理免疫应答。本研究显示，电针可使患者升高的IgE和EOC明显降低，提示电针可明显改善患者的超敏状态体质，调节机体的免疫系统，最终达到治疗PAR的目的。其治疗机制可能与改善患者局部血液循环及调节鼻腔自主神经有关，相关研究尚在进行中。与西药治疗比较，电针蝶腭神经节为主治疗常年性变应性鼻炎具有疗效好、无副作用的特点，值得临床广泛推广应用。

（四）按语

笔者采用针刺治疗，以蝶腭神经节及鼻三针为主穴。蝶腭神经节又称治鼻穴，位于颧弓下缘，眶下孔（四白穴）与同侧外耳道孔连接的中点处，从其解剖学意义看，不仅集中了源于三叉神经的感觉支，还有来自翼管神经的交感和副交感支，是中枢神经系统通过自主神经调节鼻腔血管和腺体的主要神经节，故针刺蝶腭神经节可通过刺激鼻腔内神经，降低鼻黏膜神经的敏感性，从而稳定鼻腔内腺体分泌。"鼻三针"为印堂、迎香和上迎香的合称，均位于鼻周，有局部取穴之优势，针刺可激活久滞之气血，祛散久痼之寒邪，以奏行气活络散寒之功。且迎香和上迎香相互透刺针感直达筛前神经分布区，可调节鼻腔自主神经，改善腺体分泌。远部选取背俞穴之"俞治内腑"以及足阳明胃经特定穴足三里以治本。"俞治内腑"，所取背俞穴的分布规律与脊神经节段性分布特点大致吻合，既是内脏疾病体表反应区，又是治疗内脏疾病、调整内脏功能的相应穴位。取肺俞、脾俞、肾俞相配，能宣肺固表、健脾益肾，达到调节肺、脾、肾三脏功能而治愈本病的目的。且本研究注重针刺手法、技巧配合、健康宣教等个体化治疗，达到奇效。

（潘海华　整理）

电针治疗糖尿病性胃功能障碍

糖尿病是一组以血糖水平增高为特征的代谢性疾病群。引起血糖增高的病理机制是胰岛素分泌缺陷及（或）胰岛素作用缺陷。随着社会经济的发展、人们生活方式的改变（能量摄入增加和运动减少等）及人口老龄化，糖尿病发病率在全球范围内呈逐年增高趋势，尤其在发展中国家增加速度将更快，呈现流行势态。糖尿病现已成为继心血管病和肿瘤之后第3位威胁人们健康和生命的非传染性疾病，但糖尿病本身不可怕，主要危害在于其并发症。糖尿病性胃轻瘫（DGP）是其并发症之一，是指一些病程较长的糖尿病患者出现程度不同的消化系统症状，严重者营养不良、体重减轻、胃潴留或胃石形成。其主要临床症状表现为食欲不振、早饱、嗳气、反胃、恶心呕吐等。主要病理变化为胃窦张力低下，运动减弱、减慢，排空延迟，故而食物瘀滞于胃窦，出现上消化道不适症状。笔者在临床上采用电针治疗由糖尿病引起的胃功能障碍者，斩获良效。

（一）治疗方法

1. 取穴

中脘、梁门（左）、天枢、胃俞、足三里。

2. 操作

刺法，患者取侧卧位，穴位定位后用75%酒精消毒，用瑞琪尔牌30号25mm、40mm无菌针灸针，采用单手快速进针法进针，浅层候气得气后，根据穴位所在部位及患者肥瘦不同，中脘、天枢直刺1~1.5寸，梁门直刺0.5~1.0寸，足三里直刺1.0~2.0寸，胃俞以45°角向后正中线的方向斜刺0.5~0.8寸，接上G6805-Ⅱ型电针治疗仪的一个插头的两端，采用直流电，连续波，频率为15Hz，强度以患者能耐受为度，通电20min后出针，针刺过程严格无菌操作。对于过饥、过饱、情绪激动者宜休息后再针刺。

3. 疗程

电针每天1次，5次为1个疗程，疗程期间休息2天，连续治疗3个疗程，共3周。

（二）临床体会

①在电针治疗的基础上，治疗期间嘱患者给予糖尿病膳食，少食多餐，定时定量，流质为主，以利于胃的排空，并可根据需要调整降糖药。

②临床上我们将电针治疗与药物莫沙必利治疗相比较，发现电针法和莫沙必利均能明显缓解DGP上消化道症状，但电针法在缓解DGP者胃脘部疼痛、嗳气、大便异常、总体症状上都比莫沙必利疗效更好，且无副作用，可维持良好的生活和工作能力。

③现代医学尚缺少理想的治疗方法，多是在控制血糖的基础上，配合使用促胃肠动力药，长期使用易产生耐药，且有较大副作用。中医对糖尿病胃轻瘫的治疗具有独特的疗效和优势，尤其电针具有疗效显著、操作方便、安全无副作用等特点。

（三）讨论

在高血糖状态及自主神经病变等致病因素作用下，病程较长或长期口服降糖药的糖尿病患者易因胃排空延缓而出现上腹部胀满、恶心、嗳气等上消化道症状，本病多属中医"痞证"的范畴，DGP的病位在胃，病机为消渴日久致中焦气机失调，脾失健运，胃失和降。

治疗方案中，笔者采用胃的俞、募、合穴相配为主，配以大肠募穴天枢、局部穴位梁门，诸穴合用具有健脾和胃、通腑降浊的功效，能明显减轻DGP各症状。《难经本义》曰"阴阳经络，气相交贯，脏腑腹背，气相通应"，说明脏腑之气与俞募穴相互贯通，《素问·阴阳应象大论》曰"故善用针者，从阴引阳，从阳引阴……阳病治阴，阴病治阳"，选用胃的俞募穴胃俞及中脘相配，一阳一阴，使阳气上升、浊阴下降，从而恢复中焦的升降功能；足三里，《灵枢·邪气藏府病形》说"合治内腑"；《素问·咳论》说"治府者治其合"，下合穴是治疗六腑病症的主要穴位，而本病病位主要在胃，胃属腑，取足三里有和胃通腑、降浊止呕之功；梁门，《千金要方》说"梁门主胸下积气"，《针灸甲乙经》说"腹中积气结痛，梁门主之"，DGP以恶心、上腹胀疼为主要症状，取梁门有对症治疗及局部取穴的作用；《玉龙歌》云"脾泄之症别无他，天枢两穴刺休差，此是五脏脾虚疾，艾火多添病不加"。天枢为大肠的募穴，DGP者常伴有大便改变，取天枢有通调肠道的作用。

从现代医学的角度分析，胃窦部两缘各自的中点作一连线，连线中点为胃窦点，体表位置在剑突与脐作连线中点下方0.7±2.4cm、旁开正中线右侧1.4±1.6cm；胃体两缘（胃大、小弯）的中点，两中点连线的中点为胃体点，体表位置在剑突与脐作连线中点上方1.6±1.8cm、旁开正中线左侧4.5±1.1cm。胃窦点即是中脘穴右下方的深部，胃体点即是左侧梁门穴左上方的深部。电生理研究表明，胃蠕动的起步点在于尾区胃头端的大弯侧，即胃窦点和胃体点之间。中脘和左梁门穴的深部也在这两点之间。迷走神经和交感神经在胃均有传入纤维，接受牵张感受器和化学感受器的冲动，感受胃的牵拉和收缩、pH变化，胃窦和尾区胃壁内的交感神经末梢对机械刺激很敏感。取中脘和左梁门穴电针可能有牵拉刺激胃蠕动运动起步点的作用，使产生慢波，促使胃收缩运动。

（四）按语

　　中医文献中虽无糖尿病性胃轻瘫的病名，但对其确有较系统的认识。祖国医学根据糖尿病性胃轻瘫上腹部胀满、呕吐食物、痰涎诸物或恶心干呕无声等临床特点，多将其归属于中医学痞满（胃痞）证范畴。《素问·至真要大论》云"太阳之复，厥气上行……心胃生寒，胸膈不利，心痛痞满"，《素问·阴阳应象大论》云"清气在下，则生飧泄，浊气在上，则生䐜胀"。中医辨证上分析糖尿病性胃轻瘫多为虚实夹杂之证，以气阴两虚、脾气虚弱、运化无力为本，以食积、气滞、血瘀、痰浊、湿阻为标。缘病者消渴日久，气阴两虚，脾气不升，胃气不降，中焦运化失司，脾胃健运失职而饮食减少，致生痞满；加之饮食不节，情志不畅，导致气滞、痰浊、血瘀等实邪阻碍胃的升降、腐熟功能；且阴虚燥热亢盛，阴津亏损，致血液阴津运行迟缓，滞而为瘀，使脾胃络脉受阻，气血运行不畅，则脾失运化而发生胃轻瘫。其病位明确在胃，病机归纳为消渴日久致中焦气机失调，脾失健运，胃失和降。因而治疗原则上以健脾和胃、通腑降浊为主。笔者选穴取胃之"俞、募、合穴"，诸穴合用，蕴含局部取穴配合远道取穴、辨证取穴配合对症取穴之意，共奏健脾和胃、通腑降浊之功。综上，电针疗法因其简、便、验、廉，在治疗糖尿病胃轻瘫占有一定的优势，能治愈或改善胃轻瘫的症状，同时本研究发现其又能兼顾降血糖，起到双重的治疗作用，值得在临床上推广应用。

（潘海华　整理）

耳针配合体针治疗非痴呆型血管性认知功能障碍

现代医学认为非痴呆型血管性认知功能障碍（VCIND）是血管性痴呆的前期，也是血管性认知功能障碍这一疾病中比较常见的一个亚型，该病患者认知功能受损程度较轻，而且其病情进展具有一定的可逆性。随着我国人口老龄化进程的加速，该病的患者数正以惊人的速度增加。所以，积极探索和开展行之有效的预防和治疗方法，不仅对于减轻患者的病痛，而且对于减轻患者家庭经济压力和社会医疗负担都有着重要的意义。该病的病因和病理机制并未阐明，也尚无确定的辅助检查手段，现行临床也无针对性的治疗措施，除了控制原发病外，基本沿用治疗血管性痴呆的药物，且疗效有限。笔者采用耳针联合体针治疗非痴呆型血管性认知功能障碍，取得良好的临床疗效。

（一）治疗方法

1. 基础治疗

患者给予神经内科的基础治疗，具体措施包括：①采取个体化治疗方案，控制血压、血糖、血脂；②防止血小板聚集：口服阿司匹林肠溶片0.1g，每天1次，或氯吡格雷75mg，每天1次；③对症治疗，防治并发症，辅以必要的营养支持措施。

2. 耳针配合体针治疗

（1）耳针

①取穴：取心、肾、皮质下、肝、耳中。

②操作：先采用南京小松医疗仪器研究所生产的耳穴探测仪，在上述耳穴中探寻敏感点，再用安尔碘常规消毒耳郭，选用0.30mm×25mm一次性毫针，医者一手固定耳郭，另一手拇指、食指持针刺入耳穴中的敏感点，垂直进针，针刺深度以1~3mm为宜，以不穿透对侧皮肤为度，刺入后用刺手拇指由下而上刮针柄，以耳穴局部有麻胀感为度，留针30min；

出针时，一手固定耳郭，另一手将针拔出，用无菌干棉球或棉签按压针孔。每周一、三、五各针刺1次，4周为1个疗程。

（2）体针

①取穴：采用"靳三针"疗法。主穴：患侧"颞三针"（耳尖直上发际2寸处为第1针，第1针水平向前后各旁开1寸为第2、第3针），"智三针"（本神、神庭），"四神针"（百会前、后、左、右各1.5寸）。辨证配穴：心肝火旺型加行间、少府；气滞血瘀型加合谷、血海；痰浊阻窍型加中脘、丰隆；髓海不足型加太溪、悬钟；肝肾亏虚型加肝俞、肾俞；脾肾两虚型加脾俞、肾俞、足三里。同时口眼歪斜取患侧地仓透颊车、下关、迎香，健侧合谷；半身不遂取患侧"手三针"（曲池、外关、合谷），"足三针"（足三里、三阴交、太冲）。

②操作：常规消毒后，四肢末端处穴位选用0.30mm×25mm毫针，头部、背俞穴及四肢其余穴位选用0.30mm×40mm或0.30mm×50mm毫针。"颞三针""智三针""四神针"的针刺方法为针尖与皮肤呈15°～30°角进针，"颞三针"针尖向下，"智三针"针尖向上，"四神针"针尖向百会方向，沿皮下平刺入20～30mm，行捻转平补平泻法，使局部产生麻胀酸感，或放射到整个头部为度；其余加减配穴行提插捻转平补平泻手法，每次留针30min，出针后，用消毒干棉球按压针孔。每天1次，4周为1个疗程。

（二）临床体会

①根据临床观察，耳针联合体针治疗可改善VCIND患者认知功能障碍和提高社会功能，且安全无明显不良反应。耳针联合体针治疗VCIND较单用体针方案起效更快，二者有相互协同的联合作用，而且随着治疗时间的延长该治疗作用更加显著。

②耳针疗法是祖国传统医学的经典治疗方法之一，具有适应证广、安全性高、不良反应少等特点。

③注意预防感染。因耳郭在外，表面凸凹不平，结构特殊，针刺前必

广东省名中医

须严格消毒，有创面和炎症部位禁针，针刺后如针孔发红、肿胀应及时涂2.5%碘酒，防止化脓性软骨膜炎的发生。

（三）讨论

非痴呆型血管性认知功能障碍在中医学中无确定病名与之相对应，根据其临床表现和转归等特征应当归属于中医学中"神志"疾病的范畴，在现有的中医古籍文献中大致相当于"痴呆""呆病""健忘"等论述，以患者的智能低下、呆傻愚笨、善忘为主要临床表现。其病位在脑，主要与心、肾、肝等脏腑密切相关，病性本虚标实，临床治疗也多从相应的脏腑入手。

随着医学和现代科技的发展，现在认为耳穴能够反映人体的全息状态，耳与五脏六腑均有生理功能上的联系和一定程度的病理反应，所以可以作为刺激点来诊治各部病症。耳穴与脏腑之间，存在着某种特殊的联系，根据耳穴—体穴—脏腑相关学说，相应的耳穴可对同一脏腑起到特异性的调节作用。耳穴肾结合足少阴肾经，具有通达肝肾原气、平肝潜阳、滋肾养阴之功效；耳穴心结合手厥阴心包经，具有养心安神、醒脑开窍之功，与肾经原穴相配，还可达到水火相济、阴平阳秘之功；耳穴肝合足厥阴肝经原穴太冲，具有疏肝解郁、理气活血之功，故取耳穴之心、肝、肾三穴相伍以活血行气、补虚祛实、益心补肾、疏肝健脑而恢复神机的作用。耳穴中无"脑"穴，但"皮质下"与奇恒之腑脑相对应，具有健脑抗衰、镇静安神、调整内脏机能之功效。刺激该穴位能够清除大脑皮层病理兴奋灶，并具有双向调节大脑皮质和皮质下自主神经中枢的兴奋和抑制的作用。"耳中"穴位于耳廓几何平面中点上，可调整脏与脏、腑与腑、脏与腑之间的功能。因此，笔者选取耳穴肾、心、肝、皮质下和耳中五穴，标本同治，共奏其功。

现代实验研究已证实，刺激耳穴能有效改善血管性痴呆大鼠的学习记忆障碍、抑制神经细胞凋亡、改善脑血流、提高中老年人血浆中超氧化物歧化酶活性、降低过氧化脂质含量；增加脑细胞活性，调节脑代谢紊乱，增强神经递质释放（如内源性吗啡肽、5-羟色胺等）及调节神经体液免疫的作用，对于缺血性脑卒中大鼠脑部微循环有着一定的调节作用；可改善大脑的血液供应，增加双侧基底动脉及椎动脉的血流速度，具有调节大脑皮层兴奋和抑制及血管舒缩的功能。

（四）按语

《灵枢·口问》记载："耳者，宗脉之所聚也。"耳针疗法是基于耳与脏腑经络的联系及生物全息理论的疗法，通过刺激相应的耳部穴位起到运行气血、激发周身经络之气的作用，从而达到行气活血、疏经通络的目的。靳三针擅长治疗脑病，对于非痴呆型血管性认知功能障碍以及血管性痴呆都有较深入的研究，颞三针、智三针、四神针均是靳三针组穴中调神之重要穴位组合，主要治疗情感、智力障碍等与神志相关的疾病。现代研究发现颞三针、智三针、四神针分别位于前额、头顶和颞部，对应人的高级思维、记忆、精神状态密切相关的额、顶、颞三叶的投影区。对大脑皮质相应的头皮投射区针刺，可直接兴奋中枢运动神经，加强神经冲动，改善大脑局部血液循环，促进受损的处于半休眠状态的神经细胞复苏，甚至恢复至正常脑细胞功能，达到相对较好的临床效果。耳针结合体针（靳三针）治疗本病，取二者之所长，提高患者学习记忆能力，降低认知功能受损程度，取得满意的治疗效果，由此提高患者及其家庭的生活质量。

（潘海华　整理）

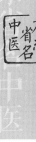

浮针疗法结合康复训练治疗中风后肩手综合征

肩手综合征（Shouder-Hand Syndrome，SHS）又称反射性交感神经营养不良，是中风后常见的并发症之一，临床表现主要是患肢肩关节、肘关节及手指疼痛，腕部、手指肿胀、僵硬、多汗，常伴有皮肤颜色和温度改变、关节活动受限，其发生率在12.5%～70%，在很大程度上阻碍了患者的功能训练，加重了患者的致残程度，严重影响了患者的生活质量。现代医学认为该病与交感神经系统功能障碍、神经源性炎性反应、肩—手泵机制受损以及脑血管病后腕关节异常屈曲使血液回流受阻等因素有关。笔者在临床中，采用浮针疗法结合康复训练治疗中风后肩手综合征患者50例，取得良好的临床疗效。

（一）治疗方法

浮针疗法结合康复训练治疗。

1. 浮针疗法

①取穴：在患肢上由远端开始寻找肌筋膜触发点（MTrP），在距离MTrP 5～10cm处确定进针点。

②操作：患者取仰卧位或侧卧位，采用0.60mm×32mm的浮针。

● 消毒：以进针点为中心，用安尔碘在直径10～15cm的皮肤范围内消毒；

● 进针：右手持浮针，以拇指、食指、中指夹持针柄，状如斜持毛笔，食指、中指分别紧贴针芯座和软套管后座，针尖搁置在皮肤上，针体与皮肤呈15°～25°夹角，快速透皮，略达肌层。

● 运针、扫散：进针后，将针退于皮下，再放倒针身，右手持针沿皮下向前推进，推进时稍稍提起，使针尖勿向下深入。针体完全平置于皮下后，皮肤呈线状隆起。持针座使针体做扇形运动，角度控制在25°～30°。扫散时以拇指为支点，动作要稳、匀、柔，每个进针点扫散时间一般为2min，次数为200次。2min后停止扫散，按揉关节局部筋膜及痛点，被动或主动活动关节，持续3min，再如此反复2个循环。在第3个循环完成后，抽出针芯，以胶布贴附于针座，固定留于皮下的软套管。留管时间为5～8h，起管时缓缓抽出软管，一般无出血，如有少量血渗出，可顺势挤压使其完全流出以避免瘀血留滞，再用消毒干棉球按压针孔片刻，然后用止血贴贴敷针孔处。隔天治疗1次，每周3次，休息2天，共治疗14天。

2. 康复训练治疗方案

①保持正确的体位，仰卧位时，患者肩胛骨下垫枕，使其处于前伸位，腕关节背屈，手指伸直并外展；健侧卧位时，患侧上肢下垫枕，使其保持前伸位，掌心向健侧和肩胛骨前伸位；患侧卧位时，患者上肢伸直，肩胛骨前伸并掌心向健侧。各种体位摆放均应避免腕屈曲。卧位时嘱患侧上肢远端高于心脏位置。

②肩、肘、腕及手指的关节被动活动，诱发上肢肌肉活动，维持肌肉长度，防止挛缩。

③患者在医生的帮助下，采用Bobath握手，即用健侧手指交叉握住患指，患侧拇指位于最上面，在无痛范围内最大限度地多做被动和主动运动，做肩关节的全范围活动，保持关节活动度，包括前伸、屈曲、外展、外旋、伸肘、屈肘、前臂旋前旋后等动作。

④在患者留置浮针针管期间或起管后，均指导患者进行功能训练，每次30min，每周治疗5次，休息2天，共治疗14天。

（二）临床体会

①笔者在临床上运用浮针疗法结合康复训练治疗本病总有效率为94%，数据综合分析后，结果显示该疗法能较好改善偏瘫上肢的疼痛、肿胀和运动功能，是治疗中风后肩手综合征的有效方法。

②该法无药物的不良反应，针刺部位又位于皮下疏松结缔组织，安全性高，容易为患者所接受，具有良好的临床操作性。

③目前对中风后肩手综合征常规针刺，大部分都是在肩关节局部取穴，针刺时为避免弯针、断针，不宜活动肩关节，且常规针刺要达到止痛效果，往往需要多次治疗，这些都在很大程度上影响了治疗效果。浮针疗法操作简单安全，除刺进皮肤时稍感疼痛外，扫散过程基本无疼痛

等不适，而且止痛效果立竿见影，往往能够较大程度缓解患者的疼痛。

④浮针留针期间应保持针刺局部干洁，防止感染，并嘱患者勿剧烈运动。浮针也可能发生晕针晕血，治疗前应询问患者是否有晕针及晕血史，体质虚弱劳累过度及饥饿情况应暂缓浮针治疗等。治疗时尽量采取卧位，可以避免晕血晕针的发生，如遇到晕针情况，处理方法同普通针刺晕针处理。

（三）讨论

浮针疗法，是针对皮部治疗的有效方法之一。该法的施术部位在病痛周围的皮下疏松结缔组织（浅筋膜），属于传统经络的皮部范畴，并且因为靠近肢体关节，对肌腱、筋膜有着直接影响，故对病变经筋也有较好的疗效。浮针疗法与传统针刺比较，在针具、针刺部位和针刺术式的选择上有着很大不同。在针具构造上，以加大针身直径的针具配合可留置的软管作为主要操作工具，前者提高了皮下扫散的可操作性、增强了皮下扫散的刺激量，后者提高了操作的安全性、延长了皮下刺激的时间；在针刺部位上，选择在痛点周围进针，朝向痛点，痛点越明确、局限，疼痛越剧烈，进针点就越靠近痛点，反之，则进针点远离痛点；在针刺术式上，一改传统针刺的垂直提插、捻转、抽、引、推、纳等针刺手法，变为在皮下平扫、滚动的手法，在单位时间内施以较高频率的刺激，并且变垂直点刺激为平面刺激，明显加强了对皮部及经筋的刺激，这种优势是常规针刺无法比拟的。

研究证实，针刺能使结缔组织产生压电效应，由此产生的电子沿着具有半导体特性的蛋白质、黏多糖构成的通道经过身体，当刺激传送到特定效应器官时，由于反压电效应，电流又被变成所需的化学能或机械能用以恢复分子、细胞的生理功能。浮针疗法的操作就是在疏松结缔组织中进行的，当用浮针直接挤压、牵拉结缔组织，特别是在扫散时，可导致液晶状态的疏松结缔组织的空间结构发生改变，由于压电效应，释放出生物电，具有良好半导体导电性能的疏松结缔组织高效率地传导生物电，当生物电到达病变组织时，产生反压电效应，改变、调动人体内在的抗病机制，从而迅速缓解病痛。通过浮针治疗，使患者上肢疼痛迅速消除或缓解，使因疼痛而致活动受限的关节能在最短时间内进行活动训练，这既减轻了患者因疼痛引起的焦虑，又建立了患者康复的信心，为患肢的被动、主动康复训练创造了良好的前提条件。在无痛或少痛的状态下患者更乐意进行康复训练，康复的效果往往事半功倍。

大量文献报道，正确的体位摆放能有效预防和缓解肩手综合征，正确摆放肩胛骨的位置能有效防止肩关节受累，避免腕关节屈曲及保持腕关节背伸对改善静脉回流和防止腕关节损伤具有重要意义。康复功能训练能够通过被动活动关节，减轻肌痉挛，牵伸挛缩组织，防止肌肉萎缩，增加被动活动范围，刺激对侧脑皮质的功能代偿，从而改善肩手综合征症状。笔者临床上观察结果显示，浮针疗法结合康复训练在改善肩手综合征患者SHSS评分、SF-MPQ评分（包括PRI、VAS、PPI）和FMA评分方面，均优于常规针刺治疗结合康复训练。

（四）按语

中医学认为，本病的病位在皮部和经筋。十二皮部是十二经脉相应的皮肤部分，是十二经脉功能活动反映于体表的部位，也是络脉之气散布之所在；十二经筋是十二经脉相应的筋肉部分，是十二经脉之气输注于筋肉骨节的体系，是附属于十二经脉的筋肉系统。《素问·皮部论》曰："皮者，脉之部也。邪客于皮，则腠理开，开则邪入；客于络脉，络脉满，则注于经脉，经脉满，则入舍于腑脏也。"其病机多为气虚血瘀、痰凝阻滞经脉，致气血运行不畅，"不通则痛"。《金匮要略》云"血不利则为水"，气血瘀滞亦可导致肢节的肿胀。

笔者认为肩手综合征的关节疼痛、肢体肿胀、活动不利是皮部、经筋受损的表现。因此肩手综合征的治疗必须着重在皮部、经筋，通过增强对皮部、经筋的刺激，调整相应经络和脏腑的功能，促进气血运行通畅，达到活血通络、滑利关节、通则不痛的目的。根据"针至病所"和"以痛为腧”的理论，浮针进针点选择在病痛周围，针体运行在皮下，针尖直向病灶，且留针时间长，能振奋皮部和经筋之经气，促使经脉气血运行，从而起到行气活血、通络止痛的作用，使阴阳协调，达到治疗目的。

（潘海华　整理）

隔姜灸为主治疗强直性脊柱炎

强直性脊柱炎属风湿病范畴，致残率极高，是一种主要以侵犯脊椎，并累及骶髂关节和周围关节的慢性进行性炎性疾病。因其也可侵犯周围关节，曾被认为是类风湿性关节炎的一种变异性，被称为类风湿性脊柱炎。但本病患者不具有IgM类风湿因子（血清阴性），临床和病理表现方面也与RA明显不同，故1963年美国风湿病学会以"强直性脊柱炎"代替"类风湿性脊柱炎"。强直性脊柱炎（Ankylosing Spondylitis，AS）是中轴骨慢性炎症性病变，包括周围关节及非骨性结构病变，在青壮年男性中最常见，主要症状为腰背部僵硬、疼痛，非对称性下肢关节肿痛。有报道称重度疼痛的发生率为44.6%。强直性脊柱炎的关节外表现主要有腱端病、前眼色素层炎、主动脉炎和心脏传导阻滞、肺部病变等。

该病病因尚不明确，是以脊柱为主要病变部位的慢性病，累及骶髂关节，引起脊柱强直和纤维化，造成不同程度眼、肺、肌肉、骨骼病变，属自身免疫性疾病。临床以疼痛、僵硬、强直，甚或畸形为主要表现，目前尚无特效的治疗方法。过去30多年来，强直性脊柱炎的治疗已经从单纯减轻症状，发展到延缓疾病的进展，降低发病率及死亡率。强直性脊柱炎的临床症状由多种因素引起，因此需要联合治疗以减轻症状，延缓或阻止病变的进展。从祖国医学辨析强直性脊柱炎属于"骨痹""肾痹"及"督脉病"范畴，主要的病因属于"感受外邪"及"肾虚督空"，患者湿热浸淫关节，或部分患者受过跌打损伤，引发气血不畅乃至肾经亏虚而发为本病。笔者采用隔姜灸为主的方法治疗强直性脊柱炎，取得较好的疗效，具体治疗方案如下。

（一）基本方法

1. 选穴

取胸、腰段夹脊穴及督脉上阿是穴。

2. 操作

先涂上万花油，用多汁老姜切成厚薄适中（约2mm）的片覆盖于穴位上。用细柔艾绒做成手指大小的艾炷，置于姜片上灸7～10壮，每天1次，10次为1个疗程。

3. 配服骨痹汤（自拟）

方由鹿角霜30g、桑寄生30g、骨碎补30g、当归10g、地龙15g、蕲蛇15g、乌梅15g、木瓜15g、制南星15g组成。每天1剂，10次为1个疗程。治疗3个疗程后观察疗效。

（二）临床体会

①本病的有效治疗在于控制炎症，减少椎体关节变形，减轻或缓解症状，维持躯体静息、行走的正常姿势和最佳功能位置，防止畸形，因此早期诊断、早期采取综合措施进行治疗很重要，可减低致残率。

②治疗的35例患者中，显效10例，占28.6%；好转21例，占60.0%；无效4例，占11.4%；总有效率88.6%。本研究显示，以隔姜灸为主治疗强直性脊柱炎有良好的效果。

③治疗中发现疗效与发病年龄、病程密切相关，年龄小、病程短，疗效好；年龄大、病程长，疗效较差。

（三）讨论

强直性脊柱炎患者的特征性表现是有严重而持续的炎症性疼痛，起源于下腰部并可波及整个脊柱区域；疼痛一般以晨起为重，活动后减轻，这与机械性疼痛的活动后加重、休息后缓解有明显区别；随着病程的进展，治疗不及时，可逐渐出现脊柱关节僵硬及固定畸形。

强直性脊柱炎属中医"骨痹"的范畴。主要病变部位在脊柱、腰尻；病久背脊僵硬、挛痛，筋脉不舒，筋乃肝所主；督脉"循背而行于身后，为阳脉之总督"，"督之为病，脊强而厥"。综上所述，本病与肝、肾、督脉有关。本研究取穴为胸、腰段夹脊穴及督脉上阿是穴，腰为肾之府，腰以下为尻，亦属肾。

在选方用药方面，骨痹多属肝肾不足、痰瘀寒凝经脉，积久而成。临床上早期偏湿热病性属实者多用四妙散以清热祛湿，但随着病情发展，多有肝肾不足之表现，应多辅以补益肝肾、祛瘀化痰通络之药，故配服自拟方之骨痹汤，方中着重应用地龙、蕲蛇等爬行动物类药及乌梅、木瓜等味酸入肝之品，意在加强通络柔筋之效，结合隔姜灸，相得益彰。经上述治疗见效后，需继续调理，以防复发。平素宜灸足三里、脾俞、肾俞等穴，服独活寄生汤以增强机体免疫力，并配合体育锻炼，适当活动拉伸胸、腰、骶髂等关节，才能巩固疗效。

（四）按语

本病以脊柱的疼痛、僵硬、强直，甚或驼背畸形为主要表现，颇似《素问·痹论》所描述的"尻以代踵，脊以代头"以及《素问·长刺节论》中的"病在骨，骨重不可举，骨髓酸痛，寒气至，名曰骨痹"。因此，强直性脊柱炎属中医"骨痹"的范畴。主要病变部位在脊柱、腰尻，腰为肾之府，腰以下为尻，亦属肾；病久背脊僵硬、挛痛，筋脉不舒，筋乃肝所主；督脉"循背而行于身后，为阳脉之总督"，"督之为病，脊强而厥"。综上所述，本病与肝、肾、督脉有关。本病辨证多属肝肾不足，痰瘀寒凝经脉，积久而成。故选穴以督脉及其旁之华佗夹脊穴为主，取艾灸温经散寒功效，用大艾柱久灸加老姜之祛寒除湿，共奏温通经络之功。取胸、腰段夹脊穴及督脉上阿是穴。 （潘海华　整理）

火针八邪、上八邪穴治疗中风后手指拘挛

中风后手指拘挛是中风后遗症的常见功能障碍，主要表现为手指肌张力增高，屈曲拘挛不能自主伸展，强握、被动活动困难。由于拘挛的出现，限制了患手再学习随意运动的能力，使功能的恢复非常困难，直接影响了患者的生活质量。近年来，笔者运用火针八邪、上八邪穴治疗中风后手指拘挛，取得满意疗效。

（一）基本方法

1. 取穴

八邪、上八邪。

2. 操作

在穴位处用安尔碘进行局部消毒。消毒完毕，上涂跌打万花油，点燃酒精灯，左手将酒精灯端起，靠近针刺穴位，右手以握笔状持针，将针尖针体置入酒精灯处焰烧至白亮，用烧红的针体迅速刺入穴位，并快速拔出，时间大约为1/10s。出针后若有出血则用消毒干棉球按压针孔止血，血止后再次上涂跌打万花油以保护创面。嘱患者治疗当天创面不要沾水。3天治疗1次，3次为1个疗程，共治疗2个疗程。

（二）临床体会

①火针八邪、上八邪穴治疗中风后手指拘挛，在拘挛程度、手肌力、活动度等方面有明显改善，说明该疗法具有舒筋缓急的作用，疗效确切；且火针八邪、上八邪穴治疗中风后手指拘挛的疗效优于普通针刺治疗。

②火针疗法简便易行，安全、高效，施术后患者手指拘挛情况即刻缓解，值得临床推广应用。

（三）讨论

①中风后手指拘挛是中风后遗症的常见功能障碍，日久甚至可能出现失用性萎缩。手指作为从事精细活动的部位，在大脑皮质层上的投射区较大，受损后恢复缓慢，一直以来都是临床治疗中的重点和康复治疗中的难点。有关拘挛的定义，国际上普遍认为：痉挛是上运动神经元综合征的运动障碍表现之一，其特征为肌张力随肌肉牵张反射的速度增快而增强，伴随着由于牵张反射过度兴奋导致的腱反射亢进，由于痉挛的出现，限制了患手再学习随意运动的能力，使功能的恢复非常困难，直接影响了患者的生活质量和社会适应能力。

②火针疗法古称 "焠刺" "燔针" 等，是用火将针尖烧红后迅速刺入人体腧穴内以治疗疾病的一种方法，其最早见于《灵枢·官针》，曰："焠刺者刺燔针刺则痹也。"《灵枢·经筋》曰："治在燔针劫刺，以知为数，以痛为腧。"《针灸大成·火针》曰："灯上烧，令通红，用方有功；若不红，不能去病，反损于人。"故烧针是使用火针的关键，火针的针体烧至白亮后施术可将火热之力由腧穴直接导入人体，激发人体经气，鼓舞气血运行，达到温通经络的作用。

③《灵枢》云"手屈而不伸者，其病在筋"，故中风后手指痉挛属中医学"经筋病"范畴。其病位在筋，主要表现为筋肉拘急，屈伸不利，为阳缓阴急。中医阴阳学说认为：中风后肢体痉挛性瘫痪主要病机为阴阳失调，筋脉失养而致阴急，如《难经·二十九难》曰"阴跷为病，阳缓而阴急；阳跷为病，阴缓而阳急"。其病多以肝肾阴虚、气血不足为本，风、痰、热、瘀为标。邪气走窜，使经络不通而致肢体功能障碍，屈伸不利。本虚标实，虚实夹杂。《灵枢·邪客》云："肺心有邪，其气留于两肘……脾有邪，其气留于两髀……凡此八虚者，皆机关之室，……血络之所游，邪气恶血，固不得住留，住留则伤筋络骨节，机关不得屈伸，故拘挛也。"根据经络学说的理论，中风后手指拘挛乃是"阳缓而阴急"的表现，故对其治疗的取穴重点当放在手阳面（背面）的穴位上。八邪、上八邪穴均位于手的背面掌指关节附近，采用火针疗

法刺激八邪和上八邪穴，可以纠正局部肌肉、肌腱和相关韧带的拮抗失衡状态，使经络功能恢复阴平阳秘的平衡状态。

④脑卒中遗留症状的上肢恢复过程，是先近心端后远心端，其中手功能障碍的恢复最为困难。八邪、上八邪穴有桡神经浅支的手背支、尺神经手背支、尺神经肌支和手背动、静脉，周围血管、神经丰富。从现代医学理论分析，火针刺激能加强局部组织代谢，调整拘挛手指的血浆渗透压，改善血液循环，降低患处周围神经的兴奋性，从而有利于手功能恢复。故火针八邪、上八邪穴治疗中风后手指拘挛疗效确切，值得临床推广应用。

（四）按语

手指拘挛是中风后临床治疗中最常见的症状之一，常在发病后的1到3周出现，是康复治疗中的一大难题。其病位在筋，属"经筋病"范畴，中医病机为"阳缓阴急"，邪气恶血流滞则拘挛，手指拘挛乃邪气恶血阻滞于此，应去恶血生新血，活血行气，改善手指拘挛。八邪、上八邪穴属经外奇穴，出自《医经小学》，有其腧穴特殊性及局部取穴优势，火针刺之既有针刺效应，又有温热效应，可振奋阳经的经气，调和手部气血，达到从阳引阴的作用，能使经络功能恢复而阴平阳秘。笔者由该研究观察得出，火针八邪、上八邪穴治疗中风后手指拘挛简便易行，安全高效，施术后患者手指拘挛情况即刻缓解，临床上可尽早使用，且刺激量不宜小，小则不能起到应有的效果。

（庄珣 整理）

55

靳三针疗法联合康复训练治疗脑梗塞后偏瘫

脑梗塞又称缺血性卒中，中医称之为中风。本病是由各种原因所致的局部脑组织区域血液供应障碍，导致脑组织缺血缺氧性病变坏死，进而产生临床上对应的神经功能缺失表现。脑梗塞是临床常见病、多发病，好发于50岁以上的中老年人，男性稍多于女性，约80%的脑梗塞患者存在不同程度的功能障碍，偏瘫发生率高达68.21%，是直接影响患者生存质量的主要因素。笔者采用靳三针疗法联合康复训练治疗脑梗塞后偏瘫患者，探讨靳三针疗法对综合功能的改善作用。

（一）治疗方法

1. 弛缓性偏瘫

①靳三针组主穴：头针为颞三针，体针为手三针（曲池、外关、合谷）与足三针（三阴交、足三里、太冲）。随症取穴：口角歪斜加口三针（地仓、迎香、夹承浆），语言不利、吞咽困难加舌三针（上廉泉、左上廉泉、右上廉泉）。辨证配穴：肝阳暴亢配双侧太冲，风痰阻络配双侧丰隆，气虚血瘀配双侧足三里，阴虚风动配双侧太溪。针刺操作：使用0.32mm×（25～50）mm华佗牌不锈钢一次性针灸针，75%酒精皮肤常规消毒后进针。采用快速进针，快速小捻转，间断平补平泻法。每次30min，治疗28天。

②康复训练方案主要依据卫生部规划教材《康复医学》第3版制定。包括床上良肢位摆放；关节被动活动，防止关节挛缩和变形；床上活动；起坐训练；桥式运动；兴奋性促进手法如利用联合反应、共同运动、感觉刺激（拍打、挤压）诱发主动运动。每次治疗45min，每周5次，休息2天再继续治疗，治疗28天。

2. 痉挛性偏瘫

①靳三针组主穴：头针为颞三针，体针为上肢挛三针（极泉、尺泽、内关）与下肢挛三针（鼠蹊、阴陵泉、三阴交）。随症取穴：失语加舌三针，口角歪斜加口三针，腕关节严重痉挛加腕三针（阳溪、阳池、大陵），踝关节内翻加踝三针（太溪、昆仑、解溪），上下肢痉挛无法伸展加开三针（人中、涌泉、中冲），指趾浮肿加八邪、八风。辨证配

穴：肝阳暴亢配双侧太冲，风痰阻络或痰热腑实配双侧丰隆，气虚血瘀配双侧足三里，阴虚风动配双侧太溪。针刺操作同上。每次30min，治疗28天。

②康复训练缓解肌张力，坐位平衡训练，坐站转换，立位平衡训练，步行训练，上肢控制能力训练。每次治疗45min，每周5次，休息2天再继续治疗，治疗28天。

（二）临床体会

①我们临床观察患者治疗前后FCA（功能综合评定量表）评分比较，靳三针加康复组在治疗14天后、28天后FCA评分均较治疗前显著升高，差异有显著性意义，且与单纯靳三针治疗或单纯康复治疗相比较，以靳三针加康复组FCA评分改善情况最好，说明靳三针疗法与康复训练具有较好的协同治疗作用。脑梗塞早期，针刺与康复训练的介入同等重要，两者具有良好的协同作用。

②注重宣教，由于老年脑梗塞患者对疾病缺乏正确认识，特别是伴有偏瘫的患者，易产生紧张、恐惧心理，根据患者不同的文化水平以不同言词讲解脑梗塞的危险因素、发病机制、病程进展、治疗方法、治愈情况及二级预防等方面的知识，说明情志对康复的影响，并讲解一些康复病例，用事实说明良好的遵医行为在疾病康复中的作用，使他们能够正确认识及对待疾病，解除思想顾虑，积极主动配合治疗，往往会对治疗效果起到事半功倍的作用。

（三）讨论

根据中医基础理论以及临床经验总结，笔者认为，正气亏虚、脏腑功能衰退致风、火、痰、瘀内生为脑梗塞后偏瘫患者发病的基本病机，故其为本虚标实之证，以脏腑虚衰为本、痰瘀阻络为标。针灸具有醒脑开窍、滋补肝肾、疏通气血、舒筋活络之效，能促进患者肢体功能及言语障碍的恢复。本研究针灸疗法是以患侧肢体头、肩、肘、腕、髋、膝等关节附近肌腱两侧的压痛点为主穴针刺，能使主动肌群的痉挛状态得到缓解，提高患者的肌力，增强肌群的功能，利于患者肢体功能的恢复，减少致残率。

随着康复医学的迅猛发展，大量的研究显示，康复治疗在脑梗塞治疗中有十分重要的位置。康复治疗，通常需要专业的康复医师评估患者情况后，制定出个体化的功能锻炼计划，再由专业的康复治疗师指导或帮助患者完成功能锻炼。如疾病早期，在患者卧床期间，以保持正确体位为主，使患侧肢体维持功能位。定期帮助患者变换体位，并进行各关节被动运动和按摩，以促进血液循环，预防肌肉萎缩，刺激神经机能，防止失用性萎缩。被动活动以不引起患者疲劳为度，宜循序渐进，逐渐增加运动时间和强度。康复训练能够促进身体内血液循环及大脑的新陈代谢，增强机体代偿功能，防止下肢肌肉萎缩和关节僵直，能够将后遗症减少到最低程度。

FCA是由华山康复医学科胡永善教授和吴毅教授主持研究而成。具体包括两类：一是运动功能（包括进食、修饰、洗澡、穿上衣、穿下衣、用厕等自我料理能力），括约肌功能，转移能力，行走能力；二是认识功能（包括视听理解、语言表达等交流能力），社会认识，社会交往，解决问题能力，记忆能力。本研究仅选用了FCA的运动功能部分，共13个小项，每个项目最高评分6分，最低评分1分，运动功能部分总分78分。该量表具有较好的信度和效度。本研究采用FCA作为主要观察指标，研究结果显示，靳三针疗法联合康复锻炼治疗本病疗效肯定，可明显改善脑梗死患者的运动功能，逐渐恢复其日常生活能力，提高患者生活质量。

（四）按语

"靳三针疗法"是广东省名老中医靳瑞教授所创，经数十年的临床实践，靳老及其弟子发现，该疗法对多种临床疾病均有明显疗效，其中治疗脑卒中的有效性已经通过大量的实验研究找到理论依据，具有很强的实用性和科学性，目前正被广泛应用于治疗脑梗塞的临床治疗。"三针"的命名与疾病的性质相连，将深奥的针灸取穴简单化、规范化。

"颞三针"通常是取脑梗塞病灶所在半球的颞侧，覆盖整个颞部位，对应大脑皮层运动、感觉功能反射区，针刺可活血通络，改善脑部微循环，增加脑部血流量，改善颅内代谢，以尽可能挽救脑部受损的神经功能细胞，为建立侧支循环、形成功能代偿细胞提供条件。脑梗塞患者早期表现以迟缓性瘫痪为主，阳经拘急、阴经迟缓，故针刺取阳经穴位，又以阳明、少阳经穴为主，针刺"手三针"（曲池、外关、合谷）具有醒脑开窍、通调气血之功，"足三针"（三阴交、足三里、太冲）有培补元气、调理气血、健脾和胃之功。随着病情变化，患者痉挛性瘫痪时，表现为阴经拘急，阳经所过之处相对迟缓，故取阴经穴，以太阴、厥阴经穴为主。上肢挛三针（极泉、尺泽、内关），内关穴属手厥阴经络穴、八脉交会穴，通阴维脉，针刺具有安神开窍、疏通经络之功，辨证配以尺泽、极泉，通调手三阴经气血，缓解肢体挛急。下肢挛三针（鼠蹊、阴陵泉、三阴交），三阴交属足太阴脾经，为三阴经交会穴，针刺具有活血化瘀、疏经通络、疏肝行湿之功，与本经腧穴阴陵泉以及经验用穴"鼠蹊"（鼠蹊为足厥阴肝经走行所过），三穴协同作用，具有通调足三阴经气血、缓解痉挛的功效。同时在治疗过程中，配合科学的、个体化的康复训练，能够促进身体内血液循环及大脑的新陈代谢，增强机体代偿功能，防止下肢肌肉萎缩和关节僵直，能够将后遗症减轻到最低程度。

（潘海华　整理）

靳三针疗法治疗脑卒中后睡眠障碍

脑卒中亦称脑血管意外，是因脑血管病变导致颅内神经受损的一系列疾病的总称，脑卒中患者常以肢体偏瘫、言语不利或不能、吞咽困难或认知障碍等为主要表现。然而除上述功能受损外，脑卒中后患者还常常伴有睡眠障碍。睡眠障碍在脑卒中患者中经常出现，有研究表明，至少20%～40%脑卒中患者可并发睡眠障碍，并且在脑卒中后3～4个月的稳定阶段普遍存在；而脑卒中后睡眠障碍在临床中却常常被忽视。与非睡眠障碍患者相比，睡眠障碍的脑卒中患者有更严重的神经功能缺损和更差的日常生活能力。因此，睡眠障碍是脑卒中后病情严重程度的一个指标，它不仅会影响患者的肢体功能康复和身心健康，还会使高血压、糖尿病等疾病加重，甚至再次诱发脑血管意外。笔者运用靳三针疗法治疗脑卒中后睡眠障碍，发现该疗法对改善患者睡眠障碍及神经功能康复具有较好的临床疗效。

（一）治疗方法

1. 取穴

选取四神针（以百会穴为中心，向前、后、左、右各旁开1.5寸取穴）、手智针（神门、内关、劳宫）作为主穴。随症配穴：肢体乏力者配合手三针、足三针，口舌歪斜者配合口三针，语言不利、吞咽困难者配合舌三针。辨证配穴：肝阳暴亢者加太冲，风痰阻络或痰热腑实者加丰隆，气虚血瘀者加足三里，阴虚风动者加太溪。

2. 操作

①四神针：取穴后首先垂直刺入皮下，达帽状腱膜下后，针尖向百会穴以15°角针刺方向不捻转针体沿皮快速刺入30mm，以180～200次/min的频率捻转行针2min，得气后留针。

②手智针：采用快速进针法，内关直刺10～25mm，神门直刺10mm，劳宫直刺10mm。进针后取平补平泻之法，得气后留针。在进针后第10min、第20min、第30min行针3次，共留针30min。

3. 疗程

以15天为1个疗程，2个疗程结束后评估疗效。

（二）临床体会

①我们临床上观察靳三针疗法治疗脑卒中后睡眠障碍所得数据显示，经过治疗大部分患者PSQI、AIS、FCA和NDS评分与治疗前比较，均有显著改善，可获得接近催眠药物的治疗效果。

②适当结合心理干预。脑卒中患者常见的心理冲突，如对所患疾病的紧张顾虑感、背离工作家庭的挫折感、对医疗开销的负担甚至负疚感等，这些不良情绪的持续存在可能会是患者睡眠障碍的刺激因素之一。因此对失眠患者应行早期干预，帮助其尽快消除不良的心理因素，改善睡眠状态。

③大部分患者经过治疗后睡眠质量得到改善，但部分患者受情绪变化或脑卒中，或其他基础病病情反复等因素影响，睡眠障碍情况易反复。

（三）讨论

1. 现代医学对脑卒中后睡眠障碍的认识

对于脑卒中后睡眠障碍的发生机制目前尚不明确，但目前相关研究认为可能与以下因素有关：

①卒中后脑组织损伤：脑卒中后神经病变及脑组织缺血缺氧直接导致脑细胞发生不可逆损害，而后释放氨基酸等物质，这些物质作用于网状系统，干扰睡眠—觉醒机制。有文献报道，脑卒中后损害第三脑室侧壁或下丘脑多继发嗜睡、昏睡，而桥脑顶盖部内侧损伤则多引起睡眠周期减少。

②卒中后神经递质及相关因子变化：神经递质包括多巴胺、乙酰胆碱、去甲肾上腺素、腺苷、5-羟色胺以及神经肽类如S因子、δ睡眠导致肽（DSIP）等。其中，5-羟色胺参与控制睡眠和疲倦感，觉醒时释放5-羟色胺神经元的兴奋性最高，进入非快速眼动相（NREM）后其兴奋性开始下降，在快速眼动相（REM）睡眠期其兴奋性最低。亦有研究认为，脑卒中损伤后使参与调节睡眠的中枢神经递质（如乙酰胆碱、去甲肾上腺素以及5-羟色胺和激素、肽类物质等）分泌紊乱，导致睡眠障碍。

③卒中后心理状态改变：脑卒中后患者可出现抑郁、焦虑状态。患者生理功能缺失、独立生活能力下降、社会家庭因素以及医患关系等方面因素易使患者发生焦虑、恐惧、悲观等消极情绪，表现为情绪低落、不欲言语、淡漠疲乏，或见紧张、易惊、思虑过重、心悸、胸闷、气促、震颤及易激惹等，这些可导致睡眠障碍。

④卒中后并发影响因素：部分患者可因肢体活动障碍、肢体疼痛、肌肉痉挛、睡眠呼吸紊乱、二便情况及药物等因素导致睡眠障碍。

2. 四神针联合手智针应用于脑卒中患者失眠的理论依据

四神针从部位而论，通天穴处足太阳之脉至高之位，喻其脉气通天，络却穴位于足太阳经脉"从巅入络脑，还出别下项"之处，前顶处颅顶之前方，后顶居颅顶之后方，四者皆位于头顶部位；而头部为髓海所在之处，髓海为元神之府，是神气之本源，亦是脏腑经络活动的主宰；由于腧穴具有"近治作用"，取用该处穴位可调节髓海之功能。从归经而论，可分属于督脉和足太阳膀胱经；《素问·骨空论》中有云"督脉者……交巅上络脑"，督脉又称"阳脉之海"，可调节全身阳经经气；而营气在十二经脉的流注过程中，有一个分支是从足厥阴肝经开始，经过督脉、任脉，到达于手太阴肺经，故督脉在营气的运行中起到作用。从卫气的走行规律看，卫气主要由足太阳始，分别到手太阳、手少阳、足少阳、足阳明、手阳明经，再通过阳跷脉交会足少阴经一次，之后通过阴跷回来循行至足太阳；足太阳膀胱经在卫气的运行中亦起到重要作用。因此，取用四神针治疗可调节督脉及足太阳膀胱经经气，从而调节营卫阴阳运行，进而调节人的睡眠。

手智针，包括神门、内关、劳宫三穴。本组穴位从部位而论，皆位于手臂，取穴简单安全。其中，神门穴源自《素问·气交变大论》，神，神明之谓，门，出入之口；心者，君主之宫，神明出焉；心藏神，该穴为神气出入之门，故称之为神门；神门为该经原穴，因"五脏六腑之有疾者，皆取其原也"，神门可用于心之疾患，故取用神门穴治疗可调节神气之出入，进而调节人之寐寤。内关穴，为心主别络，通达联络表里二经，调畅气血运行。劳宫穴，又名鬼窟，属十三鬼穴之一，可用于治疗神志疾病，劳宫属荥穴，因"荥主身热"，劳宫属心包经，故劳宫可清心泻火，可用于心肝火旺之失眠。从穴位归经而论，神门穴属手少阴心经，该经腧穴皆有宁心安神之效，内关穴、劳宫穴皆属于手厥阴心包经，该经腧穴有清心宁神之效，二经相配可用于心、胸、神志等疾病。三穴联合应用可起到清心安神、定志除烦之功，协助改善患者睡眠质量。

（四）按语

睡眠障碍一般可见失眠、嗜睡等表现，在祖国医学中属于中医学"不寐"及"多寐"的范畴。脑卒中病患者出现不寐或多寐等症多因脑卒中后出现气血衰少、风痰瘀阻、阴阳失调致使营卫气血运行失调、神不安舍。在临床中，脑卒中后睡眠障碍以失眠为多见，也即"不寐"者居多。目前，针灸治疗睡眠障碍的研究颇多，但治疗方法复杂多样，且疗效评定缺乏客观、统一的标准。靳三针疗法早在20世纪80年代早期就由岭南针灸学派代表人物靳瑞教授创立，已历经多年广泛的临床实践运用并取得显著疗效。本疗法取穴主要采用靳三针疗法中的"四神针"和"手智针"，"四神针"能镇静安神、醒脑益智，其前后两穴均在督脉的走行路线上，督脉行于背部正中，经脊里而属于脑，脑为元神之府，人体的一切神气活动均受其支配调节，通过针刺可调达督脉以起到调节睡眠的作用。左右两穴均在足太阳膀胱经之上，膀胱经络肾，而督脉贯脊属肾，络脑贯心，其气通于元神之府，四针均刺向百会穴，起到聚神、凝神、安神和调节营卫阴阳之功。手智针（神门、内关、劳宫）均为上肢穴位，内关、劳宫均属手厥阴心包经，内关为络穴、八脉交会穴，通于阴维脉，劳宫为荥穴，神门为心经之原穴，三穴配合应用，起到清心安神、镇静安眠之功。临床中根据患者个体情况，随症配穴，可加强临床疗效。

（潘海华　整理）

经筋刺法治疗中风偏瘫患者肢体痉挛状态

偏瘫痉挛状态（Spasticity）是中风病最主要的功能障碍之一，发病率高达80%，多出现在中风后数天到数周。临床主要表现为上肢屈肌（肩关节内收和肘、腕及手部关节屈曲）和下肢伸肌（髋、膝关节伸直和踝关节屈曲）的肌张力增高，并经常伴有腱反射亢进、阵挛、协同肌—拮抗肌共同收缩、病理征、乏力和疲劳等。在中风偏瘫的恢复过程中，痉挛是关系到恢复程度的核心问题，并直接影响着患者的活动能力及生存质量。如何有效地抑制痉挛是目前临床工作的重点和难点。笔者在临床上用经筋刺法治疗中风偏瘫肢体痉挛状态的患者，观察经筋刺法治疗中风偏瘫患者肢体痉挛状态的疗效。

（一）治疗方法

1. 取穴

在痉挛状态患侧上肢取肘关节，下肢取膝关节，于关节附近的肌腱两侧找压痛点，上肢以肱二头肌腱为主，下肢则是以半膜肌腱、半腱肌腱、缝匠肌腱及股四头肌内侧头为主，以痛为腧。辨证配穴：风痰阻络取风池、丰隆、足三里、外关、阴陵泉；肝阳上亢取百会、太冲、行间、太溪、肝俞、肾俞；气虚血瘀取足三里、阴陵泉、三阴交、血海、合谷；阴虚风动取太溪、太冲、绝骨、风池、肾俞、肝俞。

2. 操作

取穴后，选用华佗牌30号1.5寸不锈钢毫针刺入，直刺或斜刺进针，进针后，直达骨膜，大幅度捻转提插，得气后顺肌腱走向一前一后行透刺，并反复提插捻转，针感强度以患者能忍受、不引起关节挛缩为宜。行经筋刺法后，再采用辨证配穴，针刺方法：穴位常规消毒后，选用华佗牌30号1.5寸不锈钢毫针刺入，得气后留针。留针期间患侧穴位接G6805-Ⅱ型电针仪（上海产），施以频率为50～100Hz的密波刺激，强度以患者能耐受为宜。20min后停止，取针。

3. 疗程

以上治疗均为每天1次，连续治疗5天后休息2天，5天为1个疗程，共治疗3个疗程。

（二）临床体会

①笔者采用经筋刺法治疗中风偏瘫肢体痉挛状态患者30例，总有效率为80%，中风偏瘫痉挛患者经治疗后，患肢肘、膝关节痉挛程度的改善均有显著提高，其中经筋刺法治疗组在下肢膝关节痉挛程度改善方面优于对照组（常规针刺治疗）。

②治疗期间，嘱咐患者坚持每天被动牵伸受累肢体，充分活动所有关节，按摩患肢肌肉，轻叩肌腱。鼓励患者用健侧带动患肢活动，有效的牵伸可通过脊髓环路上突触的改变而使受累肌肉放松数小时，预防肌肉短缩和关节囊挛缩，减轻痉挛。

③预防治疗并重，针对中风后患者，患肢体位摆放亦十分重要，正确的抗痉挛体位：保持上肢伸展外旋位，下肢内收位，踝关节保持90°。

（三）讨论

痉挛对中风偏瘫患者有害有利。痉挛的益处：伸肌痉挛有助于站立行走，保持肌肉不致挛缩，防止骨质疏松，减轻瘫痪肢体水肿，促进静脉回流，减少深静脉血栓形成的危险。害处：阵挛、髋内收肌和屈肌痉挛不利于站立，随意运动减慢，长期痉挛可导致肢体挛缩，痉挛性疼痛影响睡眠，髋关节痉挛屈曲和内收肌痉挛影响会阴卫生，严重肌痉挛可造成运动功能严重障碍，缓解痉挛可明显提高活动能力。因此在对痉挛治疗前，要明确治疗的必要性和主要目的。当痉挛出现，限制了患肢再学习随意运动的能力，由于锻炼不当形成了一系列临床症状，如上肢呈挎篮状屈曲，下肢呈画圈样行走，持重能力差，膝关节不能弯曲的偏瘫步态等，即所谓的"误用综合征"，造成关节挛缩和压疮等，阻碍患者神经肌肉功能的恢复。如果没有得到有效的治疗，误治或失治，即可使痉挛状态永久地固定下来，将严重影响肢体功能的恢复，加重残疾的形成。因此，如何更有效地缓解偏瘫肢体的痉挛，是神经科和康复科临床工作的重点和难点。

经筋刺法治疗中风偏瘫痉挛状态，在促进功能恢复方面优于传统针刺。其之所以在改善功能方面优于传统针刺法，可能是因为：

①通过针刺偏瘫侧抗痉挛肌肉（拮抗肌）局部穴位，通过本体感觉神经启动牵张反射引起相应的拮抗肌收缩，抑制痉挛侧亢进的肌张力增高，从而达到抑制痉挛的目的。

②通过针刺所产生的针刺信息，调控脊髓运动神经元活性、抑制肌紧张和肢体痉挛，使中风后处于异常活动状态的脊髓运动神经元具有抑制调节功能，减弱脊髓中枢对骨骼肌的下行性促通作用，从而起到减少肌紧张、缓解肢体痉挛的作用。

③通过脑的可塑性机制——大脑皮层的代偿性功能重组，即通过针刺刺激增加坏死边缘区的突触数目，从而增加神经传导，使残存的神经元发挥更大的作用，重建新的功能系统。

（四）按语

偏瘫痉挛属于中医"筋痹"范畴。中医学早在《黄帝内经》就有类似记载，如"中风""筋痹"等，并认为本病的发生是阴阳失调、筋失濡润所致，如《难经·二十九难》曰："阴跷为病，阳缓而阴急，阳跷为病，阴缓而阳急。"经筋刺法就是在"十二经筋"理论的指导下，根据《灵枢》中"恢刺"的"直刺傍之"和"关刺"的"直刺左右，尽筋上"而形成的，从而可以达到舒筋活络、缓解痉挛，即"恢筋急"的目的。本研究经筋刺法的特点是在关节附近的肌腱两侧找压痛点及附近部位取穴为主，当针刺这些部位时腱棱兴奋，纤维冲动发放增加，通过调控脊髓运动神经元活性，使中风后处于异常活动状态的运动神经元得到抑制，牵张反射减弱，肌张力降低，痉挛缓解。经筋刺法验之临床，疗效甚佳，具有舒筋活络、缓解痉挛（即"恢筋急"）的作用。

（潘海华　整理）

颈三针治疗神经根型颈椎病

神经根型颈椎病，是由于颈椎间盘退行性改变或后外侧突出继发骨、关节、软组织的病理变化，导致颈脊椎内外平衡失调，造成颈神经根刺激和受压并形成无菌性炎症，出现以颈、肩、上肢疼痛、麻木、无力为主的综合征。发病率占颈椎病发病的60%，随着年龄的增长，发病率有上升的趋势。笔者采用颈三针治疗神经根型颈椎病，收到较好的疗效。

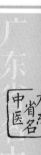

（一）治疗方法

1. 选穴

主穴为天柱、颈百劳、大杼，配穴曲池，均取双侧。

2. 操作

穴位常规消毒后，选用苏州华佗医疗仪器厂出产的28号1.5寸一次性毫针，天柱穴向下斜刺0.5～1寸，刺入后行快速捻转手法，频率为150～200次/min，不加电，每5min行针1次。颈百劳、大杼穴向棘突方向斜刺1寸，曲池穴则垂直刺入1寸；以有酸麻胀重感为度，得气后接G6805-Ⅱ型电针仪，先选用密波10min，再选用疏密波20min，强度均以患者能耐受为宜。

3. 疗程

针刺为隔天治疗1次，15次为1个疗程。

（二）临床体会

①本研究通过与传统电针治疗比较，颈三针组总有效率为95.88%，临床治愈率为42.27%；对照组总有效率为91.75%，临床治愈率为30.93%；提示颈三针组临床疗效优于对照组。

②在临床治愈平均时间、疼痛积分改善方面进行比较，结果提示颈三针针刺治疗能够缩短患者治疗周期，提高镇痛效果。

③值得注意的是，治疗同时，应嘱患者保护颈椎，注意颈部保暖，如避免长时间使用电脑、低头看手机等情况，工作1h左右，可适当休息并调整颈部姿势，让颈部肌肉得以休息。亦进行八段锦等锻炼，有助于远期疗效巩固。

（三）讨论

颈椎是位于头与躯干之间的窄细部分，颈椎支持着头部的重量，为头部运动的支点，也是脊柱各段中活动量和活动幅度最大的部位，同时颈椎长期暴露在外，这些不利因素决定了颈椎容易受劳损和风寒湿邪的侵袭而出现各种颈椎病的症状，通过辨病辨性，中医学对神经根型颈椎病的认识，主要散见于"痹证""眩晕""颈肩痛"等。其病因、病机主要为风、寒、湿邪三气相杂，邪客于经脉，而致经脉拘急，气血运行不畅，不通则痛。《素问·至真要大论》云"诸痉项强，皆属于湿"；"湿淫所胜……病冲头痛，目似脱，项似拔"。《灵枢·大惑论》曰："故邪中于项，因逢其身之虚……入于脑则脑转。脑转则引目系急，目系急则目眩以转矣。"由于颈部感受风寒湿邪，导致太阳经经气输布不利，卫外不固，营卫失和，出现恶风怕冷、出汗、颈项强痛、四肢关节疼痛等症状，并可影响督脉，使颈背挛急、疼痛加剧，头颈转动受限。颈椎病病位在颈项，手足三阳经、足三阴经、任督二脉等均直接循行至此；颈项又是脑髓的门户，是联系全身脏腑经络的枢纽，此处病变会使局部气血循行受阻，不能荣养颈椎，可导致椎间盘变性，颈椎失稳，关节错缝，刺激神经根而引起该病。

笔者采用颈三针治疗神经根型颈椎病，选用的是对颈椎有特异作用的大杼、颈百劳、天柱三穴。"颈三针"出自靳瑞的"靳三针"疗法。颈部为足太阳经气所过之处，大杼为八会穴之一的骨会，督脉之别络，该穴又为足太阳与手太阳经交会之处，刺之能疏通太阳经脉之气血，并有主治全身骨骼疾病的功能；颈百劳乃经外奇穴，在第5、第6颈椎水平，位于膀胱经、华佗夹脊之间，善治各种原因所致的虚劳损伤，古人称颈椎骨为柱骨，而百劳位近柱骨之根，对退行性变的颈椎病有良好的治疗作用；天柱位于颈椎上端，是足太阳膀胱经穴，《针灸穴名解》说"凡病颈项痛痿，不能支持头脑者，谓天柱骨折，绝症也。有患之者，刺本穴或能得救"。《针灸甲乙经》以之治"项似拔""项直不可以顾""痛欲折"等，包括了颈椎病的常见症状。

目前，临床研究表明，该组穴位位于颈部夹脊肌处，与椎旁神经节非常接近，更能作用于病变部位，因此，针刺此组穴位患者可出现明显的针感反应，缓解颈部肌群的紧张状态。同时，在临床治疗过程中采用双侧取穴的方法，主要是双侧穴位有助于纠正被打破的力学平衡，同时亦与中医阴阳平衡、左右经络之气相通的观点相符合。

（四）按语

颈三针中的三穴分管颈椎的上、中、下三段，三针配合，可以强筋健骨、通络止痛，专门用来治疗颈椎病或治疗颈椎病引起的颈肩上肢疼痛麻木、眩晕等症状，将靳老经验效穴颈三针行快速捻转手法得气后使用电针，先选用密波10min以降低神经应激功能，再选用疏密波20min以促进代谢和气血循环，改善组织营养，消除炎性水肿，共同起止痛、镇静、缓解肌群痉挛紧张状态、增快血流速度、减轻神经根的刺激的功效，对该病有良好的针对治疗效果。治疗同时，应嘱患者保护颈椎，长时间伏案者需适当休息并调整颈部姿势，定时活动、按摩颈部，亦可进行八段锦等锻炼，平时亦应注意正确的睡眠姿势，枕头高低适中，有助于远期疗效巩固。

（潘海华　整理）

颞三针配合挛三针治疗中风后痉挛性偏瘫

中风后痉挛性偏瘫是指中风后患侧肌群出现肌张力增高，运动时阻力增加，影响协调运动，并可造成患肢肌肉萎缩、关节挛缩及变形的一系列临床症状，是中风患者存在的最常见的残障表现之一，也是治疗中最棘手的后遗症。针灸疗法对中风后痉挛性偏瘫的治疗显示出独特的优势，近年来，国内外临床医学工作者对此疗法开展了大量的临床观察及研究工作，亦肯定了该疗法的临床疗效。但临床上往往只着重强调取穴，如痉挛侧取穴、拮抗侧取穴、痉挛拮抗侧同时取穴等，而忽视了针刺手法应用的区别。

早在20世纪80年代早期，靳瑞教授创立"靳三针疗法"，并在治疗中风后偏瘫、失语、假性球麻痹等方面相继开展了多项临床研究工作，对该病的治疗积累了丰富的经验。针对中风后痉挛性偏瘫引起的患肢肌肉萎缩、关节挛缩及变形等一系列临床症状，以及临床上存在的疑难点，庄礼兴教授进一步完善了靳三针理论，总结出挛三针，并应用于临床。

（一）治疗方法

采用颞三针配合挛三针治疗。

1. 取穴

①颞三针（病灶侧，耳尖直上入发际2寸处为颞Ⅰ针，在其前后各旁开1寸分别为颞Ⅱ针、颞Ⅲ针）；挛三针（病灶侧），上肢挛三针为极泉、尺泽、内关，下肢挛三针为鼠蹊（腹股沟动脉搏动处外侧）、阴陵泉、三阴交。

②随症取穴：上下肢挛缩严重者，加开三针（水沟、中冲、涌泉）；手指足趾挛缩严重者，加腕三针（阳溪、阳池、大陵）、踝三针（太溪、昆仑、解溪）。

2. 操作方法

患者取仰卧位。患侧上肢肩关节微外展、外旋置于体旁，手臂伸直，掌心向躯干，手指伸展或握一毛巾卷；患侧下肢自然伸直，膝下垫高约15cm，使膝关节稍弯曲，呈中立位。使用0.32mm×（25～50）mm华佗牌不锈钢一次性针灸针，75%乙醇皮肤常规消毒后进针。

①颞三针：取病灶侧，采用快速进针、快速小捻转间断平补平泻方法，首先垂直刺入皮下，达帽状腱膜下后，以15°角的针刺方向沿皮轻微、快速、不捻转刺入30mm，得气后以180～200次/min的频率捻转2min，分别在进针后第10min、第20min、第30min捻转行针，共留针30min。每天1次。

②上肢挛三针：极泉穴进针时注意避开腋下动脉，直刺30～35mm，以上肢出现抽动为度；尺泽、内关均直刺15～20mm，以手指末端抽动或麻木感为度。

③下肢挛三针：鼠蹊在腹股沟动脉搏动处外侧进针，向居髎方向刺30～35mm，以针感向下肢末端放射为度；阴陵泉向阳陵泉方向透刺30～35mm；三阴交沿胫骨后缘向悬钟方向透刺30～35mm。

3. 康复训练

参照人民卫生出版社《康复医学》第6版教材中的常规康复指导，遵循降低肌张力、抑制痉挛模式、诱发分离运动的原则，给予下列康复训练：缓解肌张力，坐位平衡训练，坐站转换，立位平衡训练，步行训练，上肢控制能力训练。每天1次，每次30min。

（二）临床体会

①治疗过程中，应严格控制基础病，应积极控制血压、血糖，调节血脂，防止血小板聚集，以及对症治疗、防治并发症、提供营养支持等。

②靳三针、康复训练及联合应用均可缓解中风后痉挛性偏瘫症状，其中以联合应用的疗效最佳，故应当提倡靳三针、康复训练联合使用，以

最大限度地改善患者的临床症状。

③结合实际情况，康复训练通常由专业康复人员完成，技术要求相对较高，在广大基层地区缺乏康复人员、设施的情况下，普及难度较大。而靳三针不仅能够降低肌张力，还能在一定程度上提高患肢功能，取穴、操作简便，可成为基层、社区、农村医疗机构简便、可靠的中风后痉挛性偏瘫的中医治疗技术。

（三）讨论

目前，现代医学治疗中风后痉挛性偏瘫尚无明确的治疗方法，肌松药物有一定的缓解能力，但临床不良反应较大，且作用不确定；而局部肉毒素注射疗法、手术疗法禁忌证多，不良反应多，临床应用受到限制。康复治疗为目前较为有效的痉挛基础治疗，但治疗方法复杂多样，受地域和水平的限制，对治疗师的要求较高，在一定程度上影响了推广和普及。针灸疗法在治疗中风后痉挛性偏瘫方面有丰富的经验。后世医家发展了众多针灸疗法，包括传统体针、火针、腹针、经筋刺法、头皮针法、巨刺法、皮肤针、电针、督脉取穴针法等，临床应用亦较为广泛。

古籍《普济方》有记载"忽中风，言语蹇涩，半身不遂，穴百会，耳前发际，神效"，可见耳周发际处的穴位是治疗中风的首选穴位。本研究主穴"颞三针"，位于头颞部，正当足少阳胆经分布的区域，可疏通肝胆经络之气血，平肝息风潜阳，清肝泻胆，鼓舞少阳生发之机，故有利于中风后偏瘫肢体的康复。《难经·二十九难》曰"阴跷为病，阳缓而阴急，阳跷为病，阴缓而阳急"，指出下肢痉挛状态是由于阴阳跷脉脉气失调，而出现肢体阴、阳侧或拘急或弛缓的不平衡。故协调和平衡主动肌与拮抗肌之肌张力，促进共同运动向分离运动转化是临床治疗的重点，挛三针的取穴和手法正是依据上述理论。在手挛三针中，以极泉、尺泽、内关为主穴，采用提插捻转泻法、强刺激，以抑制上肢内收肌的肌张力；足挛三针以鼠蹊、阴陵泉、三阴交为主穴，鼠蹊、阴陵泉穴采用提插捻转平补平泻手法，以平衡内外侧肌群肌力，三阴交穴采用提插捻转泻法，可使过强的肌张力得到抑制，有助于解除肌挛缩和关节的畸形、僵直状态。

（四）按语

本疗法采用颞三针配合挛三针治疗中风后痉挛性偏瘫，"颞三针"属靳三针临床组穴，由靳老所创，针刺可疏通肝胆经之气，平肝熄风，鼓舞少阳生发之机，对改善患者肢体运动、感觉功能有良好的治疗效果，同时也可明显改善患者的认知功能。上、下肢"挛三针"是在靳三针疗法基础上的发展，专门针对中风后患者痉挛性瘫痪难题所设定的取穴组合。上肢挛三针包括极泉、尺泽、内关，均为手三阴经经穴，且位于大动脉或肌腱处，内关穴属手厥阴经络穴、八脉交会穴，通阴维脉，针刺具有安神开窍、疏通经络之功，辨证配以尺泽、极泉，通调手三阴经气血，改善上肢肌张力增高、活动受限的症状。下肢挛三针包括鼠蹊、阴陵泉、三阴交，均为足三阴经经穴，阴陵泉、三阴交属足太阴脾经，脾主肌肉及四肢，三阴交为三阴经交会穴，针刺具有活血化瘀、疏经通络、疏肝行湿之功，经验用穴鼠蹊取自足厥阴肝经走行所过，三穴协同作用，具有通调足三阴经气血、缓解痉挛的功效。临床上选穴固然十分重要，但针刺的手法也对治疗效果有直接的影响作用。《灵枢》曰"刺之要，气至而有效"，"用针之类，在于调气"。因此，本疗法在进针方面强调针感和得气。进针方向和角度是得气的必要条件。进针深浅应因人而异，本病属中风后硬瘫，针刺捻转角度宜大，时间长。

（潘海华　整理）

调和阴阳经刺法治疗中风后痉挛性偏瘫

中风是三大致死疾病之一，又是致残率最高的疾病，在我国患此病的人数有逐年上升的趋势。中风后痉挛性偏瘫是中风患者最常见的残障表现之一，也是治疗中最棘手的后遗症，严重影响患者的日常生活能力。中风痉挛性偏瘫为脑卒中后恢复过程中的必然过程，明显的痉挛约出现在发病后3周，痉挛一般持续3个月左右，多由于误治或失治等原因使痉挛状态被永久地固定下来，直接影响中风偏瘫康复疗效的提高。因此，寻找有效地缓解中风后痉挛性偏瘫的治疗方法成为当前医学界的重要课题之一。笔者运用调和阴阳经刺法治疗中风后痉挛性偏瘫患者，取得相当不错的临床疗效。

（一）治疗方法

1. 体针

取上肢的极泉、内关、外关、曲池、合谷，下肢的风市、伏兔、阴陵泉、阳陵泉、足三里、悬钟、三阴交，留针并用手法补泻。刺法：极泉、内关、风市、伏兔、阳陵泉、足三里、悬钟行泻法，曲池、外关、合谷、阴陵泉、三阴交行补法。

2. 头针

取患者瘫痪对侧头皮的运动区，颞三针，留针并加电，疏密波。辨证配穴：肝阳暴亢加太冲、太溪，风痰阻络加丰隆、合谷，痰热腑实加内庭、丰隆，气虚血瘀加气海、血海，阴虚风动加太溪、风池。

3. 疗程

动留针30min，每5min运针，每天治疗1次，连续治疗5天后休息2天再针，10次为1个疗程。

（二）临床体会

中风痉挛性偏瘫用针灸治疗疗效独特，已为广大临床医生所接受和采纳，但不少临床医生往往只知针灸而忽视了康复理论，盲目地凭经验办事，缺乏脑卒中的运动模式概念，使患者的痉挛加重，体位姿势得不到正确的矫正，病程加长，进而影响患肢功能的恢复。鉴于此，我们将针刺和康复理论有机结合起来，引用康复医学理论，指导选穴、制定针灸治疗方案，走中西医汇通之路，取长补短，势必会取得良好的疗效。临床上应注重肢体内侧肌群即阴经穴位的运用，配合肢体外侧阳经穴位，协调阴阳，平衡肌张力，调整痉挛状态，从而提高疗效，缩短病程，减轻患者病痛，降低中风患者的致残率。

（三）讨论

1. 中医理论认识

中医阴阳理论认为，中风后肢体痉挛状态是阴阳失调所致，如《难经·二十九难》曰："阴跷为病，阳缓而阴急；阳跷为病，阴缓而阳急。"《素问·阴阳别论》曰："三阴三阳发病，为偏枯痿易，四肢不举。"明确指出"偏枯痿易"与阴阳经皆有密切关系。《灵枢·刺节真邪》又云："大风在身，血脉偏虚，虚者不足，实者有余，轻重不得……泻其有余，补其不足，阴阳平复，用针若此，疾于解惑。"明确指出针灸治病的关键就在于调节阴阳的偏盛偏衰，使机体转归于"阴平阳秘"，恢复正常的生理功能。根据经络辨证，脑卒中后偏瘫若为阴阳失衡之"阳急阴缓"，治当"扶阴抑阳"；而"阴急阳缓"，治当"扶阳抑阴"，从而使"阴平阳秘"，运动协调。《灵枢·热病》有关"痱病"曰"病先起于阳，后入于阴者"，应"先取其阳，后取其阴，浮而取之"。即针刺应从阴引阳，从阳引阴，平调阴阳，畅达气血。

2. 现代医学认识

现代医学认为，脑卒中发病后2周内为急性期，之后的阶段统称恢复期，其中包括痉挛期（第3～4周）、相对恢复期（第5周至6个月）与后遗症期（6个月以上）。瑞典学者Brunnstrom提出了著名的偏瘫恢复六阶段理论，将此过程分为弛缓、痉挛、共同运动、部分分离运动、分离运动和正常6个阶段，中风痉挛性瘫痪应属于此六阶段中的第Ⅲ、Ⅳ期及第Ⅴ期较早的阶段。现代康复医学认为，中风偏瘫患者常表现以痉挛为基础的异常运动模式，痉挛性偏瘫的肌张力变化上肢表现为屈曲模式（肩脚带后撤，下沉；肩关节内收，内旋；肘关节屈曲；前臂旋前；腕关节掌屈，尺偏；手指屈曲，内收）；下肢表现为伸肌模式（手关节伸展，内收，内旋；膝关节伸展；踝关节跖屈，内翻；趾屈曲，内收）。临床上出现上肢挎篮样屈曲，肩下沉，臂内旋，上肢诸关节屈曲；颈和躯干向患侧屈曲；下肢强直外旋，骨盆上抬，足内翻，行走呈划圈样步态等偏瘫的特征性姿态。简言之，上肢以屈肌痉挛为主，下肢以伸肌痉挛为主。

3. 中西医理论相互指导

针刺疗法作为中医学的重要组成部分，是治疗中风后偏瘫的一种重要方法，是一种安全绿色的疗法，深受广大群众欢迎。祖国医学中的针灸治疗脑卒中后遗症方法源远流长，有简、廉、便等特点，疗效确切，通过针灸治疗可以改善患者的临床症状，因此针灸用于治疗中风痉挛性瘫痪得到越来越多的临床医师及患者认可。针灸治疗偏瘫是以中医理论为依据选方配穴，在此基础上，引用康复医学理论，来指导选穴，通过针刺疏通经络，调整脏腑，起到整体与局部兼治的作用。现代神经生理学认为，以毫针深刺偏瘫侧抗痉挛肌肉（拮抗肌）肌腹部穴位，通过本体感觉神经启动牵引反射引起相应的拮抗肌收缩，使痉挛肌亢进的肌张力降低，达到抑制痉挛的目的。

四肢阴经穴分布路径多为屈肌，在上肢为主动肌，而在下肢为拮抗肌。根据Brunnstrom偏瘫恢复原理，一般上肢屈肌先恢复，下肢伸肌先恢复，即主动肌先恢复，因而痉挛期首先出现的是上肢屈曲、下肢伸展优势为主的共同运动模式，故此期的针灸治疗应以抑制痉挛为主，应在上肢屈肌群穴位施泻法，而于下肢屈肌群穴位施补法，再适当配合肢体外侧阳经穴位的补泻，阴阳经穴相配，协调及平衡主动肌与拮抗肌之间的张力，促进异常运动模式向正常运动模式的转变。中医一贯认为"治痿独取阳明"，但下肢阳经循行于优势伸肌上，若长时间"独取"，势必可能诱发或加剧下肢伸肌痉挛。

（四）按语

本疗法根据中风后肢体痉挛状态阴阳失调的基本病机，以调和阴阳为治疗原则。针刺选取了上肢的极泉、内关、外关、曲池、合谷，下肢的风市、伏兔、阴陵泉、阳陵泉、足三里、悬钟、三阴交。极泉为心包之络穴，内关为八脉交会穴，刺之以疏通血脉，调理心神；外关为络穴、八脉交会穴，通阳维脉，针刺以通调相表里及联络经脉之气机；针刺曲池、合谷、风市、伏兔，通经活络止痉，调理局部经气；阴陵泉为脾经之合穴，刺之能健脾化湿，益气养阴，增强经气和四肢肌肉之功能；悬钟为足少阳胆经穴、八会穴，阳陵泉为筋会，针刺具有柔筋止痉之功；足三里为足阳明经合穴、下合穴，刺之以资气血生化，濡养四肢；三阴交为足三阴交会穴，刺之可滋补肝肾，疏通经络。众穴合用，起到调和阴阳、柔筋缓急之功。

要取得良好的临床疗效，除选穴、取穴精准之外，补泻手法亦十分重要。"补之泻之，以意和之"，补泻是针刺的核心，医者必须充分运用神意，驾驭手法，与机体反应互动，调和不平之气。本疗法中针对不同腧穴进行手法补泻，具体补泻手法参照《黄帝内经》的"徐疾补泻"手法为基础，总的原则以慢入快出为补，快入慢出为泻，进退次数并不是硬性规定。同时加上导气同精法，要求在候气于卫部得气后，三进三退，使病者有气循经并直达病所，以不寒不热、调和为度。补泻手法后留针以待获得的正气通过气血循环流转全身，充实完善。

（潘海华 整理）

头穴留针入高压氧舱辅助治疗急性脑梗塞

急性脑梗塞（Acute Cerebral Infarct）是指脑血供突然中断后导致的脑组织坏死。通常主要是由于供应脑部血液的动脉出现粥样硬化和血栓形成，使管腔狭窄甚至闭塞，导致局灶性急性脑供血不足而发病；也有因异常物体（固体、液体、气体）沿血液循环进入脑动脉或供应脑血液循环的颈部动脉，造成血流阻断或血流量骤减而产生相应支配区域的脑组织软化、坏死。本病已经成为全球人口死亡和致残的重要原因，在我国，脑卒中是第二位的致死因素，其中缺血性脑卒中占56%～80%，患病总人数高达500万～600万，每年死亡者将近10万，存活者约75%致残，如何降低其死亡率和致残率已成为医学界研究的重点。

（一）基本方法

1. 基础治疗

口服肠溶阿司匹林500mg每天1次，维生素E50mg每天3次；5%葡萄糖注射液250mL加脉络宁20mL静脉滴注，发病1～3天内据病情予以甘露醇脱水降颅内压处理。

2. 高压氧治疗

采用单仓纯氧式高压氧舱，压力0.15MPa，吸氧时间45min，升压和减压时间各为20min。

3. 针刺治疗

①取穴：针刺主穴（焦氏头针）：大脑感觉区、运动区，视临床表现选加双侧足运感区、双侧言语区、平衡区及视区等。配穴（双侧体针）：肝阳上亢、风阳上扰型加太冲、期门；痰瘀阻络、痰热腑实型加中脘、天枢、条口；气虚血瘀、痰浊阻络型加膈俞、足三里、血海。

②操作：常规消毒后，用28号2寸毫针，头穴按上述穴区分段透刺，

针体与皮肤呈15°，至帽状腱膜下，深约40mm，针后捻转得气加电刺激30min，采用G6805-Ⅱ型电针仪，连续波，频率20Hz，配穴据证型予以补泻手法，留针30min，然后取出头针电极及体针，保留头针即入高压氧舱。对照组采用常规加高压氧治疗。治疗组采用常规加头针留针入高压氧治疗，高压氧及头针治疗均每天1次，20次为1个疗程。1个疗程后即评定疗效。

（二）临床体会

笔者临床治疗了26例急性脑梗塞患者，观察显示，基本痊愈3例，显著进步13例，进步8例，无变化2例，愈显率61.5%。结果表明，急性脑梗塞患者经过认真负责的筛选并排除禁忌证，高压氧治疗是安全有效的。对于重、中度脑梗塞和椎—基底动脉系统脑梗塞，高压氧综合治疗效果更好。

（三）讨论

急性脑梗塞指供应脑部的动脉系统中的粥样硬化和血栓形成使动脉管腔狭窄、闭塞，导致急性脑供血不足引起的局部脑组织包括神经细胞、胶质细胞和血管坏死，临床上表现为偏瘫、失语等突然发生的局灶性神经功能丧失。引起脑梗塞的根本原因是，供应脑部血液的颅外或颅内动脉中发生闭塞性病变而未能获得及时充分的侧支循环，使局部脑组织的代谢需要与可能得到的血液供应之间发生超过一定限度的供不应求的现象所致。

头为"诸阳之会"，《灵枢·邪气脏腑病形》记载："十二经脉三百六十五络，其血气皆上于面而走空窍。"头部与经络的联系是十分密切的，在十二经脉中直接分布于头部的经脉有手足三阳经、足厥阴肝经、督脉、阳维、阳跷脉等。汪石山说："病随经所在，穴随经而取。"经络的四海、标本、根结、气街、十二皮部与头部也有联系，《灵枢·海论》有"人亦有四海……脑为髓之海……"，脑为奇恒之腑，其生理功能归属于五脏，五脏六腑之气血通过经脉上注于头，也加强了脏腑与头部的联系。因此，临床上可通过对头部的穴（区）进行针刺治疗，调整全身气血，恢复脏腑、躯干、四肢的正常功能，达到治愈疾病的目的。有文献说明早期针刺所形成的适宜刺激，可促进相关细胞轴突发芽，形成新的轴突，从而建立起正常功能的神经环路网络——突触链，实现中枢神经功能的重新组合，也可防止患肢因失神经支配过久而造成瘫痪状态加剧，从而防止后遗症的发生。

有研究证明，高压氧可以使有氧代谢恢复，酸性代谢产物减少，减轻脑水肿；同时减少血液水分向组织渗透，减轻组织水肿，降低颅内压。因此，急性期脑梗塞患者配合高压氧疗法可直接改善脑缺血缺氧引起的病理改变，更好地保护受损脑组织，促进和恢复其正常代谢。头穴留针入高压氧舱辅助疗法疗效明显优于常规加单纯高压氧治疗，能综合改善急性期脑梗塞患者的受损功能。

（四）按语

研究表明，高压氧疗法能提高氧的弥散率和有效弥散距离，增加血氧和组织氧含量；压力作用下的 α–肾上腺素样的作用使血管收缩，脑血流量减少，脑水肿减轻，也相应地降低了颅内压；脑组织血管丰富，高压氧不仅可以促进侧支循环形成保护"缺血半影区"内的神经细胞，而且大量的微血管形成能修复某些病变的脑血管；预防血栓形成，促进血栓吸收；改善脑代谢，恢复脑功能，具有促醒作用：1974年Haya Kwa试验证明，在200kPa氧压下，椎动脉血流量增加18%，使脑干网状结构系统氧分压增高，有利于上行激活系统，促进觉醒及生命中枢功能活动；由此为急性期脑梗塞患者采取高压氧疗法提供理论依据。

头针以大脑皮层机能定位为理论依据，针刺能直达病所，改变大脑皮层电活动抑制状态，改善或者增加受损部位的脑血流量，利于神经递质重建、周围血液的重灌注并建立侧支循环，促进脑组织病灶的吸收，加速脑细胞的代谢和组织的修复，还可纠正血脂和血液流变学的异常，使患者神经、感觉功能得以恢复。笔者在常规治疗基础上，采用头穴留针入高压氧舱辅助治疗急性脑梗塞，头针留针保持并延长针刺效应下进行高压氧疗法，二者产生的协同作用，可提高疗效，减轻后遗症，值得临床推广。

（潘海华　整理）

穴位埋线配合针灸治疗变应性鼻炎

变应性鼻炎（Allergic Rhinitis，AR）是最常见的呼吸道慢性疾病之一，又称过敏性鼻炎，是发生于鼻黏膜的变态反应性疾病，临床主要表现为打喷嚏、流清涕、鼻塞和鼻痒。通常将本病分为常年性变应性鼻炎和季节性变应性鼻炎。前者多由尘螨、蟑螂等常年性致敏因素引起，常年发病；后者多由各种花粉及真菌孢子引起，一般在一年中的春到秋季易发病。该病目前已成为一个全球性健康问题，影响到10%～25%的人群，且AR的患病率正在增加。

变应性鼻炎以打喷嚏、流鼻水、鼻塞为主要症状，辨病当属中医"鼻鼽"的范畴。本病虽然是一种良性的慢性上呼吸道疾病，但严重影响患者的生存质量。针灸治疗AR安全有效，目前已积累丰富经验，但在临床上也存在疗程较长、易复发等不利因素。穴位埋线通过在穴位植入羊肠线，达到类似于长期留针的效果，较好地与针刺作用时间短形成互补。笔者运用穴位埋线结合针灸治疗变应性鼻炎患者共69例，取得良好临床效果，同时对比了治疗后疗效、远期疗效及生活质量的改变。

（一）治疗方法

1. 针灸

①取穴：主穴取迎香、上迎香、印堂、上星、通天、足三里；并于足三里、肺俞、大椎、风门加灸法。

②配穴：鼻流清涕量多，加丰隆、阴陵泉；头痛加风池、太阳；眼

痒、流泪加太阳、阳白、四白；咽痒不适加天突、人迎。

③操作：患者取坐位，局部皮肤常规消毒，选用0.30mm×（25～50）mm一次性无菌针灸针。迎香穴，针尖沿鼻唇沟方向内上方斜刺10～15mm；印堂穴，针尖向下平刺15～20mm，直抵鼻柱；上迎香穴，针尖向鼻根部方向斜刺10～15mm；通天、上星向后平刺15～20mm；足三里、丰隆直刺25～40mm；太阳、阴陵泉直刺15～25mm；风池向鼻尖方向斜刺20～30mm；阳白向下平刺10～15mm；四白向下斜刺5～10mm；天突、人迎直刺8～12mm，针刺得气后留针30min。双侧足三里行温针灸，针刺得气后，选用25g/支的清艾条，剪为2cm长的艾段，点燃后插在针柄上，各1壮；肺俞、大椎、风门由施术者悬灸，每次取两三穴，选用25g/支的清艾条，点燃后对准相应腧穴，距皮肤2～3cm，以患者局部有温热感而无灼痛为宜，每穴温和灸3～5min，灸至局部红晕为度。

④疗程：隔天针灸1次，每周2～3次，2周为1个疗程，共治疗2个疗程。

2. 埋线

①取穴：第1组肺俞、风门、中脘，第2组脾俞、肾俞、气海。

②操作：肺俞、风门、脾俞、肾俞穴埋线时患者取俯卧位，中脘、气海穴埋线时取仰卧位。局部常规消毒，将3-0号铬制羊肠线剪为0.5～0.8cm长，装入一次性无菌7号注射针头前端内，后端入0.32mm×40mm针灸针，刺入穴位，深度视具体穴位而定，然后边推针灸针边退注射针头，使羊肠线埋入穴位后出针，线头不得外露，用消毒干棉球按压针孔片刻以防出血，外敷无菌敷料，胶布固定4h。

③疗程：2周行穴位埋线1次，共2次，第1次取第1组穴位，第2次取第2组穴位。

（二）临床体会

①穴位埋线配合针灸治疗变应性鼻炎的远期疗效优于单纯针灸，且在患者远期生存质量中，对睡眠质量、情感方面的改善优于针灸组。穴位

埋线治疗变应性鼻炎安全有效，其作用更多地表现在远期疗效方面。

②变应性鼻炎是常见的过敏性疾病，患者生活上应避免接触致敏的变应原，控制室内霉菌和霉变的发生，彻底杀灭蟑螂等害虫，远离宠物。

③发病期间，注意鼻腔清洁，经常清洗鼻腔，尽可能限制户外活动，外出时可以戴口罩，同时加强室外体育锻炼，增强体质。

（三）讨论

1. 将远期疗效及生存质量纳入观察指标的意义

变应性鼻炎往往反复发作、迁延难愈，对患者生存质量影响很大，可引起患者精力、整体健康状态和社会活动能力的下降。传统的疗效评价指标已不能准确评估其临床疗效。近年来，在临床疗效评价上出现了一个重大的改变，将观察重点由以往的临床症状、体征和理论检查转变为远期预后和生命质量与前者并重。远期疗效和终点结局是临床治疗的重要目的之一，增加终点指标在临床治疗评价中的应用，可提高中医药临床疗效的评价水平，尤其是类似AR这类反复发作的疾病。目前临床上证实针灸治疗AR近期疗效肯定，但多数AR的疗效研究缺乏随访及远期疗效的评价。将远期疗效纳入评价指标，可更准确评估AR的预后。

从生存质量改善角度研究疾病的防治，改善慢性病患者的生存质量已成为临床治疗的主要目的，也使临床治疗真正体现"以人为本"的精神。中医学是从整体上对机体状态进行调节，从而改善患者的症状、体征等外在表现，所以中医对疾病症状、体征，尤其是对人体心理、生理各种功能状态等生存质量层次指标的改善很可能优于西医学。而目前中医药临床试验极少采用生存质量指标的分析，这对于发扬中医优势，正确评价中医药疗效是不利的。

因此，纳入生存质量的评估可以更全面地评估针灸及穴位埋线的疗效优势。在AR的疾病专用量表中，RQLQ（鼻结膜炎生存质量量表）是目前最常用的量表，在西班牙、日本等国家曾先后采用此量表对AR患者进行生存质量的观察，均有良好的效度、信度和反应度。本研究将远期疗效及生存质量纳入评价指标，可更准确全面地评估针灸及穴位埋线的疗效及预后。

2. 变应性鼻炎复发的原因分析

笔者临床上对69例变应性鼻炎患者进行了治疗，并完成了1个月后随访，发现共有高达半数的患者症状有不同程度的加重，复发的原因可能有以下几点：

①自身过敏体质：多与家族史和幼年时期的暴露有关。一项关于孪生子的研究证实，与异卵双生相比，AR的发生在同卵双生中有较高的一致性。另外，现在卫生条件的改善及较少的家庭成员降低了儿童感染的概率，而感染源接触机会的减少使得T细胞亚群间的平衡被打破，由Th1细胞反应偏向Th2细胞反应，IgE产生增多。

②气候因素：广州气候炎热潮湿，潮湿的天气也利于霉菌及尘螨的生长，广州气候加重了变应原负荷，即使最有效的治疗方法在最大的变应原负荷下也不能减轻症状，这也可能是一些患者治疗无效的原因。

③对待疾病态度及生活习惯：多数患者对AR重视不够，认为AR无法治愈，也不威胁生命，故不能按时完成相应的治疗，也不能坚持良好的生活习惯。因此，对患者进行健康教育是AR长期疗效得以保证的重要手段，适量的有氧运动，饮食习惯的调整，并避免接触过敏原不仅可以提高疗效，而且可减少复发。

84

（四）按语

针灸治疗变应性鼻炎疗效肯定，在急性期用针灸通过改变病态下的鼻部气血运行模式，可以迅速缓解症状，但AR通常反复发作，如果疗程太长则患者难以接受。针对这一问题，笔者采用穴位埋线配合电针治疗，利用医用羊肠线的异体蛋白在体内经软化、分解、液化、吸收的作用，对穴位产生生理、物理及化学刺激而获得一种"长效针感"效应，整体调整患者全身的神经内分泌免疫功能状态，使机体免疫、抗过敏能力得以提高。虽有学者指出羊肠线刺激平和，对大脑皮层中急性疾病较强的病理信息干扰和抑制力量不足，因而不能迅速产生作用，但对慢性疾病却显示了良好的效果。从本研究来看，针灸组及针灸加埋线组对AR均有效，且针灸加埋线疗法在远期疗效上更有优势，包括对生活质量改善等方面。

（许舒　整理）

穴位埋线治疗高脂血症

高脂血症主要是指体内脂质代谢紊乱而形成的血浆中脂类浓度异常升高，主要指总胆固醇即游离胆固醇和胆固醇酯、甘油三酯当中的一种或几种脂类升高而言。近年来，针灸疗法对高脂血症做了大量的研究。穴位埋线疗法是在针灸经络输穴理论的指导下，将医用羊肠线埋入相应穴位而产生一系列治疗效应的一种方法。笔者在临床工作中，采用埋线疗法对高脂血症进行治疗，具有显著疗效。

（一）治疗方法

1. 取穴

①主穴：第1组足三里、三阴交、丰隆穴，第2组内关、脾俞、胃俞（两组交替使用）。

②配穴：痰浊阻遏证，中脘、天枢；脾肾阳虚证，关元、气海。

2. 操作

局部常规严格消毒，采用一次性8号注射针头作套管，用30号毫针剪去针尖作针芯，取3-0号羊肠线置入针管前端，快速进针皮下0.5～1寸后缓缓边推针芯边退针管，将羊肠线留置穴内，覆盖消毒纱布，胶布固定，12h之内禁沐浴。每2周埋线1次，每2周为1个疗程，共3个疗程。

（二）临床体会

①从实验数据上分析，埋线组与药物组治疗前后血清TG、血清LDL-C含量与治疗前比较均显著下降，说明埋线、药物治疗能显著降低高血脂水平；但治疗后埋线组与药物组中血清CT、GT、HDL-C、LDL-C含量比较，差异亦无显著性意义（$P > 0.05$），说明两组调整血脂的作用无明显差异。

②我们从临床研究中发现，穴位埋线治疗本病的优势主要体现在中医症状改善方面，高脂血症主要有两个证型：痰浊阻遏证和脾肾阳虚证。治疗痰浊阻遏证型患者的有效率明显优于脾肾阳虚证型。而与药物组比较，埋线组中医症状临床痊愈率为40%，明显优于药物组（16.67%），埋线组总有效率为90%，药物组总有效率为46.67%，说明埋线组在中医症状疗效方面优于药物组。

（三）讨论

①针灸治疗高脂血症，多取脾胃经的穴位为主穴，其中的足三里选用率最高，其次是三阴交、丰隆、内关等，以脾胃两经经穴为主。足三里为足阳明经合穴，除具有补脾益气、和胃调中之功外，尚有镇静醒神、温中升阳、理气止痛之功。按现代医学分析，对循环、内分泌、呼吸、泌尿等系统均具有良好的调节作用。三阴交为足太阴、厥阴、少阴之会，主治肝脾肾三经病变，有双向调节作用，补之可益气血、健脾胃、补肝肾、调经带，泻之可活血化瘀、舒筋通络、疏肝行湿，被认为是治疗高脂血症主穴。内关穴属手厥阴心包经，有宽胸理气、止悸安神、消脂改善心功能之效。背俞穴是脏腑之气在背部直接输注的穴位，其脏腑的生理、病理信息与之息息相关。针灸此类腧穴可以调节脏腑之气，是临床最常用的特定穴之一。

②第2组主穴为脾俞、胃俞和内关。脾经及胃经之背俞穴有强壮脾胃的功能，促进水湿的运化代谢，化脂降浊。内关为手厥阴心包经的络穴，又是八脉交会穴之一，通于阴维脉，并与之合于心、胸、胃，有宽

胸理气和胃的作用。脾俞、胃俞与内关共奏健脾化湿、祛癖消浊之功。本研究配穴痰浊阻遏证配中脘、天枢，脾肾阳虚证配关元、气海。中脘、天枢分别为胃与大肠的募穴，在特定穴中，中脘为脏会，两者相配有通腑降浊之功，共同加强主穴之功效。

③穴位埋线治疗高脂血症具有确切的临床疗效。穴位埋线治疗本病的优势主要体现在中医症状改善方面，本疗法也避免了药物引起的各种不良反应，因此可作为长期治疗高脂血症的疗法。

（四）按语

高脂血症病位在肝脾肾三脏，病邪主要责之于痰浊。足阳明胃经为多气多血之经，其穴主气血所生之病，善治脾胃疾患及气血、血脉方面疾病，又脾胃二经相为表里，阴阳相合，脉气相通，经脉互相属络，功能相辅相成，故取足三里、丰隆、三阴交起和胃健脾、祛湿化痰之效；另背俞穴为五脏六腑之气输注于背部的腧穴，刺之能治疗相应脏腑病，故取脾胃背俞穴合内关穴共奏健脾化湿、祛癖消浊之功，两组腧穴均能达到调理肝脾肾三脏之目的，三脏气调，则气机调达，津液运化正常，血行通畅，痰浊膏脂无以内存，故血脂自然正常。

痰浊阻遏、脾肾阳虚证高脂血症患者以脏腑功能不调为本，痰浊阻遏脉道为标，阳不化气，阴则成形，而见血脂高。穴位埋线疗法可以对机体产生长久刺激，延长针刺效应，使组织器官活动能力改善，同时持续不断的刺激可以向大脑反馈促通信息，形成一种复杂持久而柔和的非特异性刺激冲动，而与药物相比，亦可减轻或避免药物的副作用。笔者认为，该疗法取穴少、简便、治疗效应长，患者感觉舒适且就医次数减少，可提高患者治疗的依从性，在治疗该病的临床应用中可发挥更好的优势。

（庄珣　整理）

穴位埋线治疗全面性发作型癫痫

癫痫最初临床表现提示双侧半球受累，大脑神经元异常放电所引起的短暂中枢神经系统功能丧失，形式多样，可为抽搐性或非抽搐性多伴意识障碍，反复发作。目前癫痫治疗困难，有效的抗癫痫药物可使约80%的患者癫痫发作得到控制，但长期或不规律口服抗癫痫西药带来一定副作用，严重影响了患者的生活质量。笔者自2003—2005年，应用穴位埋线治疗全面性发作型癫痫，以期帮助患者控制癫痫发作或减轻药物带来的副作用，效果显著，兹介绍如下：

（一）治疗方法

1. 选穴

①主穴：第1组大椎、筋缩、丰隆，第2组心俞、肝俞、阳陵泉，第3组心俞、肝俞、臂臑。

②配穴：风火上炎型加胆俞，风动痰阻型加风池，瘀血内停型加膈俞，心脾两虚型加脾俞，肾元不足型加肾俞。3组主穴轮流取用，每次埋线加配穴1个，配穴左右交替。

2. 操作

用甲紫做进出针点的标记，常规皮肤消毒后，在标记处用0.5%盐酸利多卡因做皮内麻醉，镊取剪成1cm长的0号羊肠线，放置在腰椎穿刺针的针管内的前段，后接针芯。医者左手拇指、食指绷紧或捏起进针部位的皮肤，右手持针刺入皮肤内，然后根据埋线不同部位，将针送入所需要的深度，出现针感后，边推针芯，边退针管，将羊肠线埋在穴位的皮下组织，再在针孔涂以碘酒，敷盖纱布，以胶布固定3～5天。每隔15天埋线1次，连续治疗3个月。

（二）临床体会

本研究严格科研设计，进行规范化操作，进行穴位埋线与西药的对比，通过研究证实，穴位埋线在意识状态、意识障碍持续时间、抽搐时间、强直时间、脑电图等癫痫计分方面，与单纯的西药治疗后无明显差异的计分结果。而在两组患者疗效比较方面，穴位埋线治疗效果明显优于单纯使用丙戊酸钠片，且穴位埋线操作简单，价格经济，无副作用，不会出现长期口服抗癫痫药物引起的副作用，具有广泛的应用前景，值得临床推广。

（三）讨论

目前对于穴位埋线治疗癫痫虽然有一些报道，但多数缺乏大样本规范化的研究，且对于西医分类的各型癫痫和中医所指"痫证"之间的区别未予重视。依据癫痫全面性发作的病史、临床表现等，四诊合参，本病在祖国医学中属"癫疾""痫证"范畴。《灵枢·经脉》曰："督脉……实则脊强，虚则头重，高摇之。"《素问·骨空论》曰："督脉为病，脊强反折。"本病位在脑，与督脉紧密相关，《医学纲目·癫痫》谓本病乃"脏腑功能失调，阴阳升降失职，以致风、痰、火、气四者交杂"所致，其主要病机为阴阳不调，影响心肝脾肾诸脏，脏气失调，痰浊内生，痰聚而气逆不顺，导致气郁化火，火炎风动，挟痰上蒙清窍，横贯经络，内扰神明以致发作。治疗当燮理阴阳，熄风化痰，降火安神，以经络辨证为主，脏腑气血辨证为辅。

本研究取督脉经穴为主穴，因脑为"元神之府"，是任督脉之交合点，所以督脉上的大部分腧穴都有治疗癫、狂、痫的功用。气功学认为任督脉为一周天，周天通则大脑功能正常。膀胱经"从巅入络脑"，同时膀胱经上背俞穴能治五脏六腑疾病，调五脏六腑之气，故选穴以督脉和膀胱经穴为主，配合辨证取穴。取大椎以交通任督，调整阴阳；阳陵泉为筋会，同筋缩解痉缓急；丰隆和胃降浊化痰；心俞、肝俞调整脏腑；臂臑为治疗癫痫要穴。

穴位埋线法是经络理论与现代医学手段相结合的产物，作为一种复合性治疗方法，它除了利用腧穴的功能外，还有本身的优势。羊肠线在穴内通过一定的生理物理作用和生物化学变化，产生了比针刺更长久的刺激作用，从而从根本上治愈疾病，符合《黄帝内经》"深纳而久留，以治顽疾"的思想。其次，羊肠线对穴位的刺激强度随着时间发生着变化，初期刺激强，可以克服脏腑阴阳偏亢的部分，后期刺激弱，又可以弥补脏腑阴阳之不足。这种先泻后补的过程，可以从整体上对阴阳进行调节，使之达到"阴平阳秘"的状态。

单纯的抗癫痫药物由于口服时间长，效果控制不佳，且长期服用带来一定的副作用，本疗法采用穴位埋线配合抗癫痫药物治疗癫痫全身强直—阵挛发作，取得了较满意的疗效。并可在癫痫发作逐步控制的基础上，慢慢减少口服抗癫痫药物的剂量。而且穴位埋线本身能够激发机体进行自身功能的调整，从而明显减轻了抗癫痫药物的副作用。

（四）按语

本病在祖国医学中属"癫疾""痫证"，在临床上属疑难病，西药对控制其发作有较好的疗效，但长期服用副作用大，复发率高。中医在长期实践中对全面性发作型癫痫的治疗积累了丰富的经验，通过刺激经络腧穴可以在一定程度上调整督脉和脏腑经气，故针灸疗法比较常用并取得很大发展，但针刺时间相对短暂，无法在局部形成长时间的刺激，因而笔者选用穴位埋线治疗该病。癫痫病位在脑，脑为"元神之府"，督脉走行入脑，督脉上的大部分腧穴都有治疗癫、狂、痫的功用，而癫痫的发作与肝风内动、脾虚生痰或先天禀赋不足、日久损伤气血相关，故选取督脉、膀胱经、胃经、胆经腧穴为主，达到燮理阴阳、熄风化痰、调理脏腑气血的作用。

穴位埋线治疗全面性发作型癫痫操作简单，价格经济，无副作用，治疗后效果更稳定，不会出现长期口服抗癫痫药物引起的副作用，整体效果更理想，具有广泛的应用前景，值得临床推广。　　　　（庄珣　整理）

穴位埋线治疗抑郁性神经症

抑郁性神经症是神经症的一个亚型，是指以情绪低落、对外界关心低下、丧失自信、对生活消极、对未来悲观、自寻烦恼为主要症状的神经症。目前，抑郁性神经症的治疗多用选择性5-羟色胺（5-HT）重摄取抑制剂（SSRIs）。该抑制剂有较好药代学和药效学特点，疗效好，毒副反应小，临床应用较广，但长期服用也会带来一些问题，如对认知功能、焦虑躯体化症状的改善不明显，会出现恶心、口干、便秘、易激动、运动性焦虑、精神紧张、震颤等消化、中枢神经及自主神经系统副作用，且长期服用会导致机体对抗抑郁剂的耐受性而减弱疗效。

在中医整体观念指导下的针灸疗法治疗抑郁性神经症的优势在于多靶点整体调整，且无毒副作用及成瘾性等。针灸治疗本病疗效确切，但也存在疗程长、就诊次数多等问题。穴位埋线是针灸的一个分支，其为融多种疗法、多重效应于一体的复合疗法。笔者应用埋线疗法治疗抑郁性神经症，同时与药物治疗的疗效对照，发现穴位埋线治疗抑郁性神经症具有良好的临床疗效。

（一）基本方法

1. 主穴

百会、三阴交、肝俞。随证配穴：肝气郁结和气郁化火者加阳陵泉、合谷、太冲，痰热内扰者加中脘、丰隆，心脾两虚者加心俞、脾俞、足三里，心胆气虚者加心俞、胆俞，阴虚火旺者加太溪、太冲。

2. 操作方法

常规皮肤消毒后，用改良简易注线法，取一次性医用7号注射针头作套管，直径0.3mm，长50mm不锈钢毫针（剪去针尖）作针芯。将0号医用羊肠线剪成1cm线段若干，浸泡在95%的酒精内备用。将针芯退出少许，羊肠线放入针头内，垂直穴位快速进针后稍做提插，出现针感后，推动针芯将肠线留于穴内，将针管退出。再将各针孔涂以碘酒，覆盖纱布，以胶布固定1~2h，10天埋线1次，共治疗12周（3个月）。

（二）临床体会

①临床观察25例抑郁性神经症患者，经过穴位埋线治疗后，其中痊愈的有8例，显效8例，有效7例，无效2例，总有效率达92%。

②穴位埋线治疗抑郁性神经症疗效肯定，特别在改善患者焦虑躯体化和睡眠障碍方面，且相对于药物治疗副作用小，相对于常规针刺，即简单方便，又可以延长针刺效应，疗效得以巩固。由此可见，穴位埋线可以作为治疗抑郁性神经症的替代疗法，并且可避免药物的副作用。

③治疗期间可配合适当的解释、说服、鼓励，禁止用其他精神科药物和抗抑郁中医药治疗，治疗初期对有明显夜间睡眠障碍的患者，可短期夜间加服舒乐安定1~2mg。

④抑郁性神经症本身病程较长，治疗周期长，穴位埋线是一种长效、低创痛的针灸疗法，特别适用于时间紧和害怕针灸痛苦的人。但也不是所有人都适合埋线治疗，如女性在月经期、妊娠期等特殊生理时期尽量不埋线，皮肤局部有感染或有溃疡时不宜埋线。

⑤需要注意的是，患者埋线后6~8h内局部禁沾水，避风寒，调情志，以清淡饮食为主，忌烟酒、海鲜及辛辣刺激性食物，避免剧烈的活动。

（三）讨论

抑郁性神经症是神经症的一个亚型，与抑郁症有本质的不同，其没有明显的神经内分泌方面的异常，也没有资料证明有单胺类的改变，但两者的相似点很多，有时难以区别。本病病程长，整个经过可迁延2年以上。美国精神医学会的诊断标准DSM-Ⅱ指出，抑郁性神经症属于情感障碍，未达到抑郁症诊断标准的情绪消沉病例才诊断为抑郁性神经症。抑郁性神经症的患病率是抑郁症的数倍，发病年龄广泛，从青少年到中老年均可发病，病例在内科门诊容易收集，常常会在患者就诊其他疾病时被发现。精神科对抑郁性神经症的治疗以抗抑郁药和心理治疗为主。抗抑郁药目前首选SSRI类，代表药物为氟西汀。这类药物的特点是选择性地抑制5-HT的回收，从而增加突触间隙中的5-HT浓度，以传递信息缓解抑郁。与此同时，它们对其他受体影响较少，在临床被广泛应用。

依据抑郁性神经症患者的临床表现，属中医学的"郁证""郁病""邪祟病"范畴，故治法为疏肝解郁、调畅情志，取穴百会、三阴交、肝俞并随证加减，缘百会为肝经与督脉交会之处，位居巅顶，有理气、调肝、醒神之功效；肝俞穴，属足太阳膀胱经，为肝之背俞穴位，别名肝念，肝俞穴可疏肝理气，临床上长于治疗情志疾病；三阴交为足太阴脾经经穴，又是足三阴经之交会穴，统治脾、肝、肾三阴经所主疾病；根据辨证分型，随证配穴，共奏疏肝理气、健脑安神、协调脏腑、调和气血的作用，气血和顺，脑髓生化有源，全身机能改善，进而加速大脑生理功能的恢复。

穴位埋线后，肠线在体内软化、分解、液化和吸收时，对穴位产生的生理、物理及化学刺激长达20天或更长时间，从而对穴位产生一种缓慢、柔和、持久、良性的"长效针感效应"，长期发挥疏通经络的作用，达到"深纳而久留之，以治顽疾"的效果。穴位埋线疗法除了利用腧穴的功能外，还包括针刺疗法、穴位封闭疗法、组织疗法、刺血疗法、割治疗法，同时还包含了埋线效应和后效应。羊肠线作为一种异种蛋白，可诱导人体发生变态反应，配合抗体、巨噬细胞来破坏、分解、液化羊肠线，使之分解为多肽、氨基酸等。羊肠线在体内软化、分解、液化、吸收，对穴位产生生理生化刺激作用时间可长达20天，从而弥补了针刺时间短、疗效难巩固的缺点，提高临床效应。

（四）按语

抑郁性神经症属中医学的"郁证""郁病""邪祟病"范畴，一般均认为病因是情志内伤，病机为肝气不舒、气机郁结，兼有血瘀、化火、痰结、心神惑乱等，病理变化涉及心肝脾，因肝主疏泄、主情志，所以尤与肝关系密切。《血证论》指出："以肝属木，木气冲和调达，不致遏郁，则血脉通畅。"《读医随笔》指出："医者善于调肝，乃善治百病。" 因此，我们针对本病病机，借鉴国内医家针灸治疗抑郁症的经验，腧穴选取百会、肝俞、三阴交，这些均是治疗神志病的要穴，可以整体地调整抑郁性神经症患者阴阳气血。穴位埋线疗法有其独特优势，可以对机体产生长久刺激，延长针刺效应，使组织器官的活动能力改善，同时持续不断的刺激可以向大脑反馈促通信息，形成一种复杂持久而柔和的非特异性刺激冲动，而与药物相比，可减轻或避免药物的副作用。笔者认为，该疗法取穴较少、简便、效应长，患者感觉舒适，并缩减就诊次数，可提高患者医从性，在治疗抑郁性神经症的临床应用中可发挥更好的优势。

（许舒　整理）

穴位埋药线法为主治疗癫痫

癫痫是神经系统常见疾病，是多种病因导致的脑部神经元高度同步化异常放电的临床综合征，临床表现为发展性、短暂性、重复性和刻板性的特点。异常放电神经元的位置不同和异常放电波及的范围差异，导致患者的发作形式不一，可表现为感觉、运动、意识、精神、行为、自主神经功能障碍或兼有之。癫痫的发病机制复杂，目前主要认为是由于中枢性神经系统的兴奋性与抑制性失衡所致，而其与神经递质失衡、离子通道、神经胶质细胞、遗传及免疫的异常有密切关系。目前，现代医学针对癫痫的治疗主要包括药物治疗、手术治疗、基因治疗、心理治疗、饮食治疗等，其中属抗癫痫药物治疗最为常用。但临床上应用抗癫痫药物大多副作用大，疗程长，甚至需要终身服药，仍然有部分患者得不到有效控制，发作为难治性癫痫，对患者身体、精神、婚姻及社会经济地位造成严重不良影响。笔者在中医理论指导下，运用穴位埋线疗法结合西药治疗癫痫患者，在临床中取得较好的疗效，值得推广应用。

（一）治疗方法

1. 选穴

第1组大椎、心俞（双），第2组大椎、肝俞（双）。两组穴交替使用。

2. 操作方法

先将0～1号10cm医用羊肠线浸泡于安定液（含量10mg/2mL）中，24h后备用（操作时剪取1cm）。将所选穴位常规消毒，铺无菌小洞巾，在选定穴位处用甲紫做出针点的标记，皮肤消毒后用1%利多卡因做局部浸润麻醉，镊取一段约1cm长的药线，放置在穿刺针的前端，后接针芯，左手拇、食指绷紧或捏起进针部位皮肤，右手持针，刺入到穴位后，边推针芯，边退针管，放松皮，轻揉局部，使带有药液的肠线完全埋入穴位，针孔处用消毒棉签蘸安尔碘按压片刻，敷盖纱布3～5天。每次可选用一组穴位，2周后交替使用另一组穴，4次为1个疗程。

（二）临床体会

①临床上观察治疗了癫痫患者22例，总有效率达到90.91%。

②治疗过程中，为避免患者病情波动、恶化，应维持给予基础的抗癫痫药物治疗，穴位埋线疗法可作为辅助的治疗手段，加强病情的控制，减少癫痫发作的频率和严重程度。

③埋线后6～8h内穴位局部禁沾水，防止感染。埋线后宜避风寒、调情志，以清淡饮食为主，忌烟酒、海鲜及辛辣刺激性食物。

（三）讨论

癫痫是一种发作性神志异常的脑部慢性疾病，其特征为卒然仆倒，昏不知人。常规抗癫痫药物使癫痫患者在控制了癫痫症状后，仍然要忍受其毒副作用带来的生理、精神等方面的痛苦。中医认为本病多为七情失调和禀赋不足等引起的心肝脾肾脏气失调，继而气机逆乱，痰浊，郁火内生上蒙心神，瘀阻脑络。隋朝巢元方《诸病源候论·癫狂候》对本病特点作了详细描述："癫者，卒发仆也，吐涎沫，口歪，目急，手足缭戾，无所不觉，良久乃苏。"针灸结合西药治疗各型癫痫，疗效好、简便、毒副作用少，具有一定的临床优势。

《灵枢·终始》云："久病者，邪气入深，刺此病者，深内而久留之。"穴位埋药线疗法正是基于这种理论而产生的一种新兴的穴位刺激疗法，尤其适应于癫痫这类顽疾。将以安定液泡制过的羊肠线，埋入癫痫患者特定穴位中，异物在穴位局部产生一个兴奋灶，通过神经末梢将电冲动传至大脑，在大脑皮层形成一个优势兴奋灶，摩擦的兴奋灶可能对病灶产生良性诱导，从而缓解病灶的放电，达到控制癫痫发作的目的。同时，羊肠线在穴位内经过软化、液化、吸收的过程，会对穴位产生持久的刺激，延长了对经络穴位的刺激时间，以起到穴位刺激的续效作用，因而弥补了一般针刺治疗刺激时间短、疗效不持久、疾病愈后不易巩固疗效的缺点。穴位埋药线初期对穴位刺激、肠线液化吸收、安定药效发挥等整个损伤过程，实际上包括了中医的穴位封闭、针刺、刺血、留针（埋线）、机体组织损伤等多种刺激反应。多种刺激效应融为一体，互相配合，相得益彰，共同发挥作用，形成一种复杂而持久柔和的非特异性刺激冲动，一部分经传入神经到相应神经节段的脊髓后角后，抑制相邻的病理信息，内传脏腑起调节作用；另一部分经脊髓后角上传大脑皮层，加强了中枢对病理刺激传入兴奋的干扰、抑制和替代，再通过神经—体液调节来调整脏腑，从而达到治愈癫痫的目的。

（四）按语

中医学认为，癫痫病机可概括为风、火、痰、瘀等邪气壅塞脑部经络，以致脑部气机逆乱、元神失控而发病。督脉是人体诸阳经的总汇，对整个经脉系统具有统率作用，其主干行于脊里，向上行至项后风府进入脑内，上循巅顶，故督脉与脑、脊髓等关系相当密切。"大椎"属督脉，三阳、督脉之会，故针刺大椎穴，能激发督脉经气，调整和振奋全身的阳气，使经络疏通。癫痫以精神症状多见，"癫久必归五脏"，七情失调和禀赋不足等引起心肝脾肾脏气失调，继而气机逆乱致反复发作，故在针刺时应注意调理神志。孙思邈提出"若脊背反张"取大椎和诸脏俞穴，笔者选取大椎配合心俞和肝俞理论依据明确。采用穴位埋药线法为主治疗癫痫，较单纯西药治疗具有更明显的效果，穴位埋药初期对穴位产生机械性刺激，以后肠线液化吸收，产生化学性刺激，加上安定的缓慢释放，具有穴位刺激疗法、组织疗法及药物疗法的协同作用，治疗后效果更稳定，有效减少发作次数，减轻发作症状，延长癫痫发作的间歇时间，减少西药治疗后的副作用，整体效果更理想，具有操作简单、安全无副作用、疗效持久等优点，治疗适应性良好。

（潘海华　整理）

以挛三针为主穴治疗中风后痉挛性瘫痪

中风后痉挛性瘫痪即由脑卒中引起上运动神经元损害，使脊髓水平的中枢反射从抑制状态解放，产生肌张力亢进，并伴有随意运动障碍。中风后患者肢体瘫痪发生发展过程中，几乎都会出现瘫痪肢体肌张力增高或痉挛，这是上运动神经元受损后自然修复过程中必然出现的阶段性现象，是中枢性肢体瘫痪的特征之一，是脑卒中后临床常见的并发症。但中风后痉挛性瘫痪患者除肢体痉挛外，往往出现运动障碍，日常生活难以自理，及由此引发的焦虑、抑郁、淡漠等心理问题，故也是临床治疗的难点之一。笔者对"挛三针"疗法缓解肢体痉挛的针刺作用机理进行探讨分析，并附"挛三针"为主穴在临床上治疗中风后痉挛性瘫痪的疗效情况，显示出"挛三针"在治疗该病上有着独特的疗效。

（一）治疗方法

1. 基础治疗

均予抗血小板聚集，调控血压、血糖、血脂，营养支持及防治并发症治疗方案，具体参照《中国脑血管病防治指南》。

2. 针刺取穴

采用患肢"挛三针"为主穴。上肢挛三针（极泉、尺泽、内关），下肢挛三针（鼠蹊、阴陵泉、三阴交）。随症配穴：上下肢挛缩严重者加点刺人中、中冲、极泉（开三针）；手指、足趾挛缩严重者加阳溪、阳池、大陵（腕三针）及太溪、昆仑、解溪（踝三针）。

3. 具体操作

采用仰卧位，患侧上肢肩关节微外展、外旋置于体旁，手臂伸直，掌心向躯干，手指伸展或握一毛巾卷；患侧下肢自然伸直，膝下垫高约15cm，使膝关节稍弯曲，呈中立位。用75%乙醇皮肤常规消毒后，使用0.32mm×（25～50mm）针灸针进针。极泉进针时注意避开腋下动脉直刺30～35mm，以上肢出现抽动为度；尺泽、内关均垂直刺入15～20mm，以手指末端抽动或麻木感为度。鼠蹊在腹股沟动脉搏动处外侧进针，向居髎穴方向刺30～35mm，以针感向下肢末端放射为度；阴陵泉向阳陵泉方向透刺30～35mm，三阴交沿胫骨后缘向悬钟方向透刺30～35mm，余加减穴位按常规针刺操作。分别在进针后第10min、第20min、第30min行针3次，提插捻转平补平泻，留针30min，每天1次。

4. 疗程

治疗14天为1个疗程，共治疗1个疗程。

（二）临床体会

①根据中医理论，中风病总体病机是阴阳失调、气血逆乱、直冲犯

脑，导致脑脉痹阻或血溢脑脉之外。然而中风后出现的肢体痉挛状态，中医学亦精辟地论述了其病机，《难经·二十九难》曰："阴跷为病，阳缓而阴急；阳跷为病，阴缓而阳急。"指出下肢痉挛状态是由于阴阳跷脉脉气失调，而出现肢体阴、阳侧或拘急或弛缓的不平衡。这与现代康复医学理论认为脑卒中瘫痪下肢出现伸肌痉挛则屈肌由于过度抑制而弛缓的临床表现极为相似。

②"挛三针"是在大量的临床实践和观察中，根据中医学阴阳平衡理论及结合现代康复医学原理中瘫痪恢复发展的规律总结归纳所得。在现代痉挛性瘫痪的治疗中，其治疗原则以协调肌群间肌张力的平衡为重点，即注重强化上肢伸肌、下肢屈肌的运动，拮抗上肢屈肌、下肢伸肌运动，协调和平衡主动肌与拮抗肌之肌张力，促进共同运动向分离运动转化，抑制和控制痉挛，建立正常运动模式。以挛三针为主穴治疗中风后痉挛性偏瘫，能促进患者日常生活能力和运动功能的改善和恢复。

（三）讨论

以下针刺"挛三针"治疗中风后痉挛性瘫痪的机制。

①"挛三针"分为上、下肢挛三针，上肢"挛三针"为极泉、尺泽、内关穴三穴。极泉在《针灸大成》有记载："主臂肘厥寒，四肢不收。"针刺极泉穴，可疏通经脉，使气机舒畅、血脉通利、气血调和，使上肢肌肉得以濡养。尺泽在《备急千金要方·针灸下·四肢第三》有记载："尺泽主掣痛，手不可伸。"因尺泽位于肘中，为肺经合穴，手太阴经筋"结肘中"，根据"经脉所过，主治所及"，可治疗经筋循行所过处出现的痉挛和强直。内关为心包经络穴，通于阴维脉，外关为三焦经络穴，通于阳维脉，二穴同为八脉交会穴之二。《针灸大成》记载"内关主支满肘挛"，针刺内关透外关，可使三焦、心包及阴、阳维脉之经气疏通，宁心安神，平肝熄风，疏肝降逆，故可醒神开窍、疏通气血、解痉止痛，缓解肢体痉挛状态。

②下肢"挛三针"取鼠蹊、阴陵泉、三阴交。鼠蹊，又名"鼠仆"，

鼠蹊在人体腹股沟所在的位置，与下肢肌肉及肌腱、腱膜、骨膜等有着密切的联系，抬腿、内收大腿等肢体动作的发力都要通过鼠蹊穴，故针刺该穴可以起到松解痉挛肌肉的作用。《古法新解会元针灸学》有阴陵泉主治："腿足湿痹，麻木，中风，偏枯半身不遂。"《素问·阴阳应象大论》有："故善用针者，从阴引阳，从阳引阴。"针刺阴经的阴陵泉，透刺阳经的阳陵泉，二穴分别为脾经胆经之合穴，阴陵泉有健脾利湿、通利三焦的功能，阳陵泉为八会穴之筋会，可疏肝清胆、舒筋活络，主治筋之病，可调和阴阳，以缓解肌肉关节痉挛僵硬的状态。三阴交在《古今医统大全》中谓治"中风厥卒不省人事"；又如《针灸聚英》："经脉闭塞不通，（三阴交）泻之立通。"因脾主肌肉，肝主藏血以柔筋，肾主藏精以充骨，而三阴交为足三阴（脾、肝、肾）经交会穴，有补肾滋阴、生精益髓之功，故调理三阴交可健脾疏肝益肾并举，气血、筋骨兼顾。悬钟又名绝骨，是八会穴之髓会，可舒筋通络，祛风湿，补脑益髓，强壮筋骨。采用三阴交透刺悬钟，可使三阴三阳经之气血贯通，和营卫，调阴阳，疏筋解痉，下肢痉挛得以缓解。

③现代研究认为，刺激神经干，可向大脑中枢发出强有力的神经冲动，引起积极反应，从而改善患者脑部循环代谢、神经介质的分泌及酶系统的活性，激活病变周围脑组织潜在功能以代偿损伤部位功能的缺失。而"挛三针"所选穴位，具备了神经干分布的解剖特点，故笔者认为针刺时可引起刺激神经干相类似的反应机制，从而能改善大脑功能，强有力的针感产生的神经冲动上传至大脑皮层帮助恢复和重建正常的神经反射弧，促进肢体功能康复。另外，依据现代医学肢体痉挛的发生机制，痉挛是脑或脊髓损伤后，中枢神经系统调节运动的能力下降和运动神经元的兴奋性增高，再抑制改变，突触前抑制减弱或丧失及肌肉、结缔组织的内在力学特性变化所形成。从神经递质调控来看，现代研究认为分布在脊髓背角浅层的GAGA（γ-氰基丁酸）为抑制性神经递质，肢体肌肉的紧张度受其调节，当GAGA相对减少时，肌张力增高。有研究结果显示，针刺可升高脑脊液中GAGA，降低Glu（谷氨酸），从而降低

了Glu／GAGA的比值，抑制向肢体传导的异常兴奋，缓解肢体痉挛。也有研究表明，当针刺穴位时，肌腱腱梭产生兴奋，导致Ib类纤维冲动发放增加，通过脊髓后角抑制中间神经元，从而减少脊髓前角细胞的纤维冲动，减弱肌肉牵张反射，进而降低肌张力，缓解肌痉挛。因此，笔者推断"挛三针"针刺疗法，能通过上述机制改善脑部功能代偿，调整神经递质调控作用，抑制脊髓前角细胞的兴奋性，缓解肢体痉挛。

（四）按语

"靳三针"治疗中风的有效性已通过大量的实验研究找到理论依据，具有很强的实用性和科学性。其取穴简便、主治广泛、组方独特、手法精湛、疗效显著，蕴含深刻的理、法、方、针等显著特点，如本研究先辨证分析中风后痉挛状态属于阴、阳跷脉脉气失调，而出现肢体阴、阳侧或拘急或弛缓的不平衡，故取阴经穴，以厥阴、太阴经穴为主，选用"挛三针"，该组穴集合络穴、八脉交会穴、经穴、交会穴之腧穴特征，具有很好的通调阴阳经、活血解痉之功效。在治疗上强调极泉、鼠蹊的针刺操作手法，需出现肢体抽动、麻木感或放射感，这与现代医学的神经干刺激疗法有异曲同工之妙，达到缓解肢体痉挛、促进肢体康复的目的，从而改善了脑卒中患者的日常生活能力和认知功能。

（潘海华　整理）

俞募配穴针灸治疗慢性浅表性胃炎

慢性浅表性胃炎是一种临床常见的消化系统疾病，占接受胃镜检查患者的80%～90%，临床上可分为单纯型、出血型及糜烂型3种。其主要表现为非特异性的消化不良，可反复发作或长期存在，本病患病率较高，严重者可影响患者的生存质量。现代医学对慢性胃炎的病因与发病机制有一定认识，认为其病因主要是嗜酒、喝浓咖啡、胆汁反流，或因幽门螺杆菌感染等引起，病理改变主要为炎症、萎缩和肠化生，临床表现可有不同程度的消化不良症状，如进食后上腹部不适、隐痛，伴嗳气、恶心、泛酸，偶有呕吐，但对其治疗仍缺乏特异性，且病程缠绵，易反复发作，深为患者所苦。慢性浅表性胃炎属于祖国医学中的"胃脘痛""腹胀""嘈杂""痞满"等范畴，中医认为本病的发生主要与饮食、情志、劳累、感受外邪等有关。笔者运用俞募配穴针灸方法治疗慢性浅表性胃炎，取得了良好的临床疗效。

（一）治疗方法

1. 取穴

主穴为中脘、胃俞（双）、足三里（双），辨证配穴：脾胃虚弱加脾俞（双）、章门（双），肝胃不和加肝俞（双）、期门（双）。

2. 操作

局部常规消毒后以50mm长30号不锈钢毫针垂直进针，视患者体质及针刺部位刺入25～40mm。脾胃虚弱者得气后各穴均施以补法，并在各穴针柄上套置约2cm长的艾卷，至艾卷燃尽后再套置1段，留针30min；肝胃不和者得气后各穴均平补平泻，然后分别以脊柱同侧的肝俞为负极，胃俞为正极，在针柄接G6805-B电针仪，连续波，输出频率为50Hz，输出电流强度为3mA，留针30min。

3. 疗程

每天治疗1次，每治疗5天休息2天，疗程为4周。

（二）临床体会

①我们临床观察发现，经过俞募配穴法针刺治疗后，患者躯体功能、躯体职能、躯体疼痛、总体健康感、生命活力、社交功能、情感职能、心理健康的积分均有显著改善，说明本疗法对于慢性浅表性胃炎的疗效

肯定。

②两组治疗后健康效用值与治疗前相比明显提高，治疗后两组的健康效用值相比差异有统计学意义，针灸组对生存质量整体的改善较药物组明显。

③遵医嘱规律治疗之余，应加强宣教，如停服某些刺激胃黏膜的药物，嘱患者戒烟酒，避免食用浓茶、咖啡、辛辣及粗糙食物，以及过饥或过饱等无规律的饮食方式，以减少不良因素对胃黏膜保护屏障的破坏。

④本病多与情志因素相关，中医病因病机以肝胃不和常见。因此治疗过程中，医者可配合调理患者情绪，消除患者精神紧张、忧虑或抑郁的状态，进而使交感神经和副交感神经系统功能得到平衡，以避免胃黏膜血管舒缩功能紊乱而造成胃黏膜血流量减少，胃黏膜屏障受到破坏的情况。

（三）讨论

现代医学认为，慢性浅表性胃炎是一种慢性胃黏膜浅表性炎性反应，目前治疗上主要以根除幽门螺旋杆菌、抑酸或抗酸、增强胃黏膜防御、促进胃动力等药物治疗，临床有一定效果，但是需要长期服药，而且由于西药多存在不同程度的不良反应，且易产生耐药性，停药后易复发，多数患者在西药治疗后临床症状并不能有效缓解。

针灸治疗慢性胃炎的方法很多，疗效好，尤其在改善临床症状方面显出独特优势，并且罕有不良反应，可以避免内服药物的毒副作用，减轻消化道的负担。目前临床多采用毫针针刺治疗慢性胃炎，取穴多以中脘、内关、足三里为主；还有采用穴位注射、穴位埋线、耳压、芒针、火针、梅花针等方法治疗慢性胃炎，均有显著疗效。

现代实验研究表明，针灸对慢性胃炎的治疗主要有几个方面的作用机制：调节神经通路，提高免疫功能，影响胃肠激素分泌，调节胃的分泌功能，调节胃肠运动功能，保护胃黏膜。

有学者应用荧光双标记法进行研究，发现各俞募穴组及与脏腑位于同一神经节段的非穴点组分别在脊神经节内出现双标细胞。从现代解剖学角度来看，治疗慢性胃炎所选的背俞穴相当或接近于参与组成支配胃的交感神经节的部位，募穴处于胃部的体表投射区，有丰富的肋间神经。俞募穴与胃皆可通过脊神经节形成直接或间接的神经通路，从而从形态学细胞水平说明胃俞募穴与胃的特异性联系途径，解释了临床广泛应用俞募穴治疗胃病的部分神经学机制，也为临床应用俞募穴治疗胃病提供了理论根据。

研究结果表明，慢性浅表性胃炎患者经过俞募配穴针灸治疗后，临床症状有明显改善，患者的生存质量有明显提高。俞募配穴针灸治疗慢性浅表性胃炎的疗效优于口服奥美拉唑胶囊。其优点还在于取穴少，安全可靠，罕有不良反应，并可以避免内服药物的不良反应，减轻消化道的负担。

（四）按语

根据《难经·六十七难》"阴病行阳，阳病行阴。故令募在阴，俞在阳"，及《素问·阴阳应象大论》"从阴引阳，从阳引阴"等论述，临床上腑病多选其募穴，脏病多选其背俞穴。《灵枢·卫气第五十二》云："气在胸者，止之膺与背腧。气在腹者，止之背腧……"说明了脏腑之气可以通过气街与其俞、募穴相联系。由于俞、募穴均与脏腑之气密切联系，因此，临床上常常将病变脏腑的俞、募穴配合运用，以发挥其协同作用。慢性浅表性胃炎属于"胃脘痛""腹胀""嘈杂""痞满"等范畴，脾胃气机升降失调是该病的关键病机，在不同的病程中兼杂湿热、痰饮、食滞、肝郁、瘀血、脾胃虚弱等病机变化，病变部位以脾胃为主，但与肝胆有密切关系。笔者考虑其属于脏腑内伤病，故选用俞募配穴法治疗，充分体现了经络调节阴阳的作用。本研究在治疗过程中发现本病的发生、复发与饮食、情志因素关系较大，故在治疗的同时注重帮助患者建立均衡、健康的饮食习惯及调畅情志，进行个体化调理，提高其治疗效应。

（许舒 整理）

针刺郄穴为主治疗腰椎间盘突出症

腰椎间盘突出症是较为常见的疾患之一，主要是因为腰椎间盘各部分（髓核、纤维环及软骨板），尤其是髓核，经受不同程度的退行性改变后，在外力因素的作用下，椎间盘的纤维环破裂，髓核组织从破裂之处突出（或脱出）于后方或椎管内，导致相邻脊神经根遭受刺激或压迫，从而产生腰部疼痛和坐骨神经痛等症状，腰痛发生率约为91%，坐骨神经痛发生率达97%。典型坐骨神经痛是从下腰部向臀部、大腿后方、小腿外侧直到足部的放射痛，在喷嚏和咳嗽等腹压增高的情况下疼痛会加剧。放射痛的肢体多为一侧，仅有极少数中央型或中央旁型髓核突出者表现为双下肢症状。

腰椎间盘突出引起腰腿痛的机理，目前有三种学说，即机械压迫学说、化学性神经根炎学说和椎间盘自身免疫学说。多数学者认为神经根的炎症是引起疼痛的主要原因，治疗的关键在于消除神经根的炎症水肿，针灸良好的镇痛作用已为世人所认可，目前针刺疗法在治疗腰椎间盘突出症方面治疗效果明显，笔者致力于研究提高腰椎间盘突出症临床疗效的治疗方法，依据中医经络辨证，腰椎间盘突出症主要表现为足三阳经循行部位疼痛，故采用针刺足三阳经郄穴为主加常规穴，同时配合穴位注射当归注射液治疗急性期腰椎间盘突出症，观察其临床效应，兹介绍如下：

（一）基本方法

1. 针刺

取郄穴加常规穴。常规穴取委中、环跳、阳陵泉、肾俞、大肠俞、腰阳关、阿是穴。足少阳经型取足少阳经郄穴外丘；足太阳经型取足太阳经郄穴金门；足阳明经型取足阳明经郄穴梁丘；混合型取外丘或金门或梁丘。操作：常规消毒后，选用0.38mm×（25～40）mm毫针刺入郄穴，边刺边问患者感觉，以患者诉下肢有麻木感或胀感为度；其余穴位根据具体情况分别选取0.38mm×（40～75）mm毫针，也要求针刺有较强得气感，选用G6805-Ⅱ型电针仪，导线加在同侧郄穴、背俞穴、阿是穴或环跳与下肢的阳陵泉或委中。选用疏密波，强度以患者能耐受为宜，通电30min。每天1次，10次为1个疗程，2个疗程后观察疗效。

2. 穴位注射

取2个阿是穴，用当归注射液。局部消毒后，刺入后得气，回抽无血，每穴注入药物2mL，每次共注入4mL，每天1次，10次为1个疗程，2个疗程后观察疗效。

所有患者在治疗期间均应卧硬板床休息。

（二）临床体会

观察2个疗程后针刺郄穴为主治疗腰椎间盘突出症的有效率，总的来说，针刺郄穴配合穴位注射的临床痊愈率为48.8%，普通的针刺配合穴位注射临床痊愈率为28.6%，而总有效率针刺郄穴配合穴位注射为97.6%，普通的针刺配合穴位注射为85.7%，可见，前者的疗效优于后者。说明针刺疗法能较好地减轻腰椎间盘突出症患者的疼痛，而且针刺郄穴配合穴位注射法明显优于普通针刺配合穴位注射法。

（三）讨论

针灸良好的镇痛作用已为世人所认可，其作用机制与改善血液循环、消除炎症水肿有关，较适合于急性炎症期。急性炎症期并非指疾病的早期，凡是出现症状重、神经根刺激征明显都可称为急性炎症期。从古代文献对郄穴主治作用的记载可知，阳经郄穴多治急性疼痛。目前关于郄穴的报道较少，从CBM（中国生物医学文献数据库）可以查到的论文自1995年至今仅有51篇，所治疾病有几十种，其中不乏一些疑难杂症，均有较好效果，但有关腰椎间盘突出症的文献较少，且为病例报道，并无系统的研究及较客观量化的评价标准。

腰椎间盘突出症主要表现为足三阳经循行部位疼痛，故本研究取足三阳经郄穴通络止痛，还配以腰部督脉穴腰阳关和足太阳膀胱经穴肾俞、大肠俞、环跳、委中及阿是穴以疏调腰部经络之气，筋会阳陵泉舒筋通络增强郄穴止痛作用；同时配合穴位注射当归注射液，注射点采用痛点穴位注射，目的是利于患部更好吸收药液，改善局部血液循环，以迅速消除局部的炎症水肿，从而缓解疼痛。

卧床休息是最基本的治疗，适用于急性腰椎间盘突出症早期和慢性腰椎间盘突出症的急性发作期。通过卧床休息可以减轻对患部的刺激，有利于损伤组织的修复；同时平卧后腰椎间盘的内压明显减低，可减轻对软组织的压迫反应。本研究要求患者尽量卧硬板床休息，一个星期后逐渐起床活动，治疗期间不做弯腰持重的动作。

（四）按语

腰椎间盘突出症在中医古籍中并无记载，但就其临床表现来看应属祖国医学的"腰痛"和"痹证"范畴。而从经络辨证分析，腰椎间盘突出症主要与督脉、足太阳膀胱经脉及足太阳经、足少阳经有关，根据"经脉所过主治所及"的原则，判断病位所属经络选取穴位，对针灸治疗腰椎间盘突出症有着重要的指导意义。郄穴定为特定的针刺要穴，则首见于《针灸甲乙经》，自明确十六郄穴定位及主治后，临床上就有了"阳经郄穴多治痛症，阴经郄穴多治血证"的观点，郄穴被广泛应用于止痛。笔者依据经络辨证，选用足三阳经郄穴为主合常规穴针刺治疗腰椎间盘突出症，止痛疗效较普通针刺显著，且郄穴分布于四肢肘膝关节以下，容易让人们所接受。中医学认为腰腿痛的病因，不外乎外感和内伤两类，外感多因风寒湿邪等邪气内侵，内伤多与情志不遂，跌扑闪挫，饮食劳倦，久病体虚，禀赋不足和房劳过度等因素有关，导致"不通"和"不荣"而引起疼痛，属本虚标实，故在针刺去其邪气通其经络的基础上，配合当归注射液，既助针刺去其邪气（活血止痛），又能扶正固本（补血），针药结合，取二法之长，疗效迅速而且稳定，值得临床推广。

（庄珣　整理）

针刺治疗糖尿病胃轻瘫

糖尿病胃轻瘫（DGP）是指一些病程较长的糖尿病患者出现程度不同的消化系统症状，以胃动力下降、胃排空延迟、胃节律紊乱等为主要特点的一系列临床症候群，如恶心、呕吐、上腹部灼热、食欲不振、早饱、饭后饱胀感、腹胀、嗳气、反胃、营养不良、体重减轻、胃潴留或因不消化的固体食物清除障碍形成胃石等。据文献报道，糖尿病胃轻瘫是糖尿病患者常见的并发症，在糖尿病患者中检出率为46.3%～62%，症状严重者可影响患者的生活质量，导致不可预测的血糖波动，加速病情恶化。目前研究认为，其发病机制可能与周围自主神经病变、平滑肌变性、高血糖、胃肠激素失调有关，胃排空是一项重要指标。笔者采用针刺治疗与口服莫沙必利对比胃轻瘫的治疗，对比二者在促进胃蠕动方面的临床疗效，得出结论：针刺疗法对缓解糖尿病胃轻瘫症状有明确疗效。

（一）治疗方法

1. 取穴

足三里、天枢、中脘为主穴。纳呆、乏力甚者加脾俞、阴陵泉，怕冷、尿多者加肾俞，呕吐频繁者加内关、公孙。

2. 操作

令患者取仰卧位，0.35mm×（25～40）mm的无菌针灸针，根据患者胖瘦不同，采用单手快速进针法进针，针刺深度20～35mm，得气后行提插补法，行针5min，每10min行针1次，共留针30min。针刺每天1次，10次为1个疗程。

（二）临床体会

目前西药治疗主要是在控制血糖基础上，应用促进胃动力药，增加胃的排空。笔者采用针刺治疗与口服莫沙必利对比胃轻瘫的治疗，对比二者在促进胃蠕动方面的临床疗效。研究结果表明，将上述诸穴合用，通过随机对照试验的方法，将针刺疗法与口服莫沙必利作对比，结果显示，针刺疗法对DGP各临床症状、临床症状的总体积分均有明显改善作用；以疗效指数为疗效指标，组间差异有显著性意义（$P<0.05$）。说明针刺疗法能缓解糖尿病胃轻瘫的临床症状，改善胃动力，且副作用较西药组少，值得在临床推广。

（三）讨论

1. 糖尿病胃轻瘫的发病机制

糖尿病胃轻瘫是糖尿病常见的并发症，主要原因是由于糖尿病未得到良好控制及高血糖所导致的胃动力障碍，表现为平滑肌的收缩力减低，胃蠕动减弱，胃窦无张力和排空延迟，而幽门收缩时间延长，临床表现为早饱、恶心、发作性呕吐、腹部不适、腹胀等症候群，主要特点是胃扩张、胃蠕动减慢和排空延迟；病理生理变化为胃窦张力低下，运动减弱、减慢，排空延迟，故而食物淤滞于胃窦，临床症状有无及严重程度常与胃排空障碍不一致，临床症状不典型者往往被临床医生忽视。糖尿病胃轻瘫的患者由于食物吸收延缓，容易致降糖药血药浓度的峰值出现的时间早于餐后血糖峰值，因而影响降糖药的效果，经治疗后胃排空时间缩短，使两峰值出现的时间趋于一致，所以对胃轻瘫的治疗有效，而且有助于血糖的控制。

2. 针刺治疗糖尿病胃轻瘫的机制

本疗法取足三里、天枢、中脘为主穴，依据不同临床表现辨证加减穴。中脘为胃的募穴、八会穴的腑会，天枢为大肠的募穴，足三里为胃经的合穴，《灵枢·邪气藏府病形》说"合治内府"，《素问·阴阳应象大论》说"阳病治阴，阴病治阳"，指的是腑病多取合穴和募穴治疗。故本研究采用合募配穴法为主，取中脘配足三里以恢复脾胃运化功能。现代研究表明，足三里的神经节段与同节神经支配的胃肠道有形态和机能上的联系，当胃处于抑制状态时，针刺天枢、足三里可增加各种消化液的分泌；针刺中脘可使胃蠕动增强，表现为幽门立即开放，胃下缘轻度升高。由此针刺疗法能改善胃动力，缓解糖尿病胃轻瘫的临床症状。

3. 起效关键

在严格控制血糖的基础上行针药结合治疗。血糖波动是导致患者胃轻瘫的重要因素之一，而且规律的进食是糖尿病的基本疗法。合理的饮食控制不但可以缓解糖尿病胃轻瘫的症状，而且有利于血糖的控制。因此我们需根据患者的标准体重、现有体重、年龄及活动量，计算每天饮食量，以达到热量摄入与能量消耗间的平衡，保持理想体重。原则上是进餐要定时、定量，早、中、晚三餐食量分配各为1/3，应避免饱餐。目前临床上促进胃肠动力的药主要选用莫沙必利，该药为选择性5-羟色胺4（5-HT4）受体激动剂，通过兴奋胃肠道胆碱能中间神经元及肌间神经丛的5-HT4受体，促进乙酰胆碱的释放，从而增强胃肠道运动，改善功能性消化不良患者的胃肠道症状，不影响胃酸的分泌，但其主要不良反应为腹泻、腹痛、口干、皮疹、头晕及肝功能改变，减少药物的使用量能相对减轻药物副作用的发生。故在饮食平稳控制的基础上，行针药结合治疗，调整降糖药的使用剂量，可取得良好的血糖控制效果，减轻并发症的影响及药物副作用发生。

（四）按语

祖国医学中并未有"糖尿病胃轻瘫"的病名记载，但根据该病的主要症状，辨病当属中医"痞证"的范畴。古代医籍中关于痞证的叙述仍可见，如《伤寒杂病论》中明析："满而不痛者，此为痞。"又如《丹溪心法·痞三十四》曰："有中气虚弱，不能运化精微为痞者；有饮食痰积，不能化为痞者。"《神农本草经疏》曰："痞气，属脾气虚及气郁所致。"消渴由于"消渴"日久，阴损及阳，导致气阴两伤，脾胃亏虚、运化无力、升降失常所致。治疗宜恢复脾的升清、胃的降浊功能。

针刺选合募配穴法为主，重在调理脏腑以恢复其功用，脾的升清、胃的降浊功能恢复，水谷运化有力，患者胃轻瘫症状减轻，又有助于血糖的控制，如此形成一个良性循环，可取得良好的临床效果，并可巩固疗效，减少药物副作用，值得临床推广。

（许舒　整理）

针灸分期治疗小儿面瘫

周围性面瘫，现代医学称面神经麻痹，常表现为一侧面部板滞、麻木、松弛，不能作皱额、闭口、耸鼻、鼓颊等动作，口角向健侧歪斜，病侧露睛流泪、额纹消失、鼻唇沟平坦，少数患者初起有耳后、耳下及面部疼痛等，其发病与受凉、劳累、病毒感染等因素有关，是儿科常见的神经系统疾病。关于该病，中医学称"口僻"，多由卫阳不固，脉络空虚，风寒之邪乘虚侵袭阳明、少阳脉络，以致经气阻滞，气血运行迟涩，经筋失养，筋肌纵缓不收而发病。因小儿特有的生理特点，且小儿难以配合，针灸治疗在治疗方案上与成人有所不同。笔者认为根据病程不同，选择恰当的穴位，施以科学的针灸手法，才能做到预后更明确、疗效更肯定。临床上运用了针灸分期治疗小儿面瘫，取得了良好的临床疗效。

（一）治疗方法

1. 取穴

迎香、地仓、颧髎、牵正、合谷。根据病情随症配穴：额纹消失、眼睑闭合不全加攒竹、阳白、太阳，鼻中沟歪斜加水沟，颊唇沟歪斜加承浆。合谷取对侧，余穴均取患侧，采用0.30mm×25mm毫针针刺。

2. 早期（发病1周以内）

针刺患侧主穴及对侧合谷，浅刺、弱刺激，平补平泻，并以特定电磁波治疗器照射患侧面部25min，取针后以梅花针轻叩面部，出现潮红为度。

3. 中期（2周以内）

发病1周后，若无好转迹象，则加上电针，采用G6805-Ⅱ电针机，选取连续疏波档位，阳白与攒竹、迎香与颧髎、地仓与牵正各1对，以患儿不觉疼痛为度（一般小儿治疗强度不超过1级）。若连续治疗2周未见明显好转，则暂停治疗1周，然后继续电针治疗。

4. 后期（2周以后）

患儿出现好转，患侧额纹出现，鼻唇沟加深，则停用电针，采用针刺弱刺激（同早期治疗）。

5. 疗程

每次治疗留针25min，每天1次，5次为1个疗程。治疗5个疗程后观察疗效。

（二）临床体会

①通过临床观察，笔者认为在周围性面瘫的急性期给予针灸治疗是安全可行的，同时根据患者病情、病程的变化，调整针灸治疗的方案，更有助于患者的康复，疗效肯定。

②临床上对于针刺起效不明显的患儿，考虑患儿体质较为虚弱，经气不足所致，可暂停针刺治疗，待正气来复后，再追加针刺，则经气得以通，邪气得以消。

③心理疏导。周围性面瘫因其突然发病，直接影响患者的仪表。五官不整，给患儿带来生理、心理不适，易使其产生紧张、焦虑、恐惧的情

绪。医者需要耐心与患儿进行交流，普及面瘫疾病知识，解释病情及预后情况，尽量消除患儿恐惧和顾虑的心理，取得患儿的积极配合，以达到最佳的治疗效果。

④饮食指导。在饮食上有目的地为患者进行食疗指导，提高疗效。治疗期间，饮食宜清淡，多吃益气温阳的食物，忌辛辣、坚硬、油腻、生冷食物。嘱患儿保证有充分的时间休息，避免学习或者玩耍过度，适当体育锻炼，增强机体免疫力，预防感冒。

⑤生活指导。嘱咐患儿面部避免受寒吹风，注意保暖。出门可佩戴口罩防护，用热水洗脸及刷牙，耳后部及病侧面部行温热敷。平时可用手轻轻按摩瘫痪的面部，以促进血液循环。

（三）讨论

周围性面瘫任何年龄均可发病，常见于青壮年，但小儿也多见，从新生儿到学龄期，并无年龄段限制。发病多见于夏季（夜间吹风扇或空调后）、冬季或患儿感冒后，其病机在于感受风寒，患儿经络空虚，风寒之邪乘虚侵袭面部经脉，使经气阻滞，经筋失养，筋肉纵缓不收而发病，为本虚标实之证。其治疗当虚实兼顾，更应考虑小儿形气未充、形体娇嫩的生理特点，针刺手法也宜轻不宜重，使用电针要适时，中病即止，不可伤其形气。

针灸治疗周围性面瘫疗效确切。但近些年来，学术界对治疗的最佳时机存在争论，争论的焦点集中在面瘫急性期是否能够针刺治疗尤其是在患部进行针刺。目前，西医及针灸界绝大多数学者认为急性期针刺只能加重病情，故主张在发病1周内不能针刺治疗，尤其不宜强刺激或用电针。然据笔者观察，周围性面瘫早期病在皮毛腠理，部位表浅，治当浅刺以祛邪通络，不宜深，太深则恐引邪深入，并配合TDP照射面部，以散寒通络。到了中期正邪相持阶段，则加大刺激量，助正胜邪，加用电针以提高神经兴奋性，促进麻痹康复。后期邪去正虚，瘫痪侧肌肉能够主动运动，针法当以轻柔为主，停用电针，针刺弱刺激，缓祛余邪。有些患儿在采用电针连续治疗2周后，仍无明显变化，则需暂停治疗，让患儿休息1周后复诊，多有明显好转。此因患儿正气尚弱，虽有电针刺激，但经气不足，难以抗邪，故治疗多次未见好转。但小儿本身为稚阳之体，停止治疗后，经气渐复，加上之前累积针刺之效，则足以抗邪，故停针后反而疾病好转。此时再追加针刺，则经气得以通，邪气得以消。

（四）按语

针灸是目前治疗本病安全有效的首选方法，辨证选穴是关键，抓住时机是条件，而且越早采用针灸治疗，预后越好。治疗上，结合患儿情况，穴位不宜多选，手法宜轻，平补平泻，以刺激量合适为要，针刺及透刺时以浅刺、斜刺为主。早期配合TDP照射、梅花针轻叩，增强阳气之运化、行气活血；中期配合电针适当加强刺激量，加强神经、肌肉功能恢复，若未见明显好转则暂停治疗，待正气来复后继续治疗，体现"刺之要，气至而有效"。汪机《针灸问对》曰："夫病变无穷，灸刺之法亦无穷……审经与络，分血与气，病随经所在，穴随经而取，庶得随机应变之理。"面瘫之病同理，同时也要顾及小儿特殊体质，针灸之法，着眼于"变"，灵活变通，方得其理。

（许舒　整理）

114

针灸结合中药治疗海洛因戒断综合征

海洛因，系列吗啡类毒品总称，是以吗啡生物碱作为合成起点得到的半合成毒品，俗称几号、白粉、白面，是阿片毒品系列中的精制品。一般包括海洛因碱（二醋吗啡）、海洛因盐（包括盐酸盐、硝酸盐、酒石酸盐和柠檬酸盐，但一般指盐酸盐）和海洛因盐水合物。吸食方式包括卷烟吸入（将海洛因掺入烟丝，以吸烟的方式吸食）、吞服、粉末鼻腔吸入、黏膜摩擦、皮下包埋、肌肉注射、静脉注射及烫吸（一般使用锡箔纸，将海洛因粉撒于锡箔上面，用慢火在锡箔纸下加温，使之变成流质或烟雾，吸食者用另外一个纸筒吸抽或直接吸吮）等。

海洛因依赖是指任何原因引起的非医疗目的地滥用海洛因等阿片类药物，滥用个体在难以自制的强迫性反复连续用药过程中，形成了药理学和毒理学的精神依赖性与生理依赖性。患者吸服海洛因，躯体成瘾后，停服则产生严重的戒断症状，以致不能自拔，影响身体的生理功能，严重者危及生命，造成死亡。患者为获取毒品之瘾，往往不择手段，丧失人格，影响社会治安。因此，无论从医学上或社会学上来考虑，戒除毒瘾有其重大的意义。戒毒的办法多种多样，一般以传统的冬眠疗法及药物替代疗法为主，我们尝试探索一种戒毒效果好、副作用小、容易为患者接受的办法，探索出用针灸结合中药的办法。

（一）基本方法

1. 取穴

内关（双）、人中、素髎，心悸加神门（双），胸闷、腹痛加足三里（双）。

2. 操作

戒断症状出现时即予针刺，手法用强刺激或电针用连续波。

3. 中药内服戒毒汤（自拟）

柴胡10g、法夏15g、甘草5g、黄芩15g、竹茹15g、枳实15g、党参15g、郁金15g、大黄（后下）15g、车前子15g、白茅根20g。每天煎服2剂。

（二）临床体会

①临床观察25例海洛因成瘾患者，治疗有效患者中，最早一例达到疗效标准为5天。我们发现达到疗效标准的天数与吸毒量有关，吸毒量越大，戒断时间越长；吸毒量越小，戒断时间越短。

②我们发现吸服海洛因患者血中IgA、IgM、IgG含量增高，T淋巴细胞转化率降低，有个别谷丙转氨酶升高，说明吸服海洛因能使机体免疫机能下降，器官功能受到不同程度的影响。免疫机能下降是容易患病的原因。经过治疗后，大部分患者IgA、IgM、IgG含量较前有所降低，T淋巴细胞转化率较前增高。证明针灸配合中药可健脾益气、补益气血，增强机体免疫力，有助于戒毒后患者体质的恢复，这也是本疗法独到之处。

（三）讨论

①吸服海洛因成瘾，属中医的"毒癖"范畴。患者长年累月吸服海洛因，除了对身体各器官的损害，造成全身衰弱的影响以外，最大的痛苦莫过于戒断综合征，由于耐受不了这种痛苦而使戒毒半途而废。根据戒断后大多数表现为恶寒、烦热、胸闷、流涕流泪、烦躁不安、舌红苔黄腻、脉弦数等症状，乃湿毒内蕴，胆胃不和，因此予以戒毒汤以清湿热解毒，调和胆胃。又戒断后多有大便秘结、小便短少或困难的表现，故在上方中用大黄以通便，车前子、白茅根以利尿，二便通利，可使邪毒排泄。每天进药2剂，意在尽快降低血毒浓度，这可能与毒瘾的消除有关。

②目前海洛因比较常用的替代药物戒断法，即用成瘾性较小的药物代替海洛因慢慢减量，最终停药，这种方法延长了戒断期，而且以毒代毒还易形成新的药物依赖，针刺治疗一般无此种副作用，疗程也比较短。据认为脑啡肽能神经元与多巴胺能神经元之间存在协调作用，吗啡成瘾的机理在于其作用于脑内吗啡受体后，通过反馈作用使多巴胺释放减少，长期用药则多巴胺受体敏感性增加，一旦停用吗啡，由于多巴胺释放增加，于是多巴胺能细胞反应性增加，出现戒断症状。人和动物实验表明，针刺内关、足三里等穴时，脑脊液或脑内的内啡肽明显增加，多巴胺相对减少，从而起到了镇痛、镇静、戒除毒瘾的作用。

③吸服海洛因戒断后，复吸是一个棘手的问题，顽固的精神依赖常常是复吸的主要原因。心理依赖性又称精神依赖性，俗称"心瘾"，即

吸食者在多次吸毒后心理上出现的对毒品的强烈渴求及觅药倾向。海洛因进入人体后，会使人产生一种特殊的欣快感和欢愉舒适的内心体验，并出现一种渴求用药的强烈欲望，驱使吸食者不顾一切地寻求和使用毒品，以获得心理上的满足并避免精神上的不适。还有部分原因是身体原来有病（如肾结石、肾绞痛、胃肠病腹痛、腹泻），或有职业性劳累（如司机、夜班工作者），因吸服海洛因后疼痛、劳累得到改善，一旦停服，疼痛及疲劳又再出现，不得不再次吸服。所以，戒断后半年内仍须用中药调理，恢复体质，治愈原发病，并适当改变工作环境，远离吸毒的朋友及环境，树立坚毅的意志，方能巩固疗效，降低复吸率。

（四）按语

海洛因是阿片毒品系列中对人体危害最大的，目前对阿片类毒品的戒断综合征的治疗仍然是一个全球性难题。从中医角度出发，本病属中医的"毒癖"范畴，我们首先需要对阿片的药性、功用及毒性有基本的认识，清代医家由此创立了"气血津液受损说""脏腑受瘾说""三焦受瘾说""烟虫致瘾说""膜原受瘾说"等病机学说。笔者根据鸦片涩、热、有大毒、归十二经的性味特征，鸦片、海洛因均是以吗啡生物碱作为合成起点的毒品，故海洛因也归属辛香走窜、苦温燥烈之品，易助火伤阴耗气，赞同以上病机学说。从戒断后大多数表现恶寒、烦热、胸闷、流涕流泪、烦躁不安、舌红苔黄腻、脉弦数等精神依赖性和生理依赖性症状，主要辨证为湿毒内蕴、胆胃不和，因此治疗原则上以祛除余毒、调理脏腑为主，并辨证加减治疗。本研究虽取得良好的临床效果，相关文献报道也论证针刺内关、足三里、人中等穴位等阻断毒瘾发作的途径，但针灸结合中药戒毒的机理尚不完整，我们尚在进一步观察中。

（潘海华　整理）

针灸治疗精液异常

现代医学认为，男性不育的原因主要有精液异常、生精障碍、精子与卵子结合障碍、全身性因素等。其中，精液异常是指经化验检查的精液常规的改变，精液异常包括无精症、少精症、弱精症、畸精症、精液量少、精液不液化、死精症、抗精子抗体阳性，是男性不育症的常见原因之一。

根据中医学理论，肾藏精，主生殖与发育，精子与精液均属于肾精的组成部分。肾藏精，主生殖，精充气足，为生长发育之本，肾精亏乏，则无以生化。肾所藏之精包括先天之精和后天之精，先天之精禀受于父母，主生育繁衍，又称生殖之精；后天之精源于脾所化生的水谷精微，主生长发育，又称水谷之精或脏腑之精。肾精得到后天之精的不断补充，才能源泉不竭。如果脾失健运，痰湿内生，郁久化热，湿热之邪蕴积于下焦；或外感六淫湿热之邪，湿热下注；又或肝气郁结，气郁化火，肝火亢盛，灼伤肾水，肝木失养，宗筋拘急，精窍之道被阻而致死精、无精、精液不液化或精少等症。因此脾、肝病，也可引起生殖系统的运作失常，从而影响精子与精液，并导致其异常。由此，我们认为精液异常的病因病机主要涉及肾、脾、肝三脏，尤其与肾有关，本研究通过运用针灸治疗，辨证论治该病取得的良效。

（一）基本方法

1. 取穴

第1组气海、关元、三阴交（双），第2组肾俞（双）、次髎（双）、太溪（双）。

2. 操作方法

每次选一组穴位，交替使用，隔天治疗1次，10次为1个疗程，未恢复者继续下一疗程。肝气郁结型、气滞血瘀型、痰湿内阻型用提插结合捻转泻法，气血虚弱型、肾虚型用提插结合捻转补法。当针刺太溪、三阴交穴时，针尖稍向上，左手指轻压该穴下方，令气往上传；当针刺任脉穴时，针尖向下，令气往下传。肾阴虚型可加刺精宫穴，痰湿内阻型可加刺丰隆、阴陵泉、素髎穴，两型均可加用梅花针叩打下腹部及腰骶部。肾阳虚型可加用温针或隔姜灸关元、命门穴。气血虚弱型可加用温针足三里。肝气郁结型和气滞血瘀型均可加用电针太冲、曲骨穴，针挑膈俞、大椎、长强、腰阳关穴。每次2穴，每次5min，每周2次。

（二）临床体会

①临床观察145例精液异常患者，经治疗后，显效96例，好转35例，无效14例，总有效率90.3%。

②提高疗效的另一个重要因素是手法的操作，不论针或灸，补或泻，都应以"气至而有效"为准则。根据临床观察，以针感好的、传导远的疗效为佳。针刺三阴交、太溪，以胀、麻感向大腿内侧、少腹部传导为佳，个别患者这种感觉可达胁下（大包穴处）。针刺关元、气海，以向阴茎部传导为佳。有些患者当灸关元、气海穴时，可出现温热感向阴茎部传导，此类患者疗效很好。

③治疗期间应停止房事，保持心情舒畅，禁饮酒及食辛辣之物，生活有规律，睡眠要充足。另外，精液异常伴有前列腺炎者部分常反复，治愈后每因劳累而复发精液又见异常，此类患者可先结合他法治疗前列腺炎。

（三）讨论

1. 气海、关元、三阴交配穴依据

气海穴属任脉之经穴，主一身气机，有疏导任脉、调一身之气的功效；《铜人腧穴针灸图经》强调了气海是男子生气之海；人禀气而生，有气则生，无气则死；凡与"气"密切相关及虚弱的疾病，均可取气海穴。关元穴，在《黄帝内经》中有"下纪""三结交"之称；《医经理解》认为关元穴为"男子藏精，女子蓄血之处。人生之关要，真元之所存也"，关元穴与任脉、足三阴经（肝、脾、肾三经）、足阳明胃经、冲脉以及督脉等联系密切，可谓一穴集聚多经之功能，穴属阴中之阳，为生命之所系，一身元气之所在，功能培肾固本，补益精血，调理冲任。三阴交为足太阴脾经经穴，又是足太阴、足厥阴、足少阴三条阴经之交会穴，统治脾、肝、肾三阴经所主疾病，为临床的常用输穴之一。因此，针灸气海、关元、三阴交可起到调整阴阳平衡，促进冲、任及肝、脾、肾的功能协调之功。

2. 肾俞、太溪、次髎配穴依据

肾俞为背俞穴之一，是肾之气血输注于背腰部的腧穴。该穴为肾脏之气输注之处，具有补肾壮阳、强腰固脊、调经益精之功。太溪穴为足少阴肾经输穴、原穴，长于滋阴补肾、通调三焦。次髎归属于足太阳膀胱经，为足少阴经所结。针刺次髎，用补法有提肛约胞、补益虚损之力，用泻法有行血散滞、清散郁热之能，为治疗泌尿生殖系统疾病的要穴。因此，采用肾俞、太溪、次髎三穴组合，行针灸之法，可起到滋阴补肾、补益虚损、益精填髓之功，从而改善患者精液异常情况。

辨证取穴、补泻运气乃是提高针刺疗效的关键因素，因此应随证加减取穴及选用不同的治法，或针或灸，或用梅花针，或用针挑，灵活运用。

（四）按语

《素问·上古天真论》曰："丈夫八岁，肾气实，发长齿更；二八，肾气盛，天癸至，精气溢泻，阴阳和，故能有子；……七八肝气衰，筋不能动，天癸竭，精少，肾脏衰，形体皆极；八八则齿发去。"这说明只有肾气充盛，"天癸"才能至，男子才能产生精子，凡男性精液异常或性功能障碍，首先就应从肾论治，注重调理肾之阴阳，并依据临床表现出来的不同症状辨证论治。然而，精液异常并非皆由肾虚引起，《校注妇人良方·求嗣门》云："更当察其男子之形气虚实何如，有肾虚精弱，不能融育成胎者，有禀赋微弱，气血虚损者，有嗜欲无度，阴精衰急者，各当求其源而治之。"临床上肾虚病例较多，除肾虚之外，还有其他实证及虚实夹杂的不同证型。肝主疏泄，有调节情志的作用，如肝气不舒，使人心情不愉快，也会影响性功能和生殖功能。脾为后天之本，气血生化之源，如脾的功能出现异常，使气血营养的生化作用受到影响，也可引起生殖和性功能障碍。因此笔者认为针灸治疗精液异常，能够取得较好疗效，这与调整机体的阴阳平衡，促进冲、任及肝、脾、肾的功能协调有关，但是对其机理还有待进一步的探讨、研究。

（潘海华　整理）

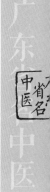

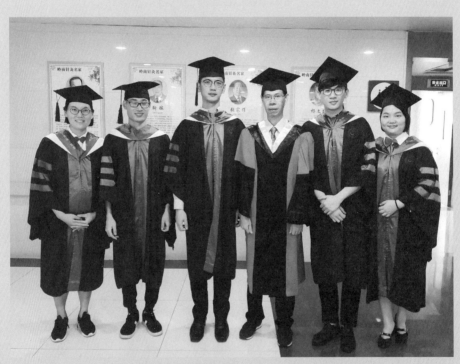

庄礼兴教授与2018届硕士毕业生于针灸科合影

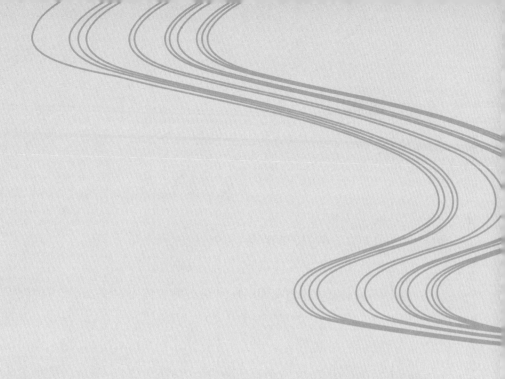

第三章

医案医话

一、医案

原发性震颤案

周某，女，69岁，2016年7月9日就诊。

右侧肢体不自主震颤1年余，加重4个月。

【初诊】患者于2015年3月出现右侧肢体不自主震颤，同年5月于当地医院住院治疗，美多芭试验（－），酒精试验（＋）。治疗后无明显缓解，且进行性加重。

【时症】右侧肢体不自主震颤，震颤幅度1～2cm，情绪紧张时加重，休息时减轻，伴下颌不自主震颤，偶伴有腹痛腹胀。精细动作受影响，进食、书写不能，指鼻不稳，Louis方法评分为11分。纳眠可，二便调。舌质暗红，苔薄黄，脉弦细。

【诊断】颤证（肝肾亏虚证）。缘患者肝肾俱亏，肾亏髓减，脑髓失充，脑神失守，加之木失所养，水不涵木致下虚高摇、动静失调。

【治法】补益肝肾，调神止颤。

【处方】

①电针：四神针、舞蹈震颤控制区、风池、神庭、印堂。

②留针：合谷、太冲、三阴交、阳陵泉。四神针、神庭、印堂、三阴交进针得气后予补法，合谷、太冲予泻法，余穴位导气同精法，以补益肝肾，荣脑安神，柔筋止颤。

治疗2周，每周3次，患者右侧肢体震颤症频率和幅度明显减小，指鼻明显变稳，Louis方法评分为6分。

【按语】颤证又名"振掉""颤振""震颤"，是以头部或肢体不自主摇动、颤抖为主要临床表现的一种病症。轻者仅有头部摇动，或局限于手足或单一肢体微颤，重者可见全身颤动，肢体颤动不止，甚则肢节拘急，影响日常工作、生活。

庄师述颤证的病因早在《黄帝内经》就有记载："诸风掉眩，皆属于肝。"《素问·脉要精微论》云："骨者，髓之府，不能久立，行则振掉，骨将惫矣。"各代医家论述各有所长，具有代表性的是清代张锡纯在《医学衷中参西录》所云："人之脑髓空者，……知觉运动俱废，因脑髓之质原为神经之本源也。"说明四肢百骸之用皆赖脑神所运作，脑髓亏虚，可致肢体运动功能障碍。庄师认为，"脑为髓海"，五脏六腑化生之精气藏于肾，且肾"主骨生髓"，"精"和"髓"上注于脑，精足髓充，髓充则脑满，脑满以养神，才能协调肢体运动而止颤。气血精微化生不足或者瘀血痰浊等致气血精微运行不畅均可致脑神失养。总而言之，脑神失养，失去对四肢百骸的控制功能，继而出现震颤。

庄师在长期的临证中发现不少颤证患者除了有运动障碍，还有精神情志方面障碍，例如认知障碍、性格及情绪的改变。《医学原始》亦云："脑颅居百体之首，为五官四司所赖，以摄百肢，为运动知觉之德。"庄师主张通过"调神益脑"的方式来调理神志、改善肢体运动障碍，从针灸治疗原则到调节精神情志都离不开"神"的调摄。

临床治疗中，庄师多选颤三针、百会、神庭、印堂穴治疗颤证。颤三针乃"靳三针"疗法的精华之一，由四神针、四关穴和风池穴组成。四神针位于百会穴前、后、左、右各1.5寸处，而百会穴前、后1.5寸，正当督脉前顶穴和后顶穴的位置，左、右1.5寸则位于膀胱经上。四神针可升阳气，调元神；四关为双侧合谷与太冲穴，二者皆为原穴。合谷属手阳明大肠经，行气血；太冲属足厥阴肝经，平肝风。合谷属阳，主气，清轻升散；太冲属阴，主血，重浊下行，二穴配合，互约互用，升降协调，阴阳顺接，动静相宜，震颤遂止。风池属足少阳胆经，少阳主一身之枢机，所谓枢机，即活动力。取少阳经穴以利枢机，行气运血，除一切活动不利症状。且现代研究发现，针刺风池穴并加电，电流经风池穴传入脊髓后角，并通过脊髓上行，到达脑干网状结构及其激动系统与抑制系统，使大脑皮质兴奋与抑制功能恢复协调，以治疗由于中枢系统不稳定而产生的震颤。颤证多动，阳气亦主动，如《素问·生气通天论》

所云："阳气者，精则养神，柔则养筋。"据此，庄师认为：筋不得阳气所养，失其柔和之性而现拘挛之象，故发为颤证，因此以温通阳脉，养阳安神为法治疗颤证。颤三针中四神针属督脉、太阳经，风池为少阳经之穴，合谷位于阳明经，督脉又为阳脉之海，总督一身之阳。该组穴位结合三阳经及督脉以温阳通脉，温督益髓，养阳调神，柔筋止颤，是对于颤证治疗方式的一种创新与启发。《难经·二十八难》曰"督脉者，起于下极之俞，并于脊里，上至风府，入属于脑"，且督脉为阳脉之海，百病皆主，有调和脏腑阴阳、化生气血精微的作用，故针刺督脉百会、神庭、印堂穴可养脑益髓，调神镇静。《存存斋医话稿》曰"脑散动觉之气，厥用在筋，第脑距身远，不及引筋以达百肢，复得颈节脊髓，连脑为一，因遍及焉……""五脏六腑之经气皆上注于头"。故针刺头部可直接通调髓脑之精气，协调阴阳，醒脑调神。近代以来，结合中医头针理念及现代医学大脑皮质的功能分区，从而发展出了几套行之有效的头针取穴标准，如焦氏头针、方氏头针、头针标准化国际方案等。其中舞蹈震颤控制区属焦氏头针疗法，主治颤证。定位是自运动区（上点在前后正中线中点后0.5cm处，下点在眉枕线和鬓角发际前缘相交处）向前移1.5cm的平行线。庄师在临床治疗颤证取头针舞蹈震颤控制区，并加电针强刺激，直接调节相应的大脑皮层功能，进而改善震颤症状，控制该病发展。研究表明，针刺舞蹈震颤区可提高脑源性神经营养因子，保护神经元，改善震颤。

此外，庄师在针刺过程善用补泻手法来治疗颤证，强调"治神"和"守神"，做到令志在针，用意守针。庄师师从岭南针灸名家司徒铃，善用补、泻及导气同精法，在传统提插补泻手法上加以弯针强刺激。庄师认为因人、因病、因穴运用补泻手法，做到意在针下是针刺取效的关键，且得气候气是施行补泻手法的前提，针下热、针下凉是补泻的效应。《难经·七十六难》云："当补之时，从卫取气；当泻之时，从营置气……营卫通行，此其要也。"《难经·七十八难》更指出："得气，因推而内之，是谓补；动而伸之，是谓泻。"庄师深刻领会《难经》要旨，在治疗颤证的时候，根据患者证型结合穴位性质，巧妙地运用补泻手法。庄师指出：许多颤证病程较长的患者针感不明显，施行补法时可右手持抓针柄随经脉循行方向用力，使针体稍弯曲，再行补法，使进针过程阻力增大，用力增强，体现补法的重按，四神针及督脉排针用补法强刺激以增荣脑益髓、调神止颤之功。同样泻法可右手持抓针柄迎经脉循行方向用力，使退针过程阻力增大，体现泻法的重提。庄师在针刺过程中强调"守神"，施行补泻手法时必须宁心定志，做到意在针下，患者及医者的注意力（即"气"）集中在针尖上穴点上，两气相和，故而"两神合一"，且医者需细心、静察患者精神状态的变化，了解其气血运行状态。如《灵枢·本神》所云："是故用针者，察观病人之态，以知精神魂魄之存亡，得失之意。"进而调整手法，体会针下凉及针下热的感觉。此外，庄师认为颤证伴有精神情志障碍的患者，"守神"尤为重要，医者要做到令志在针，用意守针。针毕让患者安心静养，嘱其"起居有常，不妄作劳"，按照《素问·刺法论》云"慎勿大怒"，"勿大醉歌乐"，"勿大悲伤"，发挥针刺的远期效应，巩固疗效，对治疗颤证大有裨益。

（王若玉　整理）

失　眠　案

周某，女，47岁，2016年3月9日就诊。

反复失眠1年余，加重1个月。

【初诊】患者于2015年出现入睡困难，睡中易醒，醒后不易再入睡，伴多梦烦躁。曾于外院诊治，服用七叶神安片、甜梦口服液等治疗，无明显好转，近1个月上述症状加重，伴日间疲劳困倦感，因恐惧阿普唑仑等苯二氮䓬类药物引起药物依赖性，故于针灸科治疗。

【时症】神清，精神疲倦，形体瘦高，自诉睡眠差，入睡困难，需

2～3h入睡，睡而不实，多梦易醒，偶有心悸，纳可，二便调，舌偏红少苔，脉细弱。

【诊断】失眠（心神失养证）。缘患者工作较忙，饮食不规律，性格较内向，不善交际，精神压力较大，故情志不畅，饮食不节，劳倦引起脑神失养，进而出现神不归舍，最终表现为睡眠障碍。心位于上焦，主血而藏神，一旦气机失和，宗气不畅，则心血为之瘀阻，心神失养或心神不安，常致失眠多梦，甚至胸痹心痛；若气机逆乱，上乘于心，致心神错乱，则噩梦易醒、惊悸怔忡。总而言之，心神失养，失去对其他脏腑的指挥能力，继而出现不寐。庄师认为，现代社会节奏加快、外界环境及生活和学习压力增加，人们精神紧张，情绪抑郁，是失眠发病率不断增高的主要原因。

【治法】调神宁心。

【处方】

①针灸取穴：四神针、神庭、印堂、神门、内关、太冲、三阴交、申脉、照海。四神针、神庭、印堂进针得气后予导气同精法，并加以电针；太冲、申脉行泻法，三阴交、照海行补法，行手法后与神门、内关留针。留针穴位每5～10min行针1次，留针30min。

②耳穴压豆：神门、心、肝、肾、缘中。神门、心、肝于耳后相应位置再各压一王不留行籽，对压以增强疗效，左右耳交替贴压。隔天1次，每周3次，共治疗2周。治疗1周后患者自诉入睡时间较前明显缩短，约半小时即可入睡，但仍睡不实易醒，且多梦；2周后睡眠质量较前提高，精神状态亦有所改善。

【按语】现代医学称失眠为入睡和维持睡眠障碍（DIMS），是指入睡困难、浅而易醒、自觉多梦早醒，醒后不易入睡，仍感疲倦乏力、头昏思睡，甚者整夜不能入睡。西医药物治疗主要选苯二氮䓬类药物，因起效快、疗效好而被临床广泛使用，但其产生的不良反应包括精神运动损害、记忆障碍、戒断综合征及停药后反跳性失眠等，困扰着患者和临床医生。

庄师认为失眠在中医学属"不寐"范畴，失眠本源于脑，与心关系密切。故临床上善于使用调神针法，并灵活运用督脉排针，选用四神针、百会、神庭、印堂、神门、三阴交、申脉、照海等穴治疗失眠。四神针位于百会穴前、后、左、右各1.5寸处，而百会穴前、后1.5寸，正当督脉前顶穴和后顶穴的位置，左、右1.5寸则位于膀胱经上。四神针可升阳气，调元神，较之四神聪其更能体现"宁失其穴，勿失其经"的理论。《难经·二十八难》曰"督脉者，起于下极之俞，并于脊里，上至风府，入属于脑"，且督脉为阳脉之海，百病皆主，有调和脏腑阴阳、化生气血精微的作用，故针刺督脉可益脑安神。百会为督脉、手足少阳、足太阳、足厥阴之会，故有"三阳五会"之称。其位于巅顶，可调补中气，健脑宁神，是宁心调神之要穴。神庭为督脉脉气所发，乃足太阳与督脉之交会穴，《黄帝内经》曰"故神庭者，脑神之宅，保身之堂也"，神庭为脑内元神所藏之处，故荣脑安神必取神庭。印堂穴又名曲眉穴，庄师认为针刺印堂穴不但能治头部诸症，且能通调十二经脉之气，对全身均起调整作用。此外，庄师治疗失眠善用四神针，其中前顶、后顶亦属督脉穴。庄师以督脉穴位结合排针法，一方面取通督调神之效，另一方面取排针通经活络之功，以此加强荣脑安神作用而助睡眠。神门为心经的输穴和原穴，《素问·咳论》曰："治脏者，治其俞。"且原穴具有能补能泻、阴阳双调的特殊沟通作用，所以对于各种原因引起的心神不安均有良好的调节作用，可治疗心神不宁之失眠。《景岳全书·卷十八·不寐》曰"盖寐本乎阴，神其主也，神安则寐，神不安则不寐"，明确提出了"寐本乎阴"的概念。神的功能是以"阴"这一类的生命物质做基础的。血者，阴之类也，随气上下内外而行以濡润周身。心神只有在得到血液滋养的情况下才能安于舍宇之内，人体才能获得正常睡眠。肝脾肾脏，属阴，对血液的正常运行和代谢有重要影响，对心神安定与否也有比较重要的意义。三阴交因其为肝、脾、肾三经的交会穴而得名，针刺此穴可以滋补肝脾肾阴，对于因肝、脾、肾三脏的气化功能失常所致的疾病均可起到调理作用。故其可宁静心神、调整睡眠，与神门相须而行，相得益彰。人之寐寤，"阳气盛则瞋目，阴气盛则瞑目"。《灵枢·大惑论》曰："卫气不得入于阴，常留于阳，留于阳则阳气满，阳气满则阳跷脉盛，不得入于阴，则阴气虚故目不瞑矣。"盖由卫气运行失常，阴、阳跷脉的偏盛偏衰所致。申脉、照海为八脉交会穴，通阴、阳跷脉，司目之开阖。与睡眠密切相关，故针刺申脉、照海可调节睡眠。

辨证论治是中医治疗的基本原则，庄师治疗失眠灵活辨证，并配合相应穴位治疗，效如桴鼓。情绪紧张，精神抑郁或脾气暴躁，辨证为肝郁不舒或肝火亢盛，配以四关穴以疏肝解郁。夜尿频多，腰酸膝软伴潮热盗汗为心肾不交，加双太溪。失眠健忘，伴心慌心悸、胸闷不舒，加双内关。失眠多梦，伴头昏头重、痰多胸闷，加双侧丰隆穴，并可配合口服温胆片。

（王若玉　整理）

焦虑症案

黄某，男，38岁，2017年2月7日就诊。

反复胸胁部胀痛3年余。

【初诊】患者于2014年出现胸胁部胀痛，呈窜动感，伴胸闷、烦躁易怒、口中有苦味感。曾于外院诊治，服用抗焦虑药物无明显好转，近1个月上述症状加重，故前来就诊。

【时症】神清，精神疲倦，胸胁部胀痛，胸部满闷，呈窜动感，伴烦躁易怒，纳差，眠差，大便质硬、难解，小便黄，舌红边有齿痕，脉弦。

【诊断】焦虑症（肝郁脾虚证）。缘患者肝气旺盛，情志不畅导致气机郁滞，肝失疏泄，脾失健运，心失所养，脏腑阴阳气血失调，出现上述心情抑郁、情绪不宁、胸部满闷，胁肋胀痛等症。

【治法】调神宁心，疏肝健脾。

【处方】

①针灸取穴：四神针、定神针、印堂、百会、神门、内关、太冲、足三里。四神针、定神针、印堂、百会进针得气后予导气同精法，并加以电针；太冲予泻法，足三里予补法，行手法后与神门、内关留针。

②点刺放血：用三棱针在期门（双）、肝俞（双）点刺后加以火罐，两穴交替使用。治疗2周，每周3次。治疗后患者诉胸闷、胸部胀痛症状好转，心情较前愉悦，食欲、睡眠等情况较前改善，大便现能正常解出，焦虑较前好转，疗效满意。

【按语】由于传统的抗抑郁药物均有不同程度的毒副作用、成瘾性及禁忌证等缺陷，严重地影响了临床治疗效果。近年来针灸在郁证的治疗方面不仅疗效显著，而且还能避免西药抗抑郁的副作用，越来越多地受到人们的关注。

庄师述早在《素问·六元正纪大论》就有关于五气之郁的记载，如"木郁达之，火郁发之，土郁夺之，金郁泄之，水郁折之"。东汉末年张仲景《金匮要略·妇人杂病脉证并治》记载了属于郁证的脏躁及梅核气两种病症，并观察到多发于女性，所提出的治疗方案沿用至今。元代朱震亨《丹溪心法·六郁》强调郁在疾病发生中的作用，如"气血冲和，百病不生，一有怫郁，诸病生焉。故人身诸病，多生于郁"，提出郁证可导致其他疾病。在现代，郁证的患者屡见不鲜，不仅给患者自身造成了身心困扰，也给社会带来了巨大的危害。

庄师认为"郁"包括三层含义：一是指病机主要为气机郁滞；二是指情绪抑郁烦躁，"郁"不归属七情中的情志，是由七情错杂变化而成的一种复合情绪；三是指该病在临床多表现为抑郁寡欢、烦闷躁扰等。脑主神明，肝主疏泄，紧张、压抑、惊恐等不良情绪会干扰脑神，导致肝气郁滞，日久会表现出情绪低落、兴趣减退、胸闷气郁等，而长期的情志刺激超过人体正常承受范围，会加重脑神失养、脏腑气血阴阳紊乱，形成恶性循环，因此临床上郁证常病程较长，缠绵难愈。《灵枢·本藏》云"志意者，所以御精神，收魂魄，适寒温，和喜怒者也……志意和则精神专直，魂魄不散，悔怒不起，五脏不受邪矣"，明确指出了神与情志的关系。神得所养则气行郁解，调神有助于疏肝行气解郁。

庄师在临床中使用调神针法治疗郁证，疗效满意，多选百会、四神针、定神针、印堂穴等治疗郁证。百会位于巅顶，是督脉与手足少阳、足太阳、足厥阴的交会穴，故有"三阳五会"之称，《灵枢·海论》曰："脑为髓之海，其输上在于其盖（百会），下在风府。"提出百会是调神之要穴，且百会是督脉与肝经的交会穴，针之可疏泄肝气，故百会一穴两用，兼调神疏肝之效。定神穴位于前额的印堂穴上5分、双侧阳白穴上5分，分别在督脉和少阳胆经之上，督脉内连于脑，而胆主决断，与肝相表里，肝为将军之官，主藏魄，故该穴有安神定志、解郁除烦的作用。庄师治疗郁证善用四神针，以督脉穴位结合排针法，一方面取通督调神之效，另一方面取排针通经活络之功，以此加强荣脑调神。印堂穴之前属经外奇穴，2006年将其定为督脉经穴，"经脉所过，主治所及"，印堂穴不但能调神益脑，且能通调十二经气，调理整体。此外，庄师善用四神针治疗神志相关病，一方面取其督脉穴起调神之效，另一方面取排刺通经活络之功，以增调神益脑之功。庄师治疗郁证灵活辨证，并配合相应穴位。肝郁脾虚可加太冲（泻法）、足三里（补法）；肝郁痰火可加太冲（泻法）、膻中（平补平泻法）、丰隆（泻法）；心脾两虚可加神门（补法）、足三里（补法）；心肝火旺可加行间（泻法）、劳宫（泻法）。

庄师治抑郁患者，除了针以外，常结合放血疗法配合运用。庄师常取肝之募穴期门、背俞穴肝俞放血。庄师认为，郁证最主要责之在肝，肝郁气滞则气机不通，故取经多选肝经腧穴，而期门穴为肝之募穴，募穴的作用更偏向于治疗气血不通的病症，点刺放血可使因气滞而不行的瘀血得以放出，从而促进体内气机的畅通和血液的正常运行，则心情抑郁、情绪不宁、胸部满闷、胁肋胀痛等主因气机不通导致的症状自然得以缓解，配合肝之背俞穴肝俞点刺放血，俞募配合选穴法，共奏疏肝解郁、通络止痛之功。

（邱璇　整理）

小儿多动症案

李某，男，8岁，2016年8月15日初诊。

不善言谈、注意力不集中6年余。

【初诊】其母诉患儿2岁时经西医院确诊为"自闭症"，后在康复机构行康复训练治疗，症状稍改善，具体情况不详。

【时症】神清，精神兴奋，形体偏瘦，多动不安，注意力不集中，反应有时较慢，时常自言自语，偶有说话时脖颈向一侧扭动，有时喜欢发出奇怪的叫声。庄师对其进行简单提问，患儿回答问题时反应正常，回答切题，但是言语啰唆，回答问题时身体不停扭动，双手摸拿诊案上物品，眼睛四顾无稍时停歇。舌红苔少，脉弦细。根据以上情况，庄师认为患儿自闭倾向不明显，智力正常，主症应是多动烦躁。

【诊断】小儿多动症（肝肾阴虚证）。此患儿先天不足，加之后天失养，导致肝肾阴亏、阴阳失调，阴虚阳亢，动静失制，阴不制阳，阳动有余所致。肾藏志，主骨生髓，若先天不足或病后肾精亏损，髓海不满则动作笨拙、健忘。乙癸同源，肾虚水不涵木，肝阴不足，肝阳偏亢，则性格急躁，情绪不稳定，活动过多。加之小儿纯阳之体，肾水不足则不济心火，心火偏旺则心神不宁，注意力涣散，精力难以集中，则记忆力下降，学习困难。脑为髓海，为元神之府，为神、智之所，《灵枢·经脉》曰"人始生，先成精，精成而脑髓生"，肾精是脑髓的基础。因此，依据传统中医基础理论结合现代医学认识到的"儿童多动症为脑功能失调"的病理基础，一般认为本病病位在脑，涉及心、肝、脾、肾各脏腑的功能异常，尤以肾虚为本。此例患儿虽经西医诊断为"儿童自闭症"，但庄师根据患儿症状诊断其为"小儿多动症"。庄师认为此病成因多系儿童大脑仍处于生长发育期，肾精的转化是大脑的发育必要条件，而小儿四肢生长发育亦需要依赖肾精的滋养，因此在先天不足以及后天失养的情况下易产生肾水不足的病理变化。脑为髓海，为元神之府，肾水不足不仅可致元神失养，还可导致心火和肝阳偏旺，进而引起心神受扰不能安宁，从而出现多动、注意力涣散、情绪急躁等神志异常。

【治法】安神醒脑，开窍解郁，平肝潜阳。

【处方】

①针灸取穴：四神针、百会、定神针、神庭、印堂、合谷、太冲、三阴交。四神针针尖朝向百会穴平刺；四神针、百会、定神针、神庭、印堂进针得气后予导气同精法，后加电针连续波，频率为2Hz电流强度并以患者耐受最大值为度；合谷、太冲得气后施与泻法，三阴交予补法留针。

②耳穴压豆：心、肝、肾、神门、交感、皮质下。神门、心于耳后相应位置再各压一王不留行籽，对压以增强疗效，左右耳交替贴。

③特殊医嘱：嘱家长教授患儿打乒乓球，让患儿双目紧盯乒乓球以训练其注意力。

治疗2周，每周治疗3次。治疗1周后患儿症状较前改善，能够适当与人交谈，身体扭动及口中怪叫较前减少，但反应仍稍慢，交流时双目环顾四周，不能注视对方。两周后注意力较前集中，交流时能注视对方眼睛。后因学校即将开学，为不影响学业改为每周治疗1次，随访半年，症状明显改善。

【按语】小儿多动症是小儿常见的精神心理疾患之一，其临床表现主要为注意力不集中、冲动和抑制过动程度方面有一定困难，即注意力缺陷、活动频繁、情绪冲动。小儿多动症通常发病于学龄前期，在小学阶段其症状表现较严重，其患病率在学龄儿童中为3%～5%，男童发病率高于女童，给患儿的日常生活和学习带来了极大的影响。目前西药治疗本病仍以中枢神经兴奋剂为最有效的方法。临床常用药物有哌甲酯、阿莫西林，不适应中枢兴奋剂或服用无效者，可服用三环类抗抑郁药，如安米替林、去甲丙咪嗪和丙咪嗪。临床上西药治疗小儿多动症副作用较大，疗效不稳定。中医古代文献对小儿多动症无明确、具体的记载，根据多动症的临床表现，可将其归属于"失聪""健忘""躁动""妄动""虚烦"等范畴。中医典籍中多有类似小儿多动症症状的记载，如"烦躁煽动""躁而不静"等。

庄师认为患儿为神志涣散不能集中，取穴应当敛神聚神，故强调四神针均要针尖向内针刺。定神针位于前额的印堂穴上方、双侧阳白穴上方，分别在督脉和少阳胆经之上，督脉内连于脑，而脑主决断。现代医学认为，大脑额叶主要与情感、智力相关，本组3个穴位均位于大脑额叶投影的头皮上，故能部分调整人的情感，控制情绪，从而达到定神的目的。小儿多动症患者，多动急躁，乃阴气不足导致肝阳亢盛，不利于肝气疏泄。《针灸大成》曰："四关穴，即两合谷、两太冲是也。"合谷、太冲相配伍，一气一血，一阳一阴，一升一降，相互为用，协同作用较强，有助于疏通全身气血。且太冲为足厥阴肝经的腧穴和原穴，肝为将军之官，开窍于目，藏魂，有安神定志、解郁除烦的作用，因此取四关穴可通过疏泄肝气来调神安神。三阴交为足太阴脾经穴位，足太阴为三阴之长，补足太阴即是补充三阴。且三阴交为足三阴经（肝、脾、肾）的交会穴，《针灸甲乙经》载三阴交主治"足下热，痛不能久坐，湿痹不能行……惊不得眠"。可见，三阴交有调节三阴而调理神志的作用。部分小儿多动症患儿可表现有颈部抽动、颈部不自主扭动等症状。其病理基础乃患处气血相对薄弱，风气留连，加之心神不宁扰动气血，故颈部肌肉常发生不自主的活动。对于此症，可在前述穴位基础上加刺风池、肩井泻其邪气，加百劳改善局部气血循环。调神针法以调理神机为主要原则，本病诊断准确，取穴精当，故起效迅速。

（周雪丰　整理）

小儿遗尿症案

利某，女，6岁，2016年6月13日就诊。

反复尿床6年余。

【初诊】患儿足月顺产，出生后无明显诱因出现尿床，夜晚需穿纸尿裤，大约凌晨3点遗尿，遗尿数次具体不详，饮水多时尤甚，余情况无特殊，未经系统诊治。现年近小学，家长意欲患儿住校，故求针灸治疗。

【时症】患儿形体偏瘦小，肤发黄，神情畏生，躲母身后，对答羞怯。平素易感冒、咳嗽，纳一般，眠尚可，大便干结如羊屎状，小便偏黄，无尿频尿急尿痛。舌淡嫩，少苔，脉沉细。

【诊断】遗尿（肾气不足证）。《诸病源候论·小便病诸候·尿床候》曰："遗尿者，此由膀胱有冷，不能约于水故也。"缘患儿先天禀赋不足，故出生后即遗尿，病程长，形体瘦小，大便干结如羊屎状，舌淡嫩，少苔，脉沉细，辨证属肾气不足，病位在肾、膀胱。

【治法】通督补肾，固涩膀胱。

【处方】

①针灸取穴：四神针、足运感区（双）、神庭、关元、中极、三阴交（双），夜尿点。四神针、足运感区、神庭进针得气后予导气同精法，中极、关元予补法，行手法后上述穴位加以电针，三阴交予补法，三阴交、夜尿点留针。

②穴压豆：交感、皮质下、肾、心、肝。

③食疗处方：炒白果、核桃，每天各4～5个，细细嚼服。

④特殊医嘱：嘱家长重视患儿排尿训练，睡前适当控制饮水量，睡前排尿，在患儿固定遗尿时间之前唤醒，使其习惯醒时主动排尿；切勿训斥患儿，使之对遗尿行为产生羞愧心理。

入针得气后留针30min，留针穴位每5～10min捻针1次，隔天1次，每周3次。

【复诊】上方针灸3次，家长按医嘱配合，于夜晚12时左右叫醒患儿起床小便1次，后患儿可安睡，无遗尿。患儿神情较前活泼，主动与医生交流，全无初诊满溢的羞愧之色。效则守方，取足运感区双侧两针排针，关元、气海、三阴交、遗尿点。食疗方守方。

前后共针4周，共治疗12次，患儿睡前主动排尿，夜里无遗尿，按食疗方调养。一年后随访，患儿情况良好，已上小学住宿，生活自理。

【按语】小儿遗尿症是指小儿≥5岁、睡眠状态下不自主排尿每周≥2

次，持续6个月以上。本例患儿西医诊断明确，首诊时应注意有无尿频尿急尿痛等，有无导致紧张心理的因素，了解小儿排尿的训练过程。尤其注意的是，遗尿可严重损害患儿自尊，导致心理及可能的精神失常，医生及家长当给患儿信心和支持，排除遗尿对小儿的情绪影响，成功的治疗可使其自尊正常化。故庄师临证，强调特殊医嘱，争取家长配合，患儿正视遗尿行为，故而疗效显著，患儿性格亦见活泼开朗。

中医认为遗尿主要病机为膀胱不约，主因下元虚寒、肾气不固，还可见肺脾气虚、肝经湿热、不良习惯等。庄师使用调神针法，取四神针、足运感区、夜尿点、关元、中极、三阴交。四神针、足运感区于头部，刺激大脑皮层，结合现代医学研究，促进患儿神经系统发育，对因治疗。夜尿点为经验穴，又名肾穴，位于掌面小指第二指关节横纹中点处，针刺时令患儿手心向上，小指伸直平放，直刺2～3分深，用轻捻转法，使麻胀感向掌部放射为佳。关元穴居脐下，为元气生发之处，下焦元阳元阴关藏出入之所，配合中极以益气填精、补肾固涩。三阴交为足三阴经之交会穴，有健脾益气、调补肝肾之功，庄师治疗泌尿生殖系统疾病，常于三阴交应用迎随补泻手法，随而补之，调气向少腹、会阴区以趋气到病所。本例患儿证属肾气不足，于此穴深刺，导气同精法调补肾气，可取佳效。

庄师擅长饮食疗法，著有《新编食疗本草》（北京科学技术出版社，2006）一书，主张对于患者来说，药物需要辨证诊治；对于健康人来说，食物同样需要辨证论食。突出本草食疗的整体观，做到因人制宜，辨证施食，既能调和阴阳脏腑，又能补养气血津液。本例用炒白果、核桃以温补命门、固气缩尿，坚果当零食，味道甘甜，易被小儿接受，依从性高，还可润肠通便，治疗患儿大便干结之症。尤当注意的是，大量生食或食未熟透的白果，易引起白果中毒。白果内含有的氢氰酸毒素为神经毒素，可引起恶心、呕吐、腹痛、腹泻等消化道症状及烦躁不安、恐惧、惊厥、肢体强直、抽搐、四肢无力、瘫痪、呼吸困难等神经系统症状。氢氰酸毒素为水溶性，加热后毒性减轻，所以食用前可用清水浸泡1h以上，再加热煮熟，均可大大提高食用白果的安全，如发现中毒症状，应及时就医。古人有忌过量食用或生食、婴儿勿食白果的说法。《本草纲目》曰："生捣能浣油腻，则其去痰浊之功，可类推矣……然食多则收令太过，令人气壅胪胀昏顿。"明言白果有毒，故庄师临床与家长再三强调白果炒食、4～5个，明言服法及用量，注重医疗安全。

（谢晓燕　整理）

髋关节术后尿潴留案

陈某，女，83岁，2016年5月19日就诊。

排尿困难3个月余。

【初诊】患者因跌倒导致右股骨颈骨折，于2016年2月24日行右侧全髋关节置换术，术后1周拔除导尿管后出现排尿困难，遂重新留置导尿管。期间药物、物理治疗及多次拔除导尿管，患者排尿困难症状改善不明显，仍不能自主排尿，留置导尿管出院。

【时症】患者面色㿠白，神情倦怠，言语少气无力，膝软无力。舌质红，少苔，脉弱。尿动力学检查：①高顺应性膀胱；②逼尿肌未见收缩。双肾泌尿彩超：未见明显异常。

【诊断】中医：癃闭（肾气亏虚证）。西医：手术后尿潴留。

本例患者为老年女性，肾为先天之本，老年人肾气虚弱，加之行手术治疗，损伤正气，肾气为一身之气之根本，故肾气虚弱加重，出现小便不利。舌淡红，少苔，脉弱均为肾气亏虚之佐证。《素问·宣明五气篇》载"膀胱不利为癃"，《灵枢·邪气藏府病形》载"膀胱病者，小腹偏肿而痛，以手按之，即欲小便而不得"，可见病位在膀胱，病机多为脾肾之气不足，膀胱气化无力。肾主水，脾肾共同协调水液方可代谢正常。

【治法】补肾益气，行气利水。

【处方】患者仰卧位，放开导尿管，待患者尿液排空后，以叩诊再次确认膀胱内尿液已排尽。常规消毒后取足运感区、尿三针（关元、中极、双侧三阴交）。选用0.30mm×40mm毫针，针刺双侧足运感区，针体与皮肤呈15°角沿头皮快速进针，将针刺入帽状腱膜下15～25mm，得气后行小幅高频捻转补法1min；关元、中极两穴以0.30mm×25mm毫针快速破皮后，缓慢进针至0.8寸，行捻转补法5min；双侧三阴交以0.30mm×40mm毫针快速破皮后，沿胫骨内侧面后缘进针1.3寸，行提插手法使其获得较强气感并循经感传至少腹。留针10min，取针后迅速按压针孔。同时辅以中药以补肾益气为法，方以六味地黄丸加减。

2016年5月30日上午针刺治疗结束后拔除导尿管，当夜患者开始能够自主排尿。

2016年6月2日尿组合结果回报无明显异常，且患者小便情况趋稳定和规律。

2016年6月4日医嘱出院。随访近一个月未复发，精神状态明显好转。

【按语】尿潴留是手术后常见的膀胱功能障碍性疾病，随着年龄增长，该病患病率逐渐增加，以老年人居多。西医多采用导尿治疗，不仅易出现泌尿系统感染，而且导致正常排尿时间段内膀胱排空延迟或不能完全排空，给患者造成心理和生理上的痛苦。

西医治疗尿潴留有诸多副作用，中医药尤其是针灸治疗本病有很大优势。因患者尿潴留和手术伤口疼痛，很难采取俯卧位和侧卧位取穴，影响了一些临床常用穴的选取。针对这种情况，庄师采用头皮针配合尿三针治疗，更贴近临床实际，而且临床效果较佳。

足运感区在前后正中线中点旁开1寸，向后引一长3cm的直线，位于督脉与膀胱经之间，内秉督脉之经气，外合膀胱之经气，刺激该区能激发两经之气，使阳气启动，膀胱守职则诸症消除。该区位于大脑皮层旁中央小叶的头皮投射部位，旁中央小叶是高级排尿中枢，针刺可兴奋大脑高级排尿中枢的功能，提高脑皮质中枢对排尿的调节作用。尿三针包括关元、中极、三阴交，其中关元穴又名丹田，是足三阴经与任脉交会之处，于此处行捻转补法具有培补一身之元气的功效；中极为膀胱经之募穴，任脉与三阴经之交会穴，有调膀胱气机、促进气化、通利小便之功效；三阴交为足太阴脾经之穴，与足少阴肾经、足厥阴肝经相交会，足三阴之脉均循于少腹，其筋结于阴器，又与冲任二脉关系密切，可健脾益气、调补肝肾。三穴合用具有益气温阳之效。

此例患者属术后气血耗伤，膀胱气化失司，水道不利。足运感区配合尿三针对膀胱逼尿肌有良性调整作用，使膀胱逼尿肌收缩，内压上升，兴奋盆腔副交感神经，使刺激向外生殖器传导而产生尿意，共奏通经活脉、行气利水、通利小便之功。

另外，庄师善于针药并用，这都基于多年丰富的临证经验，能对疾病的病因病机整体把握，准确辨证，故疗效显著。根据本例患者症候，辨证为肾气亏虚，方用六味地黄丸加减。熟地黄滋阴补肾，酒萸肉补养肝肾，山药补脾益肾；泽泻、猪苓利湿泄浊，茯苓健脾渗湿；肉桂、乌药温补肾阳，桂枝温阳利水益智安神定志，共凑补肾培元之功。

以头皮针、尿三针为主，并辅以中药，最终使得患者日常生活自理能力得到了极大限度的提升。

（李克嵩　整理）

强直性脊柱炎案

罗某，男，19岁，2016年1月6日就诊。

反复腰背部疼痛2年余。

【初诊】患者自诉2年前无明显诱因先后出现腰背部疼痛不适，静息疼、夜间疼，活动后减轻，症状进行性加重，出现行走困难、翻身困难，严重时，自感呼吸受限，曾行益赛普皮下注射治疗，症状改善不明显。

【时症】患者神清，形体偏瘦，腰背部疼痛，伴活动受限，无胸闷心悸、呼吸困难等不适。

【查体】骶髂关节压痛，脊柱前屈、后伸、侧弯和转动受限，"4"字试验阳性。髋关节CT：符合强直性脊柱炎骶髂关节及髋关节改变，血沉40mm/h，C-反应蛋白120mg/L。舌淡，苔白，脉沉细。

【诊断】强直性脊柱炎（肾督阳虚，督脉不通证）。根据患者体征和症状，庄师认为强直性脊柱炎腰背疼痛主要在于督脉气血运行不畅，经脉痹阻，不通则痛，但肾督阳虚为此病发生的根本原因，治疗上重在疏通督脉气血，温督强阳。

【治法】温督强肾，疏通督脉。

【处方】阿是穴（督脉腰背疼痛处），肾俞穴（双侧）。

操作：先于督脉腰背部行毫针排刺，须向腰骶部斜刺，约与皮肤呈45°，直刺双肾俞穴，再于针柄接电针治疗仪，给连续波，强度以患者能耐受为宜，再将TDP照射于腰背部，约30min出针，后选用中粗火针，在酒精灯上将针尖烧至通红或通白，行督脉排刺及点刺肾俞穴，每天1次。

【复诊】2016年1月20日，腰背疼痛明显改善，活动亦见明显好转。

【按语】强直性脊柱炎属于自身免疫疾病，主要临床表现为炎性腰骶部、背部、颈项部疼痛、僵硬和活动受限，非对称性膝、髋、踝等外周关节的肿胀疼痛。夜间疼痛为甚，疼痛在静止、休息时加重，活动后减轻。

西医认为本病的发生与遗传、感染、环境及免疫等多个因素有关，治疗上多使用非甾体类抗炎药及激素等，副作用较多。

庄师熟读经典，认为督脉循行于后背正中，督脉为病可见腰脊强痛，即病在督脉，在于督脉不通，所以重在疏通督脉气血，此时可遵循"宁失其穴，勿失其经"的原则，此原则的含义是告诉我们在临床中，面对疾病先不要考虑病变所处的穴位，而应该辨识清楚病变所在经络，重视患者"经气"的盛衰。正如《灵枢·官能》所说："察其所痛，左右上下，知其寒温，何经所在。"清代喻嘉言："凡治病不明脏腑经络，开口动手便错。"如前述可明确强直性脊柱炎之腰背痛病在督脉，即察其所病，知何经所在。强直性脊柱炎病机为肾督阳虚，而督脉具有"总督诸阳"的功能，各阳经均交会于督脉，又为"阳脉之海"，具有调节和鼓舞人体阳气之作用，故可统帅全身阳气，改善脏腑功能，且督脉循行贯脊属肾，督脉经气盛，则肾精充实，命火旺盛，现代研究认为督脉可以有效地改善脑和脊髓的功能，结合古文所述督脉循行、主治特点、督脉为阳脉之海的特点以及现代研究对督脉功能的认识，故可先采用毫针行督脉排针，向腰骶部斜刺，不必拘泥于腧穴所在。需要注意的是，针刺时，需从病变上两个节段开始，直至病变所在病位。因为强直性脊柱炎具有自下向上进展的发病特点，正如杨上善所言："观痹从下自上，当先刺向下之前，使其不得进而下也；然后刺其痹后，使气脱也。"由于疾病的发生根本在于先天不足，故在治疗过程中，尚伍以双肾俞穴以增强补益肾阳之作用，再于督脉行火针点刺，针对强直性脊柱炎的病机主要为肾督阳虚，火针兼具针的疏通和灸的温补双重作用，即针可疏通督脉经气不通，灸可温补肾阳，标本兼顾。现代研究认为火针通过火热作用使抗原抗体聚合物灭活，从而取得自身免疫疗效，可见火针可以很好地用于强直性脊柱炎的治疗。

火针古代又称为"燔针""焠刺"。火针之所以可以治疗上述疾病的机理在于：火针疗法通过借助火力，一方面可促进气血的运行，疏通痹阻的经脉，祛除机体实邪；另一方面又可以以火补阳，充实体内正气，因而无论是邪实的颈椎病，又或是本虚标实的肩周炎、强直性脊柱炎，均可以采用火针治疗。现代研究证实通过烧灼火针能够使针下局部的病变组织碳化，改善或消除病变组织的充血、水肿、渗出、粘连、钙化、缺血等，促进新陈代谢和病变部位的血液循环，从而修复病变的神经和组织。火针针刺后，通过机体自身的生物免疫反应、电磁现象及神经体液机制等发挥有利的整体调节作用。庄师强调在治疗强直性脊柱炎过程中，医者需明白上述疾病所处阶段，才可使用火针治疗。火针主要适用于强直性脊柱炎软组织骨化从不完全到完全期，此期采用火针治疗可舒缓肌肉、韧带、关节等软组织，改善脊柱功能，预防粘连的发生；以及软组织骨化完全期，仍有疼痛的部分患者，而对于软组织骨化不完全期，由于疾病发展迅速，为治疗的关键期，需要尽快运用相关药物控制病情的进展，但对疾病三期中出现的肌肉僵直体征，火针可起到柔痉止痛、疏散风寒的作用。

（于维涛　整理）

二、医话

司徒老针灸经验追忆

今天我们讲一讲司徒老的针灸经验和学术思想，内容比较多，把司徒老的学术思想提炼起来的话，第一点："针所不为，灸之所宜"，可以说是擅用灸法治疗慢性病的体现；第二点：整体辨证取穴，如四花灸治疗神志病、电梅花针背俞穴治疗斑秃等，都体现了整体辨证的理念。并不是哪里病就治疗哪里，跟我们现在的取穴大不相同。而教科书上说的邻近局部取穴、循经远端取穴，也和司徒老的整体辨证取穴不一样，虽然有时候不能明白其中的道理，但是他的治疗理念和角度更高，这就是结合整体的全面辨证取穴。下面我们就逐一来讲。

（一）灸法

司徒老在1986年、1987年出诊的时候，我作为年轻老师跟随其学习，他一下午一般只看六七位患者，因为大多是慢性病或疑难杂症患者，其次是因为他用灸法比较多，而且亲力亲为，做的时间长，所以诊治的患者比较少。

1. 四花灸

司徒老的灸法是以什么为主呢？我们认为司徒老擅长做"四花灸"，他在临床上也确实做得很出色。我们知道"四花灸"原文出自王焘的

《外台秘要》，虽然有人认为在王焘之前就有，但是完整的记载包括穴位、做法、主治的就是这本书了。"四花灸"就是在膈俞、胆俞穴上做无瘢痕地直接灸，因为艾灸的艾烟冒起来，像四朵小花，故名"四花灸"，主治骨蒸、劳热、虚羸这类疾病，相当于我们讲的虚性疾病，包括结核病的骨蒸劳热。但现在的临床应用和书中记载多少有些出入了。我们看到司徒老在临床上用四花灸治疗虚性疾病是可以理解的，但司徒老用来治疗最多的是类风关，即类风湿性关节炎，而且临床效果很好，当时我们作为学生很不理解。还有就是用来治疗神志病，我也不大理解。神志病就是神志方面改变的病，比如情绪不定、抑郁症这一类，司徒老用四花灸。我们理解四花灸作为一种灸法主要治疗虚证寒证，而神志病并没有，所以这个道理也尚不清楚，但有些经验治法就需要从临床应用中慢慢理解，记住它有效，然后不断实践和体会。此外，还用来治疗胃肠病，这个比较容易理解，比如20世纪80年代慢性胃肠病特别多，包括胃肠功能紊乱、溃疡、慢性泄泻等，司徒老也是用四花灸，疗效也是非常满意。所以，我们认为四花灸就数司徒铃教授做得多，并且我们把他的临床经验传承下来了，现在做得也比较多了。

2. 百会压灸

我很早接触司徒老时就看到他在临床做压灸百会穴，原原本本的做法是把头顶百会穴处的头发拨开，然后擦点万花油，将做好的花生米大小的艾炷固定黏合于穴位处并点燃，当艾炷快烧完的时候，准备一小段清艾条，在患者感觉到百会穴处发烫时，将准备好的清艾条于艾灸处垂直下压，压熄艾炷，此时会有一种热感向四周放射，这就是要达到的效果。但这个火候很难掌握，因为压得过早患者的热感、放射感不明显，压得迟了就容易烫伤皮肤，压得不紧不实也容易烫伤，而且烫伤后头皮处较难愈合，所以现在临床上也不太敢去做这种百会穴压灸，而它的治疗作用主要就是针对虚性的头晕，如气血不足型、肝肾不足型眩晕，确实效果很好。

3. 麦粒灸

虽然我看到承淡安先生也做麦粒灸，但是没有去考究到底是谁做得早。司徒老的麦粒灸同样做得很好。因为做麦粒灸，一个人边戳边灸，又要防止烫伤，而且一个穴位5~7壮，至少4个穴位，所以，治疗时间长，效率就比较低了。司徒老擅长运用麦粒灸治疗痉挛性偏瘫，中医学院针灸专业毕业的学生都会用这种方法，即取10个井穴，一般一次选3~4个，灸5~7壮，因为痉挛性偏瘫的肌张力很高，这样灸下来慢慢就松弛了，能够解决肌张力增高的问题。

4. 足三里化脓灸

司徒老很拿手的还有足三里化脓灸，用现在的观点来讲就是治未病。他自己的足三里就是化脓灸后长瘢痕了，还要在穴位周围做灸，所谓"若要身体安，三里常不干"，他就一直这样做。

（二）补泻手法

司徒老除了善用灸法外，还有就是针刺的补泻手法，司徒老擅长复式补泻，其中最拿手的就是三才补泻，如烧山火、透天凉，虽然不一定是完完整整地做烧山火或透天凉，但他一定是把穴位分层次来补泻，就是分成天、地、人来补泻，而且他也做提插补泻和捻转补泻，而呼吸补泻和开阖补泻是他必做的。还有就是针刺的辅助手法，如针感未至，用循、弹、按、刮等手法催气或促进针感传导。所以，司徒老的针刺补泻手法很难被重复，我们在研究的时候尽可能地量化，包括手法类型、频率、力度等，如徐疾补泻和提插补泻的结合，虽然力度不能通过观察来掌握，但频率是可以的，大概为4次/min。其次就是补泻的效应，司徒老的理论和靳老一样，讲究针下热或针下凉的感觉，我们当时根据他的建议，除选了一些指标如胃肠电、生化和免疫等，还有就是观察最直观的温度变化，所以做他的复式补法，体表温度可以提高0.5~0.8℃，而产生针下凉的感觉时，体表温度可以降低0.3~0.5℃，这也是按照司徒老提倡的研究方法做出来的结论了。还有就是接气通经法，他在合谷做泻法，能使针感到头部，再从头面部传导到足部，这种方法连邓铁涛教授也称赞过。

（三）重叩皮肤针

司徒老多用其他特殊针刺手法，但是现在临床比较少用了，比如重叩皮肤针的治疗方法，而现在基本都是提倡轻叩、以皮肤潮红为度、不出血，但是司徒老在治疗顽固性疾病的时候，诸如胃病、类风关等，他都是重叩，一般都是把选取的穴位或局部叩到血淋淋的，这就和后来的刺络拔罐法有点相似了。只要认定是顽固性的、疑难性的实证，他就会重叩皮肤针，患者都会痛得大喊大叫，但疗效很好。我认为这种方法也是司徒老的治疗特点。

（四）挑刺

司徒老经常做挑刺，虽然现在已经很少有人做了，并且他使用的挑刺针是很特别的，不是我们教科书上看到的那种挑针，它就是一个不锈钢板，一端做成一个钩。做的时候手下感觉很重要，具体操作一般是先用碘伏和酒精进行局部皮肤消毒，然后选取穴位或痛点，用钩针刺入皮下并挑起，在皮肤和肌肉之间找到白色的肌纤维，把白色肌纤维从针孔挑出来，因为肌纤维相当有弹性，所以勾住后要进行上下左右的摆动，动作幅度要大，最后还要挑断它达到强刺激的效果。这种挑刺手法司徒老是比较拿手的，用来治疗顽固性的疾病效果很不错，比如颈、肩、背的顽固性疼痛。我做过几例效果很好，就是选择有明显压痛或触及硬结的地方进行挑刺，治疗后局部肌肉就放松了。还有慢性胃肠病司徒老挑刺做得也很多。后来张家维老师和我做挑刺的时候，我用来治疗男性不育症、男性功能障碍，如阳痿、遗精、早泄，还有精液异常、精子总量减少、活动力降低等。但是临床上我们常用针刺结合挑刺治疗，因为针刺可以一星期做3次，而挑刺一星期做1～2次就够了，这样治疗效果确实很不错。

（五）擅用背俞穴

司徒老临床擅用背俞穴，到现在也影响着我在临床中的治疗取穴，比如穴位埋线治疗癫痫，除了取大椎穴、癫痫穴和臂臑穴外，我也常用背俞穴。当时司徒老跟我们说，五脏六腑都有各自的背俞穴，这些穴位功能就是调脏腑、调气血、调阴阳。如果用我们现在的知识水平来认识背俞穴，那可以说已经达到一个新的高度了。我常说，背俞穴为什么要这样排列，从肺俞开始，肺位最高，然后心、肝、胆、脾、胃往下排，其实是因为它有相应的脊神经节段的支配，而脊神经就分为躯体神经和内脏神经，内脏神经相关脏腑的疾病在相应的躯体神经上有反应，所以刺激背俞穴可以通过躯体神经、内脏神经来调节相应脏腑的功能，这是用现代的认识来理解它。

（六）梅花针

另外，张家维老师使用梅花针治疗斑秃、脱发的经验应该也是传承于司徒老的。以前的梅花针是可以加电的，好像是广东新会那边做的，叫"七星针"，把7个针头连接起来，然后就可以接一条脉冲电流线，而电针机的另一极就固定压按在印堂上，所以当梅花针叩击接触皮肤的时候，就形成了回路，产生电流，达到持续刺激的作用，用来治疗斑秃、头发稀少、白头发等效果很好，张家维老师临床经常做，我们作为学生就在旁边学，这也是从司徒老到张家维老这样传承下来的。而且司徒老擅用背俞穴，所以他在治疗斑秃、脱发时，除了在头部采用"井"字形或网状叩击外，还会沿督脉、膀胱经第一侧线、第二侧线从颈部到背部，再到腰部这样一直叩击下来，当时我们也不理解，其实道理就是膀胱经第一侧线都是五脏六腑的背俞穴，包括心、肺、膈、肝、胆、脾、胃、肾、大肠等，因为针对这类疾病，通过刺激背俞穴来调脏腑、调气血是最适合的，加之督脉入络脑。

（杨子宇　整理）

补泻浅谈之一

临床上常说针灸时运用补泻手法效果更好，今天我们就来谈谈影响针灸疗效的几个因素和条件。

1. 影响针灸临床疗效的两个关键因素

临床上有些患者被经验丰富的医生扎完针后，感觉很好，想继续治疗；而被一些医生扎完后，却对针灸产生恐惧，不再想针灸治疗。其实这与两个因素有关。

第一个因素就是进针。我当初跟随张家维老师学习快速进针法，即张家维飞针法。飞针法是在快速进针的基础上加一些手势，如快速进针后手缩回来，或快速进针后手指张开再缩回来，如飞鸟展翅一般。快速进针法有什么好处呢？因为进针痛否关系到患者是否接受治疗。快速进针法穿透皮肤那一瞬间快就不痛，透过真皮层再往里进针就不痛了。

第二个因素就是补泻手法。司徒老、靳老补泻手法做得较多，但他们都是缓慢进针法，在皮上慢慢捻进去。缓慢进针的目的在于方便做补泻。比如他们做三才补泻法，要从天部到人部，再到地部，若快速进针可能太深，而且比较难守神、守气。但这不等于说张家维老师快速进针就不做补泻手法，主要看进针的深浅。

所以这就是所谓无痛进针和补泻手法，若控制不了进针深度就可以缓慢进针。

2. 补泻手法的三个条件

临床诊疗中，包括我在内，为什么我们做补泻手法这么少呢？这都是有原因的。

第一点，看病性。比如我诊治一位偏头痛的患者，前期头痛厉害时用电针，目的在于加强针感，起到泻实的作用。门诊常遇到的痛症，像偏头痛早期、颈椎病、腰椎病、颈肩综合征、软组织疼痛等，用电针止痛效果好。临床上调理脏腑疾病等慢性病，做补泻手法效果更佳。比如20世纪80年代，我在张家维老师和司徒老的指导下诊治了很多例男性不育症患者。所谓男性不育症，我总结为两大类，一类是关于性功能障碍的，如阳痿、遗精等；另一类是精子的异常，包括无精症，少精症，精子活动力低、总数低、比例低等。后者精子的异常往往属虚实夹杂，且虚证多，主要治法为补肾益精，故更能体现补泻手法的作用。比如当时有位香港的男患者，婚后四五年没生孩子，检查报告显示精子活动力低、总数低，使用针灸补泻手法治疗了两三周，复查显示精子总数和活动力恢复正常了。后来有了孩子给我们报喜，并且拿红鸡蛋来感谢我们，治疗效果很不错，要归功于补泻手法。

第二点，看环境。主要看患者数量，因为做补泻手法耗时多，如果患者太多是没时间做补泻手法的，像当年司徒老一个下午才诊治六七位患者，所以有足够的时间才做补泻手法。或者是做临床研究观察，像20世纪80年代末我跟司徒老做补泻手法试验研究，一个下午才一两位患者，那当然可以做。所以患者太多就做得少，但不等于不做，视情况而定。

第三点，要看患者的接受程度。患者情绪紧张、怕痛，经疏导安慰后仍排斥、不接受，那就没有必要做了。否则出现晕针、滞针等不良针刺反应，适得其反。

3. 补泻四要素

补泻与四个方面的因素有关，我把它定为补泻四要素。

第一个要素是操作方法。针灸不能只理解为针和灸，还包括很多其他操作方法，如刺络放血、拔火罐、艾灸、皮肤针等，操作方法能体现补和泻。比如有一位三叉神经痛的患者，看他舌头暗红，所以让同学给他耳尖放血，耳尖放血本身就是泻法。如果痛不是很厉害，舌质淡，属虚证，那就要给他灸百会、风池穴。灸法作为一种操作方法，本身就是一种补法。所以操作方法本身就有补泻偏性。

那针呢？针当然有补有泻，所以第二个要素，就是针的补泻，看怎么操作。针的补泻手法包括了很多因素，如迎随补泻手法、徐疾补泻手法、提插补泻手法、捻转补泻手法、呼吸补泻手法、开阖补泻手法等。补泻过程中要捻转、提插、徐疾等，每个手法单独做，就是单式补泻手法，《灵枢》最早提出这样的说法。目前临床上最重要、最常用的是提插和捻转补泻，徐疾补泻也会用，因为提插和徐疾补泻是很难决然分开的。做提插补泻手法时，其实已经包含徐疾补泻了。补法，要重按轻提，泻法则是重提轻按。但是在补法中，重按速度必须慢，马上按下去何来补啊，也不能体现重按。重按力度很难体现，如何体现力度呢？就必须手指用力慢慢把针压下去，其实这个慢就体现了徐疾补泻。相对的，泻法中的轻提就必须快，所以说提插补泻就包括了徐疾补泻。捻转补泻时拇指向前为补，拇指向后为泻，但有时会碰到一类患者，肌纤维会缠着针柄，往前一捻720°都有了，患者会很难受很痛，就没法做下去。所以我们做得最多的就是提插补泻或者捻转补泻配合徐疾补泻法，有时结合迎随补泻及呼吸、开阖补泻。

后世的补泻手法都是在单式补泻手法的基础上发展而来的，最有名的就是烧山火、透天凉。像烧山火，进针要浅，从天部做重按轻提，其中体现了徐疾，可以不做捻转，天部到人部，再到地部，泻法则相反。进针的时候要结合呼吸，出针的时候要结合开阖。所以烧山火、透天凉包括了提插、捻转、徐疾、呼吸、开阖等手法，和九六补泻：九度为补，六度为泻。其实我们临床上运用，做三才补泻，必须要有一个组合。像对某个患者，运用了提插、徐疾，还有迎随，针尖往上，这就是一个复式手法。而靳老用三种手法：大补大泻、小补小泻和导气同精法。这并不是和《灵枢经》不一样，只是在单式补泻手法的基础上又高度概括，如大补大泻是幅度要大、用力要大的意思，提插、徐疾等也贯穿其中。小补小泻是针对一些不需大补大泻，如身体虚弱而要泻的，或比较敏感的不耐受大幅度补泻的患者。导气同精法，没有体现提插或徐疾，重在经气传导，若要理解补泻效应，就要体会经气传导。

第三个要素就是穴位。穴位有其穴性，就像中药具有药性一样。但在362个穴位中只有部分穴位有穴性，而且不像中药那样有明显的寒热温凉。但部分穴位具有虚实补泻之分，比如关元、气海、足三里、百会等穴有补性，又如外关、曲池、太冲、合谷、人中等穴有泻性。这样我们就可以结合前面的两个要素，比如说结合操作方法，结合毫针的补泻手法，再结合穴性。要做补法，可以选用足三里、三阴交等穴来操作。这样你就会知道穴位本身有穴性，有补和泻的作用，还要结合你的操作方法和手法来共同达到治疗目的。这是补泻的前三要素。

此外有人提出第四要素，即针灸有双向的良性调节作用。就像靳老的导气同精法是平补平泻，但为什么能起到补泻的作用呢？那就要考虑到机体的功能状态。如果身体处于一种虚的状态，给他做针刺，不用体现在补泻手法或穴位上，也有补的作用。何以见得呢？针刺效果说明问题。比如说一个慢性胃病，十二指肠溃疡，舌淡苔白脉细弱，气短懒言，四肢疲乏无力，甚至胃轻瘫，这是个虚证，中气不足。这时候针足三里穴，若不做补泻手法，有没有效果？也有疗效，胃也不胀了，大便也正常了。没做补泻手法也取得疗效，关键是机体当时的功能状态是虚弱的，低下的，这个时候针灸，不管前面三要素，也能起到补的作用。反过来，急性胃肠炎，胃痉挛，痛得很厉害，拒按，舌红苔黄脉滑数，大便秘结小便黄，是个实热，阳明腑实证。不管穴性或手法，同样针足三里穴，它也能止痛。这就是补泻的第四要素。

（曾访溪　整理）

补泻浅谈之二

上一讲我们讲了补泻四要素，今天我们谈谈补泻的效应及操作方法。

1. 补泻效应的"真义"

《灵枢》记载的补泻效应只提到"补则针下热，泻则针下凉"，我们后来所说的酸、麻、胀、重，这叫得气，不叫补泻效应。《灵枢》也没有说要酸、麻、胀才达到了补泻的效果。靳老也反复和我们强调这一点，有一次他在吃饭的时候说："你们去看看《灵枢》，如果有说酸、麻、胀就达到补泻效果的，我明天再请你们吃饭！"所以《灵枢》说补泻的效应只是针下热、针下凉而已。

因此，我们在20世纪90年代就申请了国家中医药管理局的补泻手法课题，研究中设立了体温、胃肠电、神经电等观察指标。体温指标很重要，它很直观，体温有变化，不是靠摸上去的感觉，而要测体表温度，这样才客观。比如做提插补法，体表温度能升高0.5～0.8℃，提插泻法体温能降低0.3～0.5℃。

2. 补泻手法的量化

前面提到的补泻手法课题以司徒老的补泻手法作为标杆，所以首先要解决司徒老的补泻手法如何标准化及量化的问题。因为他做的和我们不一样，但也不能总让司徒老自己来做手法，所以我们要把它量化，写清楚补泻手法具体如何操作，让别人可以重复和模仿才行。

比如提插和捻转的频率，这是最重要的。而力度没办法衡量啊，你说重按轻提，重到什么程度，轻到什么程度？但是频率必须量化，我们就模仿司徒老的测算，提插4次/min，我现在就基本是这个频率了，这来源于司徒老。捻转呢？往前往后，或往左往右，也是4次，这就是大概的频率。力度怎么体现呢？大家有没有这种体会：有时不用力针也可进出。其实力度体现在两方面：第一，紧抓针柄，用劲；第二，把针柄弄弯。这让我想起了程式针灸程凯的手法，就是把针给弄弯了，有异曲同工之妙。针一弯，就能够用劲，体现重按或重提，因为一弯了它摩擦力增大，弯度越大弧度越大，进出就更要用劲了，其实就是牵引摩擦。通过牵引穴位肌肉里所谓的感应器，产生感觉，激活肌纤维，引起收缩传导，从而起作用，就是要体现我们经常提的"意在针下"。那捻转呢？也是这样，要抓住针柄，也要用劲，手指在上面松松的，也能提插捻转，但就没体现到用劲。自己要体会到自己在用劲，就好像发功一样。

3. 补泻重在守神，做到意在针下

说到"意在针下"，这点很重要。做补泻手法时精神要高度集中，意在针下，但往往会很累。你们看我平常给患者做补泻，不到几分钟就会累，就是因为守神，太专注。所以有人说做针灸很耗气，有一定的道理。20世纪90年代邓铁涛教授中风住院，我给他做补泻手法，做完之后他叮嘱我："小庄啊，你回去炖个鸡汤喝吧。"邓老他也是针灸家，知道意在针下很耗气。

补泻手法的学习和熟练需要一个过程，我也是做医生十几年后才有了这种感觉，刚开始也是怎么学都学不会。你们现在做补泻手法不用怕也不用要求太高，要慢慢潜心研究体会才行。有时我在想，做补泻手法的时候是不是有个外功的作用，这个我不敢说，但应该多少有这个成分，要不也不会做得这么累。至少当你意在针下守神时会耗气，可以用耗气耗神这个道理来解释。所以要熟练，要掌握要领。以前我在门诊有个不育症的患者，有一次我一边给他做针灸，一边跟学生讲解，患者就说："教授您能不能帮我针完再讲？"他感觉一点针感都没有，因为我分神了。所以一定要聚精会神，做到守神、意在针下。

4. 针感的传导

我们现在所讲的针感传导，也属于手法的范围。但不是补泻手法一定要做到的，大部分躯干穴位传导不明显，如背俞、胃俞、脾俞等穴，最多感觉胃、腹腔很温暖，但针感传导不明显，这跟手脚的穴位不一样。但有些躯干穴位也会传导，比如说关元、气海，针尖往下，可让针感传导到会阴部。所以传导也有方向，要治疗一些生殖系统或妇科疾病就要向下传导。再比如最典型的三阴交，针三阴交穴就要让针感往上传。曾有患者针感就传到膝盖了，最好再传到大腿、腹部等。像之前讲到的那个香港不育症的患者，他针感就很好，给他针三阴交穴，针感就会沿小

腿传到大腿，再到腹部，最后还会到胸胁部，就是脾经的位置。但注意不要暗示他，不要问他有没有传到胸胁部，而是问他传导到哪里，再问他还会不会继续传。他说没有，就到胸胁部，那就对了，脾经止于胸胁部大包穴。这种传导是很慢很慢的，经络的传导是以毫米来算，一秒多少毫米，那一分钟也就十几厘米。这有别于一秒几米的神经传导，那是像闪电一样的感觉。

临床上经常不容易做出来针感的传导，一方面可能医者不熟练，另一方面可能患者体质虚弱或者不敏感。多做几次才可能慢慢有针感，患者体质慢慢强壮，精气慢慢旺盛了，才有针感出来。在针感传导过程中，如果碰到传导很快的，要么就是患者虚报的，要么就不是经络传导。

5. 针感传导的要点

针感传导准确来讲是行针的导气效应，即气到病所。为什么治疗月经不调、泌尿系统、消化系统等疾病时，针三阴交穴如果针感无法传到足部，要用辅助手法按压其下方让针感往上传呢？因为它的病位在腹部，要让针感向上传导。比如用合谷穴针麻镇痛，像一些甲状腺手术、扁桃体摘除术或鼻息肉手术，就要让合谷的针感传导上来。但合谷的麻法是不一样的，这种传导是很难受、很痛的，通过这种痛、麻来起到止痛的作用，有人称之为疼痛转移法。当然合谷用来止痛、镇静、麻醉，不是说完全不用麻醉药，而是用半量。

那传导要怎么做？比如说针三阴交穴，首先是要紧靠胫骨后缘进针，针感传导才明显；其次若针感没往上传，要按压下方使针感往上。同样道理，合谷若在第一、二掌骨间中点进针的话，容易出血，针感又不好，一定要靠近第二掌骨中点进针效果才好。针感的传导还与补泻手法有关。像三阴交，随着经脉向上而刺，针感向上传导其实就有迎随补泻的概念。

6. 接气通经法

在做司徒老的补泻手法时，了解到他的接气通经法。司徒老在合谷穴进针，然后让针感往上，往颈部、头部传，再往下往足阳明胃经传，这就是接气通经法，接到同名经上。这样就把整个手足阳明经都打通，让经脉都畅通了。治疗一些阳明经上的疾病如头面五官病，再取合谷内庭，泻一泻，效果就很好。

但要做到这点很不容易，你要我从合谷传导到肩部颈部我肯定能做到，但是要接经接到胃经去我还没能体会。我只能够做到左右经的导气，不多，做到过几例，最典型的就是给邓铁涛教授做的那次。这种是左右同名经，如左右手阳明大肠经，因为人体是平衡的，手阳明大肠经是从大肠循行出来，是左右贯通的，我们说阴阳左右平衡，那经络也是同样的道理。中风病的治疗有一种方法叫以健侧带患侧。当时邓老左侧肢体偏瘫，偏瘫肌力很差，才1～2级，脑CT像地图一样，左下肢我给他针足三里、三阴交、伏兔等穴，左上肢针外关、合谷、曲池等穴。我又在右侧肢体针相同穴位。患侧留针，在健侧做手法，也就是导气法，希望以健侧带动患侧。我一开始也没预估到这样的效应。在做健侧曲池手法时，患侧曲池的那根针就摇起来了，而我做健侧三阴交时，患侧三阴交的针也摇起来了。这不是注意力太集中或紧张而出现的肌肉跳动，而是摇动。这样以健侧的穴位带动患侧，患侧经气与健侧沟通，左右平衡以达到疗效。我不敢说邓老的康复是我针灸的效果，但起码针灸在其中起了很大的作用。他那次中风于91岁起病，针完之后两年即93岁时还出来散步并且走得很远。他康复得如此好，也可能跟他的经络系统有关，他的经络系统很通畅，这应该跟他练八段锦有关。要说明的是这种导气法或接气法不是补泻手法的效应，而是气至病所的表现。

（张莞岚　整理）

经 验 穴 位

临床上你们看我经常用些经验穴，效果也很不错，下面我就讲一讲我平时经常使用的几个经验穴位：

1. 遗尿点

门诊经常遇到遗尿来就诊的患者，我经常使用的一个穴位就是遗尿点（或称肾穴、夜尿点），它是一个治疗小儿遗尿，成人尿多、尿频、漏尿等疾病的经验穴位。我曾让大家查了遗尿点的位置，一般大家共同认识是在小指掌面第二指关节横纹上，但具体在横纹的中点还是尺侧端或桡侧端则各有论述。我一般取小指掌面第二指关节横纹的中点，这是我的一个经验。在临床的应用中，我们也可以看到在遗尿点的基础上配上足运感区、督脉穴位、三阴交、中极等，在治疗小儿遗尿、成人漏尿具有非常显著的效果。

2. 腰痛点

腰痛点也是我们经常用到的经验穴位。腰痛点在手背侧，位于第2、3掌骨及第4、5掌骨之间，当腕横纹与掌指关节的中点处，一共两个穴。主要应用于急性腰扭伤、腰肌劳损等。一般我在针刺的时候往往会交叉取穴，左边腰痛就取右边的腰痛点，右边痛就取左边的。然后运用手法，使穴位产生较强烈的得气感，同时嘱患者扶床转动腰部。我们临床上就经常见到一个患者抬着进来的，扎上腰痛点，边行针边活动腰部，几分钟之后患者已经能走着回去了。

3. 肩三针

提到"肩三针"，这里不得不说一下靳老的"肩三针"与大家看到的我平时在临床上使用的"肩三针"是不大一样的。传统上的"肩三针"是肩贞（或肩前）、肩髃、肩髎三个穴位，而靳老的"肩三针"是肩Ⅰ

针、肩Ⅱ针和肩Ⅲ针组成的。针刺时先找到肩Ⅰ针，肩Ⅰ针基本就是传统上的肩髃穴，在肩峰前下方的凹陷中。然后，在肩Ⅰ针的前、后方向各旁开约2寸处，也就是肩关节前、后凹陷处，为肩Ⅱ针和肩Ⅲ针。而我平时用的"肩三针"则是将靳老的肩三针中的前面的一针，也就是肩Ⅱ针换到肩前穴。这样刺激得更深，用以治疗肩周炎以及中风后肩关节脱位的患者，都是很不错的。

4. 经验穴位与传统腧穴

我们传统的经穴是从西晋时期皇甫谧的《针灸甲乙经》349个穴位到清代李学川的《针灸逢源》361个穴位，期间1 000余年都未发生过大的变动。最近的就是2006年将经外奇穴——印堂穴加到督脉里了，成了362个穴位。虽然说印堂是经外奇穴，但它的位置其实还是在督脉上的，说明腧穴与经络的关系是密不可分的，循经来取穴、定穴是有意义的。

而说到经验穴，有些经验穴本身就是经穴，它的作用有着传统理论的支撑。比如我有个学生一天早上来跟诊，说落枕了，脖子痛得不能动。我给他扎了后溪，过了几分钟好了大半。后溪治疗落枕也是经验穴，这是可以找到理论依据的。首先后溪属手太阳小肠经，它的经络循行要经过颈部，其次后溪属八脉交会穴，通督脉，所以整个脊椎的病包括颈椎、腰椎它都可以治。但有些像我们刚讲的遗尿点、腰痛点，它不是经穴，也不属于任何经络，它的治病机理就无从探知。这就需要通过实践来验证，不过相对来说有理论支撑的可信度就高一些。

这里我们又可以提到靳老的"靳三针"疗法。大家可以去看，尽管靳老提出那么多组三针，但是这些三针里面选用的穴位基本都是我们的经穴。可能靳老的中医思想还是比较传统的，当时在定穴位的时候，都还是尽量往经穴上面靠。所以以前我们去外地开会，有人问我们，你们创立的"靳三针"里面的穴位都是现成的经穴嘛，没有新东西，那我们谁都可以搞个什么三针了。当时靳老是这样跟我们说的："靳三针"不是我靳瑞一个人提出来的，是我们一个团队将我们的经验进行了总结所提出的，只是冠了我的名字而已。可见"靳三针"也是经验穴的总结，就像我刚才提到的"肩三针"。

而我今天想讲经验穴往往跳脱了传统经穴，甚至经外奇穴的范围，多在一些自创的位置，或者是压痛点、阿是穴取穴。这种情况在"文革"期间最常见，即谁都可以提出新的穴位，并冠以自己或者那个时代特有的一些名称，但是后来"文革"结束就全部被否定了，保留下来的很少。

5. 经验穴的临床运用

现在很多人在学习和临床上喜欢追求一个特定的穴位，微博上也有很多人问过我这样的问题，比如某某病用什么穴位啊？市场上也有很多讲经验穴的书，有很多医生也喜欢大谈自己的各种经验穴，某某病扎上我这个穴位，几分钟立马取效。而患者和学生也喜欢听和喜欢学习这些内容，因为它简单、方便。往往单穴对单病，不用辨证，死板套过去就行了，简单易记，而且听起来似乎效果很不错。然而推广行之却又不能取得预期的效果，这就很容易误导人。

不少人自夸说：我在临床上用什么穴位，一针就好了。当我听到这样的话时，首先就在心里打个问号。之前就有人说他在门诊针某某穴位，以治疗某种疾病特别有效果。我们病房就有医生学着去扎那个穴位，之后跟我反映说觉得也没有什么效果啊，感觉没有那么神奇。我说这就是门诊与病房的不同。门诊的患者往往症状比较轻，你在门诊扎针的时候，很多时候会与患者进行交流，可能会说"我这一针扎下去，你的病就好了"。这是一种心理暗示，但并不是说心理暗示不对，心理暗示也是一种疗法，也是有效的。但病房的患者，都是比较严重的，不可能说你仅仅施以心理暗示就有用的。所以说，经验穴的作用原理是暗示疗法还是疼痛转移或是其他什么，都需要我们客观地、科学地论证和分析。

这些经验穴看起来效果都挺神奇，我在多年临床中使用也的确行之有效。但是我们现在处在这样一个科技进步的时代，很多东西都讲究实验依据。个体的经验虽然可以作为参考，但毕竟存在很多偶然或受到了其他因素的影响。就像腰痛点治腰痛，它是边扎针边活动腰部，谁能保证它是扎针取效还是活动腰部取得的效果。如果不扎针只活动腰部是不是也能缓解呢？或者扎针只是给了它一个痛点转移或安慰剂效应呢？而且针灸人员的操作水平、选穴的定位都会对最后的结果产生影响。

6. 验证经验穴位的实验方法

说到经验穴的实验方法，不知道大家有没有看我分享过的那篇文章——《针灸临床研究中对照方法的应用研究》。文章中说到现在针灸研究对照方法有几种，空白对照、等待或延后治疗、安慰针、假针刺、标准对照、辅助对照、不同疗法比较对照、针灸疗法与其他疗法对照等。以前我不是很喜欢用安慰针和假针刺。假针刺是什么呢？假针刺就是针刺选择非特定作用的治疗穴位进行对照。有的医院用得比较多，他们经常用穴位旁开多少的一个地方作为假穴位。比方说外关，那就在外关的旁边1厘米的地方把它定为假穴位。我觉得这样对于经穴来说就不是很对了，穴位本来就不单单是一个点，再加上我们平时所说的"离穴不离经"，那你怎么就能说明这里没有这个穴位的功效了呢？但是把这个方法放在我们的经验穴上，我觉得就可以用了。像我们的遗尿点就有不同的说法，在小指掌面第二指关节横纹上，是中点、桡侧或是尺侧就可对比了。再进一步说，如果取小指第一指关节横纹上呢？如果取其他指的关节横纹上呢？这就可以进行对照了。若腰痛点在第二、三掌骨及第四、五掌骨之间，那我取第三、四掌骨之间是不是就可以对照了呢？所以说，假穴位的方法在这里是有用的。总的来说，我觉得假针刺的对照方法在经穴的作用验证上面意义不大，但是非经穴，就是我们说的经验穴，可以用它来进行对照。只有这样，实验才是科学的，有意义的，有说服力的。

（韩熠　整理）

159

调神针法浅谈之一

所谓调神针法，就是以针刺治神，所以与神志有关的疾病，都可用调神针法治疗。中医神志病的概念十分广泛，临床常见的神志病包括失眠、更年期综合征、抑郁等与情绪有关的疾病，也包括一些脑部的疾病，如癫痫、中风、脑萎缩、儿童精神发育迟缓等。总之与神有关的这一类疾病，都属于中医神志病的范畴。

1. 调神针法相关的经络

单纯用药物治疗神志病，相对来说思路比较复杂，往往依据脏腑辨证用药。相比较而言，针灸思路就比较简单，考虑比较多的就是心、脑以及与神相关的经络。心主神明，故可取心经、心包经；督脉、膀胱经皆入络脑，故督脉和膀胱经也是治疗神志病的重要经络。且膀胱经上有五脏六腑的背俞穴，可以结合脏腑辨证来调神。

2. 调神针法的主穴

调神针法的取穴，大体来讲，在心经多取神门，在心包取内关；督脉取四神针、智三针、印堂、素髎、人中；膀胱经取穴则更加随意、宽泛，但需依据脏腑辨证而取穴。临床上最常用到四神针。四神针是来自靳三针的取穴，与教材里面四神聪的取穴是有点区别的。四神聪是百会穴前、后、左、右各1寸，而四神针则是1.5寸。这类疾病也常用到智三针，即神庭加左右两侧的本神。

另外，在取智三针的时候，我常常也会加上印堂。印堂以前是经外奇穴，现在的标准把它归为督脉经穴。这个穴位对于神志病也很有效，具体作用教科书上比较详细，不再多讲。从督脉再往下，有两个穴位我常针的，就是人中跟素髎。这两个穴位很奇妙，穴位定位在督脉上，有很强的泻邪气的作用，醒脑开窍作用非常强。比如说人中，大家都知道这个穴位的特性就是开窍，在治疗昏迷时常用人中配上井穴。相比于人中，素髎穴用的人少些，但我认为素髎的醒脑开窍作用其实更强，跟人中一样也多用于昏迷、植物状态及癫痫发作时。并且素髎还可以治疗锥体外系疾病引起的局部运动障碍，比如Meige综合征，就是眼睑、口角、下颌不自主运动。Meige综合征我治得比较多，素髎效果很好。素髎穴进针痛感很强，所以进针要快，但是要注意刺激强度，刺激到患者双目流泪的时候效果最好。

膀胱经上的穴位主要取背俞穴，应根据病情辨证选用。大体上来讲，宁心安神取心俞，镇惊宁神取厥阴俞，虚性的疾病可以取脾俞，疏肝解郁取肝俞，沟通心肾取心俞、肾俞，随症加减。膀胱经取穴比较灵活，需要临床应用时多思考。

心经和厥阴经上的神门和内关穴也是常用的，主要与心神有关，作用相似，但是具体来讲是有区别的。内关是厥阴经上的穴位，效果类似厥阴俞，起到重镇安神的作用，惊恐、惊悸、癫痫这一类就要用到内关；神门也主要是安神，但是有养心、宁心的作用，治疗心悸、心慌、心动过速或过缓这类疾病。

除上述穴位外，还有一些穴位对于调神也很重要。比如三阴交穴，对调理肝、脾、肾有很好的作用，肝、脾、肾三脏又与神志病密切相关，所以三阴交穴在治疗神志病方面功不可没。再有，像四关穴，即合谷和太冲，也是调神常用穴位。四关穴与调神的关系，主要在于四关穴可以疏肝解郁，所以与肝有关的神志病都可以取四关穴。另外在八脉交会穴中，还可以取申脉、照海穴，这两个穴位通阴跷和阳跷，可以调理阴阳的失衡，特别对于失眠的患者有很好的疗效。阴跷和阳跷合于目，所以诸如动眼神经麻痹等眼部疾病也可以取申脉、照海穴。

3. 调神针法针刺方向

调神针法头部最常用的穴位就是这些，但是要强调的是某些穴位的针刺方法。比如四神针的针尖朝向，有同学常常问我，四神针为什么有时候针尖都向外，有时都向内，有时又朝向同一侧。这个问题我平常没时间专门讲，你们观察得很仔细，说明在临床中有自己的思考。现在我把要点统一答复你们，四神针的针尖方向实际是一种补泻方法。针尖都朝百会穴，就是补，对神志来讲是聚和守的作用。所以在治疗虚性的失眠、记忆力减退、心神不宁等精神涣散类的疾病时，就要求针尖向内，凝气聚神，同时针刺手法用补法。针尖向外，背离百会穴，这个是泻法，起到散神、开窍的作用。所以癫痫发作、惊恐、昏迷等实证，需要开窍醒神时，就必须针尖向外，同时行泻法。其他虚实不明显的，可以根据患者体位、朝向方便进针的方向针刺即可。

4. 取穴少而精

调神针法在四肢的取穴，需要注意的地方就是，取穴一般取单侧就可以。原因有两个：第一点，调神针法主要目标在于调神，不同于治疗脏腑疾病，只针单侧就足够了；第二点，调神针脑部和督脉的取穴比较多，为了取穴精简，四肢穴位就不要两边都针了。你们平时看我扎针，一般手上也只拿10根针左右，取穴精简有很多好处，最重要的一点，可以避免过多的调动经脉气血，导致治疗作用杂乱且不明确。调神针法可以治疗的病种非常多，只要跟神有关的疾病都可以用到，临床上要灵活运用，不要死板。

5. 典型病案

我这十多年来，也碰到过不少在西医院的重症病患，很多中风、脑外伤等引起的昏迷，西医院用很多办法解决不了，请我去会诊，这些病例总体来讲疗效是很好的。其中最成功、最典型，我印象最深刻的一个病例，就是在军区总医院短时间内促醒一位脑部外伤出血昏迷的患者。

当时这位患者是中山大学美术专业大二学生，踩单车的时候摔倒，刚好头部撞到路边石柱，导致脑出血，送去大学城医院做了手术。手术后就一直没醒过来，1周后转去军区总医院高压氧科，再过了1周还是没醒，患者家属就来医院请我去会诊。我去看到这个情况，昏迷不醒，舌质红、苔黄腻，还是按照调神针法的原则，取四神针、智三针、印堂、素髎，脑部穴位加电，外周加太冲、涌泉，过后开医嘱让他们本院针灸科用维生素B_6、维生素B_{12}穴位注射心俞、厥阴俞、肝俞。胆子比较大的地方就是在头部加电，当时军区总医院针灸科的医生就认为加电会诱发癫痫。我的想法是昏迷这么多天，还是要以促醒为主要目标，昏迷时间越长脑部损害也越严重。当然诱发癫痫的情况一定要同家属讲清楚，要征求家属同意。这样针过一次以后，患者没什么反应，第二天、第三天也是这样针。第三天就在留针的时候，家属用声音刺激患者，放他熟悉的音乐，接着就看到患者眼睛虽然闭着但眼珠在动，然后经过声音、语言的刺激，患者从睁眼到简单肢体运动，逐渐就醒过来。所以这个病例，昏迷后第17天接受针灸，第20天开始苏醒，可以明确的看到针灸的作用是巨大的。患者苏醒后，很快转去北京康复治疗，2个月后康复出院。出院以后到门诊找我治疗后遗症，症状就是讲话比较慢，手脚活动不利，智力有减退。在门诊我用针灸前后断断续续调理了一年后，这个学生回到学校读书，完成了学业。

（周雪丰　整理）

调神针法浅谈之二

接着上一讲，神志病通俗地讲就是情绪、心理方面的障碍。一方面可以因情绪的改变、心理问题出现相关的临床症状；另一方面也可由于慢性疾病，比如颈椎病、腰椎间盘突出、慢性关节痛、肌肉痛等，日久导致情绪方面的改变。针灸科常见颈、背、腰慢性肌筋膜炎等慢性病病程长的患者烦躁、神经兮兮。肿瘤患者，也容易因为疾病的折磨而出现情绪的变化。所以我一直都很注重调神针法的运用。有人说，21世纪的医疗问题主要是精神卫生的问题，其实就是指精神情绪的问题。也有人说，以后心理医生、精神心理辅导的医生会越来越多。

1. 明确中医"神"的概念

神的概念要搞清，一般认为跟脑功能有关，但又常提养心安神、宁心安神，这到底是同心有关还是同脑有关？这从中医的角度来说是很好解释的，但西医认为我们把概念混乱了，认为人的高级中枢，记忆、思维都在大脑，跟心无关。我们讲的心神活动其实也包括脑方面的神志活动，所以宁心安神、养心安神与大脑功能有关。

2. 调神针法处方依据

调神针组成是四神针、智三针、印堂、神门、三阴交、申脉、照海、四关，这个处方的理论依据很强：比如四神针旁开1.5寸，这旁开前后都在督脉上。智三针是神庭和左右本神，而神庭穴也在督脉上。再加上印堂，这组穴位都属督脉。督脉在调神方面的功用就不用说了，督脉入络脑，有明显的重镇安神、养心安神的作用。我们再看，这套穴在名称方面也很有趣：四神针有个"神"，智三针中神庭、本神，手上的神门，这些穴位都带"神"字。我们古代《针灸甲乙经》中一个命名的方法就是以穴位的功能来命名。这样看来，这组穴跟神密切相关。

三阴交，是调整脏腑气血功能很好的一个穴位。三阴交之所以叫三阴交，因它是肾经、脾经、肝经三阴经的交会穴。神志病及与肝脾肾、气血有关的疾病都离不开它，针刺三阴交可疏肝、健脾、补益气血，治疗心肾不交导致的神志改变。

此外申脉、照海，取这两穴有重要依据。申脉通阳跷脉、照海通阴跷脉，阴跷、阳跷属奇经八脉，申脉、照海属八脉交会穴。奇经八脉没有自己的穴位，是通过八脉交会穴位与其他的穴位沟通。奇经八脉的走行就像火车轨道会交叉，交叉到哪个位置就可用这8个相通的穴位来治疗该部位的疾病。申脉通阳跷，照海通阴跷，而阴跷、阳跷合于目，所以眼睛的疾病、睡眠不好就可以用申脉、照海。

精神情绪方面的疾病跟肝关系密切，肝在神志病的发病过程中有重要意义。举几个病例：比如慢性前列腺炎，有情绪变化者，辨证属于肝气郁结，临床上以疏肝解郁、清热利湿为法。还有更年期综合征，也有神的改变，所以临床很多都要疏肝解郁，调气血，处方用逍遥散。这些病会有抑郁、焦虑、胸闷，就像经常来我这看病的那位福建的患者，在电台工作，他的表现就很典型。刚开始说自己心跳很厉害，胸闷。我第一感觉是压力大导致的神志病，因为他是从事写作的，经常加班、抽烟，给他用调神针法配合四关疏肝解郁，针灸后这些症状都没有了。

然后说到神门，神门是手少阴心经的穴位，神门以神命名，能治神志病。神门的应用还有一层意思，在调整心律，对于治疗心律不齐效果显著，具有针灸特有的良性双向调节作用。比如说心动过速，心悸心慌，窦性心动过速，像考试、运动时紧张。有个参加省运动会的运动员，最怕打枪那一刻，心跳、心慌，然后头脑一片空白，我就给他贴耳穴神门穴，能够把心率降低下来。而对于心跳慢又有提高心率的作用。这就是良性双向性调节作用。

3. 辨病辨证选穴

临床上并不是每位患者所有的穴位都用上，要灵活加减。比如说失眠，申脉、照海穴要用；焦虑、抑郁，四关穴要加上；心跳、心慌，神门穴不可少。辨病辨证加减，针灸要尽量少穴，就像照相，取景要简单，针刺取穴也要少而精，用尽量少的穴位来治好一个病才是硬道理。看《灵枢》，针灸处方有一两个、两三个穴治疗一个病的，很简单。像慢性前列腺炎有情绪变化者，不能只调神，患者下腹部、腰骶部、阴囊坠胀感，小便不净，排尿严重困难，排出白色的前列腺液，会很痛苦，这些症状必须解决。中药治疗无非是补肾、清湿热，再加一些对症治疗，养心安神等，针灸处方也一样。前列腺炎可以在调神针法的基础上对因治疗。加腹部和腰骶部的穴位，如中极、关元、归来，位置靠近前列腺，特别是中极、关元在任脉上，任脉出于会阴部，针向下斜刺，令针感往会阴部传。可结合后面一组穴位：肾俞、膀胱俞、次髎，还有我常用的督脉排刺交替使用，督脉也是从会阴而出。肾俞补肾，次髎清热利湿。次髎这个穴位我常用，可以补肾、清热利湿。因其位置刚好在骶部初级中枢，像生殖、泌尿很多功能初级中枢都在这个位置，所以我在治疗遗尿症时也用这个穴位。

还有一个病临床上运用很多的，不知道大家有没有注意到，慢性胃肠功能失调，比如说慢性胃炎、十二指肠溃疡，更多是胃肠功能紊乱综合征。20世纪七八十年代的中国人患胃病可能是由于饮食不规律，大家老饿肚子，消化道溃疡的患者较多。现在很少有人因饥饿而患胃溃疡，多数是因为压力大、节奏快、生活没规律、喝酒、暴饮暴食等因胃肠功能紊乱而得此病，患者的胃部并没有器质性的改变，做胃镜也未发现任何异常，但胃就是不舒服，老是胀、闷。这类患者大多有神志的改变，会感觉失眠、郁闷、烦躁、爱发脾气。这是由慢性胃肠功能的紊乱引起的神志改变，临床上很多，所以针灸取穴不要只针对胃。你想想，临床上治疗溃疡用耐信、埃索美拉唑类，两个星期溃疡基本上愈合了，为什么很多人说看了很久就是不好。曾经有一个身高一米九，做生意的患者，经常熬夜、喝酒。他经常打嗝，就是胃肠功能不好，要在治疗胃肠功能的基础上加调神针法。我曾经也有胃病，1998年和1999年的时候很严重，经常失眠，就去找劳绍贤老师。他说："这样吧，我开个柴胡疏肝散给你，你自己再去吃几片安定。"我没想到老师会叫我吃安定，就问他缘由。他说："你老是这样胃不好影响睡眠，造成恶性循环，等到你睡好了，你的胃也好了。"他是内科老师，我们针灸就没必要给安定吃，针灸可以用调神针法。取中脘，胃的募穴，如拉肚子加天枢，大肠的募穴。还可用穴位敷贴疗法，用药物敷贴脐部，可以结合针刺和敷贴神阙穴来解决胃肠功能疾病问题。背部胃俞、大肠俞，可穴位贴敷，也可以穴位注射。机理是背俞穴与相应脏腑相通，古人很厉害，从肺俞、心俞至脾俞、胃俞，对应脏腑的排列。古代没有解剖学，却排列得如此好，有相应的神经节段，治疗可打当归针、胎盘注射液等。智三针治疗胃肠疾病我也经常用，这源于一个研究，有个外国的博士做肠易激综合征的研究，这个病很典型，一紧张比如考试压力大，肠蠕动增加就肚子痛，拉肚子，精神一放松就没事了。当时针灸处方就是：胃俞、大肠俞、中脘、天枢再加上印堂和智三针，这不就是调神针法的应用嘛！

这些都是原发病继发神志方面的改变，痛症就更不用讲了，像颈椎病、腰椎病、癌症等导致的疼痛。临床很常见的颈肩背的肌筋膜炎，做CT、MR没有异常，有的话也问题不大，但患者就觉得疼痛，睡不着，伴有情绪的变化。上次有个研究生做这方面的课题，我让他找有关情绪、生活质量方面的量表，来评价这方面的改善。因为肌筋膜炎很多都有神志方面的改变。临床很难区分是颈肩部疼痛影响睡眠，还是睡不着肌肉没法放松导致颈肩部疼痛。

还有颞下颌关节紊乱综合征，不要小看这个病，它也有精神症状。颞下颌关节紊乱症无非就是颞下颌关节的无菌性炎症，就是一个慢性炎症，但表现为睡不着、精神不能集中。有一位患者是女大学生，她连考试复习都无法进行，伴有焦虑等精神情绪方面症状，像这些就不要着眼于解决炎症问题。颞下颌关节除了取下关，还可以针督脉穴，其实也是调神针法的运用，患者感觉很好，我自己也有信心了。

由情绪、神志改变作为原发病导致其他症状的就更多了，包括中风后的抑郁症，调神针法原方用上去，有疏肝解郁、养心安神、调整脏腑功能，然后再治疗偏瘫，那是次要的。再者像女性的更年期综合征，没有原发病的，不要被误导了。有一位患者，开始时说颈椎痛，后来腰椎也痛，最后这也痛，那也痛，浑身痛，这些都是更年期的症状。再一问有没有怕冷怕热啊，都说有啊，这就是典型的更年期症状，中医叫作绝经前后诸症，西医叫自主神经功能紊乱。这个原发症状就很典型，失眠、情绪波动、爱发脾气，这都可以用调神针法来治疗。更年期综合征，雌激素水平下降，相当于中医的肾虚，可配用肾俞、关元、悬钟，补肾填精益髓。

治疗神志病，首先要搞清楚是神志作为原发病出现的症状，还是由于原发病继发的神志症状。我感觉越来越多的中医神志病可用调神针法，有人说针灸30%靠心理暗示，特别是老医生，一针就好。其实也不夸张，因为有心理暗示作用，特别是神志精神疾病，感觉吃什么药都没用，会把针灸当作最后一种方法来看，患者会通过查文献、上网看、听人介绍说针灸有效。这时医生就要顺着患者的想法。这也相当于是一种暗示，有一定道理。中国针灸峰会，有一次主题就是针灸在心理疾病方面的应用，专门讨论这个问题。结合临床，我觉得大家应该好好掌握调神针法，治疗神志病很好。

（王若玉　整理）

"宁失其穴，勿失其经"

临床上我经常用督脉排刺，你们常常问这一针是针在什么穴位上，其实没有具体说在某个穴位，只是针在督脉上。这源于"宁失其穴，勿失其经"的理论。

1. 理论来源

"宁失其穴，勿失其经"源于明代杨继洲的《针灸大成·卷二》，其在注解《标幽赋》"速效之功，要交正而识本经"中曰："言能识本经之病，又要认交经正经之理，则针之功必速矣。"故曰："宁失其穴，勿失其经；宁失其时，勿失其气。"这说明针灸治病，既要能辨识本经经脉病变，又要懂得交经正经理论，这样才能迅速取得临床疗效。

2. 理论依据

经络是运行气血、联系脏腑和体表及全身各部的通道，是人体功能的调控系统；腧穴是人体脏腑经络之气输注、反应于体表的特殊部位。腧穴为"点"，经络为"线"，十二经脉"内属于府藏，外络于支节"，故经络对于临床诊治具有重要作用。另外，腧穴的主治规律包含分经主治及分部主治，分经主治即"经络所过，主治所及"，也突显了"经"的重要作用。"宁失其穴，勿失其经"具有重要的临床指导意义，临证时要突出经络辨证、诊查的重要性，辨识清楚病变所属经络，对病候进行综合分析后确定选穴处方，而不能只看到局部病患所处穴位而盲目施治。

3. 临床运用

首先，在针灸取穴过程中，必须先根据病变经络反应出来的病候进行综合分析后确定选穴处方，而不可只着眼于病变穴位处，否则犯"头痛医头，脚痛医脚"的错误。其次，对于针灸的初学者而言，取穴定位时不可能达到准确无误。况且由于患者的体表标志个体差异，某些穴位不易精确定位，就算同一患者的同一穴位，经验丰富的针灸医生在每次取穴时都难免会有偏差。可要求他们以不偏离其所选经络，操作时适时调整针刺的方向、角度，不偏离腧穴所在的经络为总原则。有医者认为"针灸疗效与经络、穴位无关，针刺痛点效果依然显著"，这种观点是片面的。针刺痛点或者阿是穴常用于痛症治疗，如肩周炎、腱鞘囊肿等，其能明显缓解患者的疼痛，有立竿见影之效。但在诊治其他无明显痛点的经络、脏腑疾病时，失去经络、腧穴的指导作用，在临床上往往收效甚微。正如古人所言"不明脏腑经络，开口动手便错"。最后，治疗的出发点是临床疗效、解除患者痛苦，需要根据临床实际灵活掌握变通其要义。例如强直性脊柱炎，临床上大多数首先侵犯骶髂关节，后上行发展至颈椎病变，伴有关节周围肌肉痉挛疼痛、晨僵感明显等症，晚期脊柱会形成僵硬的弓形。根据经络辨证属督脉病变，《素问·骨空论》"督脉为病，脊强反折"，故针灸治疗以"通督"为原则，辨病选穴，可施用督脉排针法，此时可不拘泥于只选用督脉腧穴，因此临证需灵活运用。

针刺取穴也是如此，如合谷穴在手背第1、第2掌骨之间，近第2掌骨桡侧中点处。进针时若贴近第2掌骨桡侧边缘，此时更易出现针刺感传效应，临床疗效更佳，并且可以避免针刺到手背静脉网和掌深动脉而引起出血导致患者不适；三阴交穴为足太阴脾腧穴，属于足三阴经交会穴，位于胫骨内侧缘后方，内踝尖上3寸。针刺时若贴近胫骨后缘取穴，针感更强，更易出现循经感传现象，施行补泻手法，治疗泌尿生殖系统疾病疗效更佳；四神针位于百会穴前、后、左、右各旁开1.5寸，具有聚神和醒神作用，常用于智力低下、头痛、头晕、神志疾病等。其与经外奇穴的"四神聪"（百会穴前、后、左、右各旁开1寸）是不同的，四神针前、后各旁开1.5寸分别是前顶穴、后顶穴，左、右两穴依据"宁失其穴，勿失其经"的原则，选足太阳膀胱经为主，相当于通天穴和络却穴之间，临床验证疗效比"四神聪"更强。遵古而不泥古，发展而不离宗，临床施治的灵活改进既保证针刺得气又能增强临床疗效，还能减少患者痛苦和不良效应，一举多得，何而不为之。

"宁失其穴，勿失其经"突出了经络的重要性，但在辨证治疗中也不能忽视腧穴的准确定位，否定腧穴的治疗作用。穴位对所在经脉的病变具有普遍的治疗作用，即"共性"，穴位也有一定的特异性，即"个性"，这也是不能不考虑的。十四经中具有某种特殊治疗作用的腧穴称为"特定穴"，共有10类，包括五输穴、募穴、背俞穴、原穴、络穴、郄穴、八会穴、下合穴、八脉交会穴及交会穴。如背俞穴善于治疗脏腑功能失调、气血不和之证，络穴主治互为表里的经脉病变，下合穴善于治疗六腑病变，八脉交会穴主治脏腑筋脉气血骨髓疾患，交会穴主治交会两经或几经的病变。举例来讲，同属于任脉的曲骨、关元等穴均可治疗任脉病，但曲骨为任脉、足厥阴经交会穴，有疏肝解郁畅达之功，善于治疗子宫肌瘤、慢性盆腔炎等泌尿生殖系统疾病；关元为小肠募穴，任脉、足三阴经的交会穴，善于治疗元气虚弱等症。这是针灸多年临证选穴配穴经验的总结，注重腧穴的"个性"来灵活选取，尤其是特定穴应优先考虑选用。

因此，临证必须正确地处方选穴，准确地定位取穴，在强调"宁失其穴，勿失其经"的同时，也不能忽视腧穴主治功能的相对特异性。二者都有其具体的应用范围与条件，不能一概而论，否则会出现不客观的情况。

（李克嵩　整理）

针 药 结 合

临床上，我喜欢针药并用诊治一些疾病。下面我们就聊聊针药结合的必要性、范围等。

1. 针药结合的必要性

临床上常有患者反映，针完当天感觉很好，第二天就不行了，又或者说头几次针灸效果好，后面就不行了，言语间常常带着抱怨。这就涉及针灸的时效性问题。也就是针灸一次后效果可以持续多久，针刺应早上好还是晚上好，针灸的频率怎样比较好，对治疗效果有什么影响，留针多久比较好等一系列针灸的时间与效果的关联性问题。对于一些慢性病，例如失眠、更年期综合征，容易受情绪、气候、环境等影响，易反复发作，有时不能单纯靠针灸解决，而需要结合药物，这也体现针灸的局限性。

2. 针药结合的范围

然而有的患者来针灸，就喜欢让医生再开点药，有的会觉得没必要。有些急性痛症患者，如膝关节痛、网球肘、足底局部的疼痛，针灸加火罐、火针等，效果就很好，为什么还要开药呢？所以临床上我们要知道哪些病单纯用针灸就可以解决，哪些病针药结合效果更好。

注意我们这里所说的针药结合并非局限于中药，还包括中成药、西药。如高血压病、头痛患者，兼舌红、苔黄、脉弦数等肝阳上亢的表现，针刺后头晕头痛确实有减轻，但始终血压控制还是不理想。针刺是可以缓解头痛，也可以运用四关穴、耳尖放血等一次性将血压降下来，有时也会用按压耳穴这些稍持久的办法，但单纯用针灸来控制血压，是会误事的。这时就要针药结合治疗，如加平肝熄风的中药或温胆片，还有西药如钙离子阻断剂等降压效果也不错。但临床上也常遇到患者服用拜新同将血压降下来后感到头晕的现象，这是由于扩张血管引起血压明

广东省名中医

显下降而产生的头晕，这时若施以针灸的效果就会很好，这也是针药结合，同时也是中西医结合。因此我们不能说自己就是地道针刺，纯正的针灸医生，不需要药物，而是该用药的时候还是要用，该用西药时还是要用西药。临床并不是科研，并不需要凸显自己的中医功底，患者需要的是疗效。作为临床医生，疗效是关键，不需要考虑科研过程的"干扰因素"等，更没必要说我们是纯正的中医，不用西药。

3. 调神针法结合温胆汤

说到针药结合，中国针灸协会的临床分会有一期会议的主题就是围绕针刺与神志病展开的。临床发现，针灸门诊、接受针灸治疗的患者当中，好多与神志有关，所以就有一期会议讨论针灸与调神。还有一期则是关于针灸和药物，也就是针药结合的临床应用的研习班，调神针法与温胆汤的结合就是一个很好的例子。

（1）调神针法

现在越来越多的疾病与精神情志有关，临床上针药结合的效果很好，我最常用的就是调神针法结合温胆汤。调神针法之前讲过，现举个例子，如颞下颌功能紊乱的患者，情绪改变既可为病因，也可为症状。颞下颌功能紊乱的病因常见为受寒，颞下颌关节出现无菌性炎症，继而出现关节的功能紊乱。此外，还可因讲话太多、过度咀嚼、情绪变化（如紧张、抑郁等）引起。最典型的症状就是咬合不好，嘴巴张不开，咬东西酸痛，不敢咬，再加上神经兮兮的表现，如精神不能集中、睡眠不好、头晕等情绪方面的表现。所以说，情绪变化可为病因，也可为症状。一般针刺，首先就是考虑局部取穴，颞下颌首先考虑下关，口张不开可考虑颊车，张口后可取听会，周围的选穴还有翳风、风池等；还有远部取穴，胆经及面部疾患可取对侧合谷、外关、中渚。现在考虑到还有神志上的改变，病因也与神志有关，就要用到调神针法，所以可以加上四神针、神庭、印堂，睡眠不好可以配上三阴交；因为这个疾病导致精神无法集中、没心思上课或考试等，可配上四关。若没有注意到患者的心理活动、神志方面的改变，直接对症治疗，也没错，但加上调神针法，可在改善睡眠、抑郁的状态上取得更好的效果，同时这也可结合运用我们今天要讲的方——温胆汤。

（2）温胆汤

温胆汤在使用方法上面可谓变化无穷。我对这条方很熟悉，因为我父亲经常用。父亲曾说："这条温胆汤呀，你如果应用得好的话，就够赚钱吃饭了。"大哥也曾总结说："针对很多变化无穷的疾病，这条方都可以变化应用。"

这温胆汤怎么应用呢？温胆汤的原方就是二陈汤，二陈汤加竹茹、枳实、生姜和大枣。二陈汤主化痰祛湿，主治上呼吸道疾患，如咳嗽、有痰，痰白即有湿，有健脾化湿、行气化痰之效，再加上竹茹、枳实就不一样了。枳壳主用于上焦疾患，而枳实则用于中下焦的理气、消胀，如承气类的方用的是枳实。温胆汤用枳实，可通畅三焦，兼顾肺与大肠的表里关系。就如提壶揭盖的治法，要治肺、上焦的疾病，却用到通畅大肠的治法；又或者要治疗大肠的疾病，如便秘，要兼治肺，这就是枳实加在二陈汤的作用。还有竹茹，竹茹主清热化痰，在化痰祛湿的二陈汤的基础上加上竹茹，就能主治痰湿热化，表现为舌苔黄腻。若舌苔白腻，则使用二陈汤即可。温胆汤中的生姜、大枣，起到和胃的作用，在许多方中都有应用。而在温胆汤的应用当中，则常常没有用上生姜、大枣，最多只用大枣，这是因为温胆汤名为温胆，但功近清胆，主治痰从热化。

（3）调神针法结合温胆汤的具体运用

我在临床上常用调神针法结合温胆汤治疗失眠、抑郁等精神情绪疾病。这时辨证就不是上呼吸道的痰，曾经有一位中风患者，因为舌苔黄腻，有痰热，主管医生用了黄芩这味药，黄芩主清热宣肺，主上焦有热，如感冒、支气管炎、肺炎等有痰，但我认为这位患者是中风，用黄芩就显不当了，他的痰是无形之痰，是经络之痰，辨证时从他的病种是中风，舌苔是黄腻的，再加上脉滑数来判断，就是痰热，但不在上呼吸道，所以不用黄芩，而应改用竹茹。同样，在治疗痰热型的失眠时，也可用温胆汤加减。如痰热的失眠，若偏热、心神不宁，可加酸枣仁汤加减，药物组成包括酸枣仁、知母、川芎等，具有清热、宁心安神的作用。失眠多与肝郁有关。抑郁症、更年期综合征的患者，最客观的症状就是失眠，再加上辨证是温胆汤证的，就可以用温胆汤，加疏肝、解郁、化痰的药物如柴胡、素馨花。柴胡除了疏肝，还可治疗肝胃不和，如四逆散。素馨花则较为轻盈，不可用太多，一般用8～10g，可疏肝解郁。温胆汤加柴胡、素馨花用于治疗痰热、肝郁的失眠症效果很好，这就是温胆汤的变化。再加上调神针法效果就更明显了。

　　我哥在治疗癫痫和精神类疾病时，也用温胆汤作为基本方。他认为这些疾病与痰有关。根据病情灵活运用温胆汤，这就取决于医者的加减化裁了，这也体现了其变化无穷之处。例如治疗癫痫，我们认为癫痫与心、肝、肾有关，则在温胆汤的基础上加养心安神、调肝肾的药，化裁为标本同治的方。抑郁症、更年期综合征等，都与痰有关，当然，这里的痰是无形之痰，就需要四逆散、柴胡疏肝散等与温胆汤结合起来治疗。这种汤也常用于在中风的急性期，如我们院的醒脑开窍方、安宫牛黄丸，基本方都是温胆汤，胆南星和竺黄搭配竹茹后，清热化痰开窍的作用明显增强。傍晚将一根竹子掰弯向下，砍断尾巴，固定，在断端绑上瓶子，等第二天清晨，太阳尚未升起时收瓶子，瓶子内的水就是竹沥水。现在的竹沥水是用竹子榨汁，效果就差多了，照上面的方法取得的竹沥水开窍化痰的作用才真正好。温胆汤加竹沥水、胆南星，开窍的作用比安宫牛黄丸还好，中风急性期闭证要开窍，就可以用这个方。中风或其他脑病醒不过来的植物状态，不是急性期，但还没醒过来，要开窍，就要辨证，不一定要清热，不一定要竹沥水、竺黄、牛黄等。若偏阴闭，还是要用温胆汤加减，可以加麝香、石菖蒲等开窍药，石菖蒲只能用5～10g，麝香用0.2g冲服。温胆汤还可以用于胃病，温胆汤加上柴胡就可舒肝和胃，慢性胃肠病有一个证型就是肝胃不和，可以用柴胡疏肝散加陈皮、法半夏、云苓、甘草，苔黄厚腻就可以用竹茹，苔下黄者则不用竹茹，用枳实，这就是温胆汤化裁在胃肠病中的应用。如果有脾虚，如嗳气不明显，只有微微作痛，甚至大便比较烂的，舌淡，就可在温胆汤的基础上加健脾的药，如陈夏六君子汤、异功散。隐隐作痛的加川楝子、延胡索、郁金，效果也是很明显，可清热止痛，郁金还可疏肝。温胆汤，更应该叫清胆，可用于无形之痰的痰热证，且加减化裁变化无穷。

4. 寄语勉励

我们针灸医生，本行是针灸，但一定不能把中药给丢了，这一块其实作用很大。曾经有一位《广州日报》的记者问："我跟你们的领导去看邓老，他对针灸、经络的内容为什么会这么熟？我印象中邓老是个内科学家呀！"我就解释，其实邓老的针灸学得很好，只是我们没看到他做针灸。邓老曾说过："你们别说针灸是你们的，针灸是中医的，现在中医可以内外妇儿分开，我们以前当医生时可没分开，只是有的医生外科比较好，有的妇科、儿科比较好，但内外妇儿都要掌握针灸。我们经络腧穴都学得很好，都可以做针灸。"我就问了："那我们针灸医生呢？是不是也要掌握中药。"他说："一样啊，针灸有局限性，也有它的实效，比如说痛症，我早上针一次，下午针一次，那他晚上再痛呢？你还要再针吗？这就要用点药了。"所以作为一名针灸医生，更作为一名中医，一定要在临床践行针药结合。但针灸和药物具体何时结合使用，怎么使用，这个还需要慢慢摸索。

（邱宝贤　整理）

175

针灸临床问题的探讨

经常有同学问五输穴和督脉排针在临床上如何运用，那今天我们就聊聊这个问题。

1. 五输穴的临床应用

五输穴是临床常用穴位，是十二经脉各经分布于肘膝关节以下的5个重要腧穴，即井、荥、输、经、合，主要作用是辨证治疗相应的脏腑。比如手太阴肺经，其五输穴为少商、鱼际、太渊、经渠、尺泽。少商，除了其井穴的作用，局部可以放血、急救以外，还可以治疗肺的急症和热证、咽喉疾病等。列缺，是肺的络穴，主治伤风、咳嗽、气喘、咽喉肿痛等与肺有关的疾病。尺泽、太渊，是典型的补母泻子法，"虚者补其母，实者泻其子"，肺属金，肺虚可补其母穴——输（土）穴太渊；肺实可泻其子穴——合（水）穴尺泽。当然，经脉都有治疗其循行部位的病症的作用。

2. 针灸的临床常用适应证

当我们谈到针灸对临床上哪些疾病有较好的治疗效果的时候，根据多年的临床经验和体会，大致认为有以下几种：①神经系统疾病，如中风及中风后出现的偏瘫、神志病等；②运动系统疾病；③痛症，如颈部、腰部的疼痛；④疑难杂症。比如神经系统疾病，在临床上，除下运动神经元疾病我们会根据"治痿独取阳明"理论选取足阳明胃经穴位，其他相关疾病则很少或很难归类于某一类脏腑辨证选取穴位。此即针灸经典理论与临床应用的问题，部分针灸经典理论我们在临床上较少应用，并不意味着它不重要，我们必须熟记经典理论，让临床研究、临床应用有理论支撑，如有根之木，而不是凭空猜测，只有这样，无论在临床上遇到多么棘手的难题，我们才会觉得得心应手。

3. 督脉排针的适应证

督脉，起于下极之腧，并于脊里，上至风府，入脑上巅，循额至鼻柱，属阳脉之海，与膀胱经、夹脊穴联系密切。在文献检索研究中，筛选了治疗中风病常用的穴位，最后得出使用频次最高的是百会穴和大椎穴，这两个都是督脉上的穴位，说明督脉对神志病、头部病有很好的治疗效果。那么，总结起来的话，督脉的主要作用有以下几种：

（1）治疗颈段、胸段、腰段及骶髂关节部的疾病

从经脉循行上，与督脉有关的疾病，如颈、胸、腰、骶部肌肉、韧

带、筋膜病变所致的疼痛类疾病，不必拘泥于选取某个穴位，可沿督脉相关段排针针刺，常可收获良效。例如，腰椎间盘突出，表现为腰部疼痛及下肢的放射痛，可以针刺相应病变的腰椎部位；又比如强直性脊柱炎，早期用芒针或3寸针在督脉及膀胱经排针透刺，现多用1.5寸针在督脉上排针，可有效缓解患者的疼痛。

（2）调神作用

督脉入脑，上巅，与脑部、神志密切相关。调神针法取穴为四神针、智三针、神庭、印堂、四关、三阴交、申脉、照海，其中神庭、印堂即为头部督脉的排针。神志类疾病，如抑郁症、焦虑症、自主神经功能紊乱等皆与大脑的活动有关，"脑为元神之府"，而督脉"入络脑"故可将督脉与调神针法相关。在门诊可以见到很多说自己全身酸痛、失眠、胃疼、肚子痛等全身症状分散的患者，我并没有针对其中某一个病症进行治疗，而是从整体入手，使用调神针法以通督脉、调元神，辅以调心神。

（3）醒脑开窍作用

对于昏迷不醒，急性脑出血等临床上遇到的急症患者，我常常针刺督脉上的素髎、印堂、人中以启闭开窍，回阳固脱；也会选取任脉与督脉交界的上廉泉等穴位。我曾治疗过一位昏迷患者，以神庭、百会加电针，强刺激素髎，以酸胀、头前部放电感、流泪为效。

（4）治疗痉挛性偏瘫疾病

中风后患者，若没有得到及时、有效的康复治疗，常常会由软瘫发展到硬瘫，再到痉挛性偏瘫，其特点是明显的肌张力增高。上肢的伸肌群及下肢的屈肌群瘫痪明显，肌张力显著增高，故上肢表现为屈曲，下肢伸直，手指呈屈曲状态，被动伸直手有僵硬抵抗感。此时，针灸治疗取穴会有一定困难。这个时候，会采用"开三针"，即人中、涌泉、中冲。督脉病变，实则脊强、拘急，取督脉的人中可以调畅全身经脉气血。除此之外，督脉对痉挛性斜颈、小儿多动症、Meige综合征、不安腿综合征、帕金森病、癫痫亦有良好的效果。

（罗慧艺　整理）

灸 法 概 要

在临床跟诊中，学生发现我除了常常使用针刺外，还会选用多种艾灸治疗方法，今天我们就讲讲关于艾灸的一些知识。

灸法起源较早，古人在取暖时由于烧灼而解除了某些病痛，从而得到烧灼可以治病的启示，后来逐渐摸索灸材，最后选取"艾"为主要灸材。当然，还有非艾灸法，这是后论。"灸"字从火，久声，古人一般采用艾灸的时候，往往治疗量都比较大，治疗时间久。比如，北宋窦材在《扁鹊心书》提到："老人二便不禁，灸脐下三百壮，老人气喘，灸脐下三百壮。"大家可以看到，如果灸法操作完毕，这个时间就很长。《灵枢·官能》所说："针所不为，灸之所宜。"《医学入门》中道："药之不及，针之不到，必须灸之。"我对于针刺临床效果不佳的疑难杂病，常常选用灸法治疗。

大家都知道艾灸具有温通的性质，那么对于病症复杂、体质偏热的患者我们是不是应该慎用艾灸治疗呢？讲到这就不得不说一下，热证禁灸这个说法并不合理，并不是所有热证都禁灸。早在《素问·骨空论》中就有"热病二十九灸"的记载，但后世忌于《伤寒论》中关于"火害"和"火逆"的记载，以及金元四大家的学术影响，现代教科书都将发热的病症放在禁灸之列。在临床上，对于急性病、时病来说，实证居多，多用针法；对于慢性病，疑难杂症，因其病程较长，以虚证居多，多用灸法。其实古人早有认识，明代的《医学入门》讲："热者灸之，引郁热之气外发，火就燥之义也。"清代《理瀹骈文》中说："若夫热症可以用热者，一则得热则行也，一则以热引热，使热外出也，即从治之法也。"周楣声在《灸绳》中曾对热证禁灸的错误知识也有专门的描述。

我们课堂上讲灸法有温经通络、温肾健脾、回阳固脱等作用，大多针对的是寒证、虚证、阴证，那我经常用灸法治疗哪些方面的疾病呢？在临床上，我常用灸法治疗眩晕、顽固性面瘫、强直性脊柱炎、硬瘫、增生性膝关节炎及顽固性疾病等。

灸法治疗眩晕病，此法是广东省名老中医司徒铃教授多年积累、行之有效的经验，司徒老喜用压灸百会穴来治疗。方法是将艾炷做成小花生米或黄豆大，在百会穴上涂以万花油，将艾炷置百会穴上，用线香点燃，待患者有灼热感时，用准备好的一段清艾条将艾炷压熄，让热力向四周放散，连续灸5～7壮。我们都知道，百会在巅之正中，别名三阳五络，属督脉；督脉总督全身之阳，统帅诸经，使脉道通利，清阳得升，气血上注于头。《针灸大成》："百会……主头痛目眩，百病皆治。"百会为治疗眩晕之要穴，配以独特的压灸方法，更能振奋阳气、散寒化湿、醒脑开窍。此法能温通经脉、祛风通痹，与针法同样有随经感传现象，若能掌握温热感随经传，效果更佳。对治疗由椎动脉型颈椎病、美尼尔氏综合征引起的眩晕效果较好，尤其对治疗不明原因的眩晕疗效显著。因女性患者头发较多，操作不方便，所以我在临床上，将这种方法改良运用，采用温针百会穴或温灸百会穴。其具体做法是在百会穴上针上1～1.5寸针，用艾段（约2cm）置针柄，燃烧2～3壮，或用温灸盒套在头顶百会穴处，温和灸30min，并强调从辨证与辨病结合着眼，佐以针刺风池穴及颈段夹脊穴。治疗期间配合加强颈部功能锻炼以活血祛瘀、温经通络，两者相得益彰，效果更佳，有明显改善肝肾亏虚、气血不足及督脉阳气虚衰的作用，其疗效肯定。

顽固性面瘫通常是指面瘫患者经过3个月以上的治疗后，仍留下如眼睑闭合不全、口角歪斜、面肌痉挛等后遗症，是临床顽症之一。多因病情严重、失治误治、年老体虚等原因引起。我在多年的临床实践中发现，面瘫起初多为实证，易治愈；久病不愈，多表现为虚证，此时若继续用电针，不仅给患者带来更大的痛苦，也势必引起耗气伤血，且易引起面肌痉挛，所以我常采用隔姜灸，此法一可减轻患者痛苦，二可灸药并用提高疗效。隔姜灸，在明代杨继洲的《针灸大成》中即有记载："灸法用生姜切片如钱厚，搭于舌上穴中，然后灸之。"现代由于取材方便，操作简单，已成为最常用的隔物灸法之一。该类疾病患者多属久病耗气伤血，脉络瘀滞，气血闭塞不通。此法可温通局部经脉，益气活血。当然在取穴方面，

广东省名中医

我常选用阳白、地仓、颊车、颧髎、下关等，疗效显著。

还有一类患者经常被疾病困扰，但又找不到行之有效的方法，这种疾病就是强直性脊柱炎，可以说这类患者常常遭受疾病折磨，丧失劳动能力，常常由于气候、体质原因加重病情。强直性脊柱炎颇似《素问·痹论》中"尻以代踵，脊以代头"的描述，腰、骶、胸、颈段僵硬、活动困难，类似《素问·长刺节论》也有"痛在骨，骨重不可举，骨髓酸痛，寒气至，名曰骨痹"的记载，属于中医痹病范畴。那么治疗这种病程久、一般治疗方法疗效差的疾病呢，就不能墨守成规，我常采用的方法就是长蛇灸。长蛇灸又称督灸、铺灸、蒜泥铺灸，是由《素问·骨空论》中"督脉生病治督脉，治在骨上，甚至在脐下营"和《素问·调经论》中"病在骨，焠针药熨"为理论基础，集经脉、艾灸、中药及姜、蒜泥治疗作用于一体的中医外治法，是目前灸疗中施灸范围最大、一次灸疗时间最长的灸法。本病发病部位多在脊柱、腰尻。腰为肾之府，腰以下为尻，亦属肾；病久背脊僵硬、挛痛，筋脉不舒，筋乃肝所主；督脉"循背而行于身后"，"督为之病，脊强而厥"；故其发病与肝、肾、督脉关系密切。《素问·生气通天论》中有"阳气者，若天与日，失其所则折寿而不彰。故天运当以日光明，是故阳因而上，卫外者也"的描述，而督为阳脉之海，阴经通过经别的联系合于相表里的阳经，因此督脉可以沟通全身经络。操作时多在督脉、两侧膀胱经第一侧线上治疗，先涂以万花油，再将多汁老姜切成2～3cm厚捣烂覆于穴位上，用细柔艾绒做成手指大小的艾柱置姜片上，施灸，灸7～10壮，从上到下排列，因其状如长蛇，故名长蛇灸。本法集合艾灸的温通经络及老姜之祛寒除湿功效，可以激发督阳，温表通脉，对于治疗强直性脊柱炎和腰、骶、胸、颈段僵硬、活动困难等病症有良好效果。

除此以外，我还喜欢在临床上使用麦粒灸。这种方法属于艾灸疗法中小艾炷灸的范围，是用小如麦粒大小的艾炷在穴位上施灸以治疗疾病的一种疗法。南宋闻人耆年著《宋本备急灸法》序言说："然而针不易传，凡仓卒救人者，惟灼艾为第一。"该书所总结的22则灸法处方大多采用麦粒灸。我用麦粒灸常采用不留瘢痕的方法，即将艾绒做成麦粒大待用，在井穴上和四肢关节周围涂上万花油，防止灼伤及固定艾炷，每次选用2～3个井穴或1～2个关节周围，在患者感觉发热发痛时移去艾炷，每个穴位重复2～3壮。那么有同学会问："老师，这种方法如果使患者觉得很烫又怕烫伤怎么办？"《医宗金鉴》曰："凡灸诸病，必火足气到，始能求愈。"我认为麦粒灸定要使温热之感透达表里，最忌不待其热便急去其火，不能达到治疗的目的。所以，我们会先跟患者解释清楚，使其减少顾虑，并注意防止艾灰洒落烫伤即可。麦粒灸在现今工作中还有用武之地吗？有，并且对于当今多见的中风病有很好的作用。中风患者阳气既虚，血行不畅，局部经脉缺少血气的正常濡养，则寒邪乘虚袭入，寒主收引，寒邪痹阻经脉，初则关节疼痛，肢体麻木，活动不利，久而出现经脉挛急，关节拘挛难以屈伸。《素问·至真要大论》上也说"诸寒收引，皆属于肾"。所以对于中风后遗症出现的肢体肌张力增高及手指、足趾麻木的患者，多采用麦粒灸治疗，有良好的临床效果。

这里再给大家讲下麦粒灸的一种治法——四花灸。四花灸载于《外台秘要》，唐代崔知悌用以治疗精血亏损之骨蒸劳热，取穴用绳量定，方法繁复。后《针灸聚英》定位膈俞、胆俞，左右共四穴，同时用艾炷灸时，犹如四朵火花，故名四花灸。《难经》云"血会膈俞"，《循经考穴编》中记载："膈俞主诸血证妄行及产后败血冲心，骨蒸咳逆，自汗盗汗……胆俞主胸胁痛，干呕吐，口苦咽干，胆家一切症，亦治骨蒸劳热……"明代杨继洲《针灸大成》中也说"四花灸"可"治男妇五劳七伤、气虚血弱、骨蒸潮热、咳嗽痰喘、尪羸痼疾"。清代吴亦鼎《神灸经纶》说："夫灸取于火，以火性热而至速，体柔而用刚，能消阴翳，走而不守，善入脏腑。"我通过总结发现，四花灸不仅发挥了背俞穴的经穴特性，兼具了艾灸温热的优点，对于虚证、痨瘵、顽疾有良好的治疗效果，具有温经通络、健脾益肾、补益气血、除痰止咳等功效，可以强身健体，治疗慢性胃肠疾病、各种风湿性、类风湿性关节炎。此外，我还将四花灸运用于多类顽固性疾病的治疗上，如痉挛性斜颈、面肌痉拏，也取得了良好的效果。

对于顽固性的增生性膝关节炎，我在治疗时常采用温针灸，即膝关节局部穴位针刺，针柄上套上约2cm长的艾段，连续烧2壮，使温热之感从针柄缓缓传至穴位处。推而广之，临床上凡遇阳气衰弱，沉寒痼冷，各类厥证单纯使用针法往往获效甚微，需采用灸法或针灸并用才能担此重任。温针灸始见于东汉时张仲景的《伤寒论》，兴盛于明代，明代高武之《针灸聚英》及杨继洲的《针灸大成》均有载述："其法，针穴上，以香白芷作圆饼，套针上，以艾灸之，多以取效。"增生性膝关节炎属中医"骨痹"的范畴，《素问·痹证》"所谓痹者，各以其时，重感于风寒湿之气也"，《类证治裁·痹证》"诸痹……良由营气先虚，腠理不密，风寒湿乘虚内袭，正气为邪气所阻，不能宣行，因而留滞，气血凝滞，久而成痹"，都明确提出骨痹多因寒冷、元气亏虚等因素引起，我认为此病多发于中老年人，多因中老年人长期劳损，肝肾气血亏虚，筋骨失养，风寒湿邪内侵，凝滞经脉，痹阻筋骨所致。唐代孙真人《备急千金要方》云："其有须针者，即针刺以补泻之；不宜针者，直尔灸之。此为良医。若针而不灸，或灸而不针，皆非良医也。"

在此我主要是讲灸法，大家看到单是小小的灸法就有这么多不同，治疗病种也是各种各样。古人把灸法总结得已经很好了，现在又迎来了中医药发展的好时机，大家要勤于思索，推陈出新，争取把我们的传统医学发扬光大。

（袁菱梅　李艳明　整理）

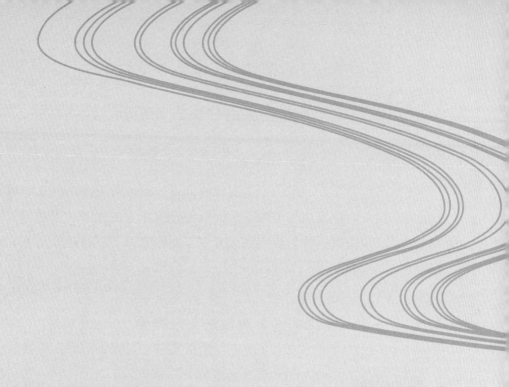

第四章

临床杂谈

刺血法治疗偏头痛经验

刺血法古称刺血络，亦称刺血疗法、刺络疗法，是以针具或刀具刺破身体的某些部位，放出一定量的血液，通过疏通脏腑经络气血，恢复其正常运行以治疗疾病的方法，是针灸传统治疗方法之一。庄礼兴教授在临床中运用该法治疗常见病、多发病，操作简单，而且疗效显著，值得临床推广应用。

（一）《黄帝内经》刺血法文献概要

远在石器时代，古人在生产、生活实践中发现，有时在碰撞或流血之后，会使某些原有的病痛减轻或消失，如经久不愈的头痛、筋骨酸痛等，这种源于实践的经验，促使人们注意到身体的某些部位，通过人为的刺激或使之出血，可以收到医治疾病的效果，这样便有了最古老的、朴素的刺血经验，产生了最早的刺血法。《黄帝内经》中关于刺血疗法的论述多达40余篇，其中《素问》20篇、《灵枢》26篇，不仅具有丰富的理论内容，而且记载了大量的临床经验，对刺血疗法的针具、施术部位、操作手法、适应证及禁忌证均作了精辟的论述，从而构建了刺血法完善的理论体系。

砭石是最早出现的刺血工具，《素问·异法方宜论》中就有"故东方之域……其病皆为痈疡，其治宜砭石"的记载。《灵枢·九针十二原》提及的9种针具中，锋针、镵针、毫针、铍针是刺血的主要工具。《灵枢·九针论》记载有"四曰锋针……主痈热出血"，锋针即今之三棱针，"七曰毫针，取法于毫毛，长一寸六分，主寒热痛痹在络者也"，其针形"尖如蚊虻，喙"。《灵枢·九针十二原》提到"五曰铍针，长四寸，广二分半……末如剑峰，以取大脓"，铍针形如古代兵器铍，主要用于痈肿疫毒的切开排脓及热病时大的经脉刺血治疗。

1. 施术部位

常用的包括局部的结络或血络、经穴、井穴。《素问·皮部论》云："邪之始入于皮也，泝然起毫毛，开腠理；其入于络也，则络脉盛、色变；其入客于经也，则感虚乃陷下。"说明外感虚邪贼风后，腠理毫毛先受之，局部皮部络脉受邪，盛而色变，故可视其血络而刺之。《素问·刺疟》云："心疟者，令人烦心甚……刺手少阳。"说明可在脏腑经络辨证基础上取所属经穴，除了本经穴位，也选取表里经来行刺血，和针灸的取穴方法相一致。《素问·缪刺论》中提到"邪客于手少阳之络，令人喉痹舌卷，口干心烦，臂外廉痛，手不及头，刺手中指次指爪甲上，去端如韭叶，各一痏。壮者立已，老者有顷已……邪客于足阳跷之脉，令人目痛，从内眦始，刺外踝之下半寸所，各二痏……邪客于足太阴之络，令人腰痛，引少腹腔胁，不可以仰息。刺腰尻之解，两胂之上，是腰俞，以月死生为痏数，发针立已。左刺右，右刺左"。上段原文叙述了不同络脉发病的具体病症，以及针刺对应的络脉。邪客络脉，发病多急，病情固定，病位较浅，不仅刺局部放血，还可以刺这条络脉所属经脉的井穴，以帮助疏通整条经脉的气血。因此，延伸了络脉辨证的内涵，其治疗不单指局部刺络，还可以将局部病变的络脉与其所属经脉循行联系起来，帮助恢复整条经脉的经气。

2. 适应证

《黄帝内经》应用刺血法治疗病症范围广泛，主要包括客邪、结热、疟疾、腰痛、神志病症、心痛、二便不通、咽肿、疼痛、久痹、癫疾、痉证、瘕、忧恚无言等邪客于经络或者脏腑的疾病。

3. 禁忌证

明确针刺宜忌，方能更好地指导疾病的治疗。总体而言，刺血法多属泻法范畴，会虚人正气，所以形体虚弱者不宜应用，如《灵枢·五禁》中所述五夺之人"形肉已夺，是一夺也；大夺血之后，是二夺也；大汗出之后，是三夺也；大泄之后，是四夺也；新产及大血之后，是五夺也"，皆不可妄用刺血法。若不明针刺宜忌，妄用刺血法，可导致多种不良的误刺后果，包括血出不止、伤其心神、虚其正气等。

4. 刺法分类

《灵枢·官针》提出刺络的很多方法，包括络刺、赞刺、豹纹刺和经刺。络刺是用三棱针直接刺入络脉，使其自然出血；赞刺是用针在患处直入直出，多次地浅刺，使患处出血，进针和出针比较快，是消散痈肿的一种针法；豹纹刺是一种多针出血法，即在患处前后、左右多处刺入血络排除瘀阻血液，是古代治疗"心病"的一种方法。临床上常用的方法多种多样，如三棱针点刺出血、梅花针叩刺出血、毫针散刺出血或刺络后配合拔罐、割治疗法等均是有效的治疗手段。灸络法：《灵枢·官能》云"厥而寒甚，骨廉陷下，寒过于膝，下陵三里。阴络所过，得之留止，寒入于中，推而行之。经陷下者，火则当之。结络坚紧，火所治之"。指寒邪入侵体内，导致阴寒之证，结络坚紧，当用灸络法。另外，若病患体质虚弱，不宜用刺络，也可用灸络法。

5. 理论探讨

《黄帝内经》认为刺血疗法的治病机制在于疏通经络、调整阴阳、调和气血。《灵枢·口问》曰："夫百病之始生也，皆生于风雨寒暑，阴阳喜怒，饮食居处，大惊卒恐。则血气分离，阴阳破败，经络厥绝，脉道不通。"《素问·三部九候论》指出："经病者治其经，孙络病者治其孙络血，血病身有痛者治其经络。"《素问·血气形志》又指出："凡治病必先去其血。"因此，"病在脉，调之血；病在血，调之络"，"络病者，调之其孙络血"。综上所述，《黄帝内经》中认为，刺血疗法的作用机制在于出恶血、通经脉、调血气，改善经络中气血运行不畅的病理变化，从而达到调整脏腑气血功能的作用。

（二）《黄帝内经》后刺血法研究

晋代葛洪《肘后备急方》中有用"针角"治病的记载，已经把刺络和拔罐（拔罐法古代又称为角法）相结合应用于临床。

唐代王焘《外台秘要》记载了刺络拔罐疗法。认为治痈疽"以刀弹破所角处，又煮筒子重角之，当出黄白赤水，次有脓出"，治虫伤"先以针刺螯处出血，然后角之"等。提出了先拔罐使病灶充血再行刺血拔罐，反复拔罐使恶物出尽等具体操作方法。

金元时期张从正《儒门事亲》中的针刺医案达30余例，几乎都是刺血疗法的验例。张氏对于刺血的论述相当全面，不仅详细记载了大量刺血治疗病症，而且对刺血之法还从理论层面予以深层的解读。

明代杨继洲《针灸大成》集针灸经验之大成，其中针刺放血法内容亦十分丰富，书中载述了刺血的穴位和用刺血法救治"大风发眉坠落""小儿猢狲劳"以及"中风跌倒，卒暴昏沉，痰涎壅滞，不省人事，牙关紧闭"等症。杨氏认为"病有三因，皆从气血"，"盖针砭所以通血脉，均气血，蠲邪扶正，故曰捷法最奇者哉"，表明了他重视刺血疗法的道理，专门论述了刺络泄血的急救作用，称其法"乃起死回生妙诀"。

清代郭志邃《痧胀玉衡》堪称刺血疗法治疗急症的专著，对后世影响极深。郭氏鉴于当时疹胀流行，提出疹在肌肤的，用刮疹的治疗方法；疹在血肉的，用放血疗法，可使病痊愈。并论述了具体治疗方法。

自20世纪50年代中期以来，特别是近20余年，刺血疗法获得了前所未有的进展，体现在刺血针具的不断改革和创新、刺血方法的不断补充与完善上。目前针具在保持其原有特点的前提下，采用不锈钢制造，外形轻巧，尖端细小锋利，既利于消毒，又对肌肤血管损伤微小，特别是山西省中医研究所之师怀堂氏，还对古代之镵针、锋针进行革新，以适应现代治疗的需要。在古代，刺血疗法使用的穴位比较受局限，用得较多的为肘膝以下特定穴、经外奇穴和病灶区及病理反应点等。随着现代医学的进步，我国对刺络疗法的作用机理研究亦不断深入，已有较大的发展。如耳穴，最常用的刺血穴位就有十余个，对急性结膜炎、急性扁桃体炎等多种病症，有较独特的效果。又如皮肤针，其叩刺部位几乎遍布全身，包括重要的体穴、阳性反应点及阳性反应物，体表各个部位等。目前，刺络放血疗法已成为临床常用治疗方法之一，可治疗多种常见疾病。

（三）刺血法操作要点及取效关键

刺血法是用针具刺破人体特定部位浅表血络或腧穴，或挑破皮下纤维组织，放出适当血液，以达到治疗疾病的一种方法。庄礼兴教授认为此疗法适用于多种常见病、多发病，疗效不逊于毫针，甚至有过之而无不及，操作时手法宜轻、浅、快、准，同时指出针刺部位和出血的量是决定疗效的关键。而出血量的多少要根据人的体质、疾病的性质、刺血部位以及四时变化等因素综合而定。

新病数日者出血量最少，"见血立已"，因其邪气初客，病邪轻浅，易于引出体表，故量少即效。若病邪较前述病症略有加深，邪气盛实，则须"出血如豆"。随着病邪的进一步深入，刺血时要"血变而止"，祛邪务尽，甚至是"尽出其血"。由于体质的不同，刺法及放血量亦当有别，如《素问·刺疟》说"适肥瘦出其血"，肥人肌肉肥厚壮实，可以多出其血，而瘦人则相反。人与天地相应，与四时相序，故刺血疗疾也因时令而异，春夏之时阳气升发，所刺部位较为浅表，可使之出血；秋冬之时阳气闭藏，所刺部位较深，不宜出其血。

庄礼兴教授认为，在临床中要根据具体的情况来确定刺血量，一般而言，新病、实证、热证、体质较强的患者，出血量较大，反之则较少。同样，针刺放血时机的选取，也根据病情和患者的体质强弱酌情而定，要灵活辨证。同时，在进行操作前，首先给患者做好解释工作，消除不必要的顾虑。放血针具必须严格消毒，防止感染。针刺放血时应注意进针不宜过深，创口不宜过大，以免损伤其他组织。一般放血量为5滴左右，宜1天或2天1次；放血量大者，1周放血不超过2次。1~3次为1个疗程。如出血不易停止，要采取压迫止血。此法对于临床许多急性病症，例如偏头痛等，能迅速收到很好的效果，"痛则不通"，在内有疼痛症状的疾病，在其经脉中必有闭塞不通的地方。放血疗法可以直接带出经脉中的瘀滞病邪，调整闭塞壅阻的局面，经脉畅通了，疼痛立即可止。需要注意的是，如本疗法仅为对症急救应用，待病情缓解后，要全面检查，再进行治疗。切不可滥用放血疗法。

（四）刺血法治疗偏头痛机理

头痛又称头风、脑风。《素问·风论》云："风气循风府而上，则为脑风。"指的是头部经脉绌急或失养，清窍不利所引起的头部疼痛为特征的一种病症。头为"诸阳之会""清阳之府"，手、足三阳经和足厥阴肝经均上头面，督脉直接与脑府相联系，同时头又为髓海所在，凡五脏精华之血、六府清阳之气，皆上注于头，故六淫之邪外袭，上犯巅顶，邪气稽留，阻抑清阳，或内伤诸疾，导致气血逆乱，瘀阻经络，脑失所养，均可发生头痛。头痛迁延日久，久病入络，血瘀经脉，以致反复发作而使头痛日久趋于顽固不愈。诚如《医碥·头痛》说："头为清阳之分，外而六淫之邪气相侵，内而六府经脉之邪气上逆，皆能乱其清气，相搏击致痛，须分内外虚实。"故偏头痛的病因不外乎外感和内伤两端。

外感头痛，多因正气不足或起居不慎，坐卧当风，感受风、寒、湿、热等外邪，而以风邪为主。所谓"伤于风者，上先受之"，"巅顶之上，惟风可到"。故外邪自表侵袭于经络，上犯巅顶，清阳之气受阻，气血不畅，阻遏络道，而致头痛。内伤头痛与肝、脾、肾三脏相关。情志内伤，饮食不节，久病致瘀，致使营卫不和、气机运行不利，造成肝、脾、肾等脏腑功能失调，脾失健运又使气血亏虚或痰浊内生阻于经络，使脑海失养而致病。这是中医对偏头痛病因病机的认识。

庄礼兴教授认为，不通则痛，所以痛处必瘀，而且久病必瘀、久虚必瘀，所谓坏血不去，新血不生。刺络放血疗法，通过刺激血络，直接作用于经络，出恶血、辟浊气、调节气血的运行、消除瘀滞、疏通经络以起到活血化瘀的作用而使气血运行通畅，通则不痛，从根本上消除产生疼痛的原因，从而起到通经活络止痛的作用。

（五）刺血法治疗偏头痛临床运用

刺血法治疗偏头痛的临床运用包括刺太阳穴络脉法、刺耳背筋脉法、刺舌下络脉法、刺腘静脉和肘静脉法、刺局部静脉法、刺经络循行处络脉法等，以上方法可用于治疗各种不同的疾病。庄礼兴教授在临床中采用刺太阳穴络脉法治疗偏头痛，可疏通局部经络，缓解头部疼痛，疗效显著迅捷。

太阳穴出自《银海精微》，属于经外奇穴，在头颞部，因位于太阳之部位而命名，是手少阳三焦经与足少阳胆经相交会处。《针灸大成》曰："太阳二穴在眉后陷中，太阳紫脉上是穴。治眼红肿及头痛，用三棱针出血。"十二经脉气血皆上注于头，故针刺太阳穴出血可以疏通局部经络，缓解头部疼痛，疗效显著。《太平圣惠方》云："赤眼头痛，目眩，目涩。"《针灸集成》曰："头风及偏头痛。"《针灸大成》中载：太阳穴"治眼红肿及头痛，用三棱针出血"。

刺太阳穴络脉法治疗偏头痛的操作方法如下：太阳穴在眉梢与外眼角中间向后约1寸，凹陷处痛阻明显的血络。患者取仰卧或侧卧位，穴位常规消毒后，用右手拇指、食指和中指持经严格消毒的不锈钢三棱针，中指在前以控制进针的深浅度。进针时要求准确、熟练、斜向上针刺出血，针体与血管呈45°，这样既不易针刺贯穿血管壁，发生血肿，又可使血液顺势自然流出。针刺出血后，即加拔火罐，一般采用闪火法。加拔火罐，一是以此控制出血量，加强针刺放血的治疗作用；二是拔出针刺伤口局部的瘀血，减轻针口伤处疼痛。出血量据病情而定，太阳穴刺络临床上一般控制其出血量在2~3mL，每次治疗间隔时间为7天。

（六）讨论

偏头痛是临床常见病、多发病，多与遗传及精神、疲劳、月经、酒精等应激因素有关，表现为一侧或两侧头痛。祖国医学中本病多属于肝火上亢、气血亏虚、痰浊阻滞、瘀血阻络等几种证型。庄礼兴教授认为，偏头痛无论辨证属于哪种证型，其病理机制都是气血不通，脉络阻滞所致，所谓"痛则不通"。偏头痛部位在头部的左右侧为主，为手足少阳经脉分布位置，太阳穴属经外奇穴，是手少阳三焦经与足少阳胆经相交会处，故偏头痛每发作期可见太阳穴处有明显瘀络，采用刺络放血法，使瘀血得以外泄，经络得以顺畅，气血得以通行，则头痛得以解除，对偏头痛发作期有较好的即刻止痛效果。正所谓"菀陈则除之""凡治病必先出其血"。同时，庄礼兴教授指出，由于此疗法刺激较强，且具有一定的创口，必须严格消毒，掌握适应证，对体弱者慎用。治疗同时针对不同的病因对患者进行教育，如注意休息，调节情志，以达到事半功倍的效果。

（贺君　整理）

火针治疗软组织损伤经验

火针是针灸学中疗效卓著的一种针法，《黄帝内经》中称火针为燔针、焠针，称火针疗法为焠刺。庄礼兴教授潜心研究该法数十年，临床运用该法治疗常见病、多发病，针刺少，而且疗效快捷。

（一）火针文献概要

在《黄帝内经》时代已经对火针疗法的名称、针具、刺法、主治、适应证、禁忌证及运针方法等有了较明确、系统的认识，并在临床治病实践中积累了一定的经验。

如《灵枢·官针》言"九曰焠刺，焠刺者，刺燔针则取痹也"。"燔针"即指火针；焠刺即用火烧针后去刺的火针疗法，这种方法是治疗痹证的常用方法。《灵枢·经筋》提出："焠刺者，刺寒急也。热则筋纵不收，无用燔针。"明确了火针适用于因寒邪引起的寒痹证候，而因热邪引起的痹证为其禁忌。《灵枢·寿夭刚柔》记载："刺寒痹内热奈何？伯高答曰：刺布衣者，以火焠之；刺大人者，以药熨之。"针对劳心者（大人）和劳力者（布衣）的不同体质特点，分别施以不同的治疗方法，揭示火针疗法适宜于体质强壮者。在操作方法上，《灵枢·经筋》中提出"燔针……以痛为腧"的取穴方法。"劫刺"即疾刺疾出的针刺方法，和"以知为数"的术中取效标准，这些基本的方法至今对后世的火针操作还具有重要影响。

秦汉以后，火针疗法逐渐发展。在《伤寒论》中有较多对火针疗法的禁忌证和误治后的处理做了详细论述，共计十余条，如"太阳伤寒者，加温针必惊也"，"火逆下之，因烧针烦躁者，桂枝甘草龙骨牡蛎汤主之"。《伤寒论》中还指出火针治疗后，由于针孔保护不当，感受外邪，并发奔豚。"烧针令其汗，针处被寒，核起而赤者，必发奔豚，气从少腹上冲心者，灸其核上各一壮……"张仲景提醒后世针灸医师注意火针后的处理。

晋代陈延之在《小品方》首次提出"火针"的名称。"附骨疽……若失时不消成脓者，用火针、膏、散"，还首次把火针疗法应用于眼科疾病，"取针烧令赤，烁著肤上，不过三烁缩也"。

唐代孙思邈所著的《备急千金要方》中记载："外疖痈疽，针惟令极热。"这是火针疗法治疗热证的最早记载，从此，进一步扩展了火针的适用范围，突破了寒证的局限，既用于内科黄疸、癫狂，又用于外科疮疡痈疽、瘰疬痰核和出血。作者还提出了火针的禁忌穴位，"巨阙、太仓，上下篇此一行有六穴，忌火针也"。

宋代王执中所著《针灸资生经》将火针疗法创造性应用于内脏疾患的治疗中，是对火针疗法的一大贡献。书中记载了治疗心腹痛、哮喘、腰痛等病的经验。

明代高武撰写的《针灸聚英》系统、全面地论述了火针疗法，标志着火针疗法的成熟。

高氏首先对火针的选材提出了要求，"世之制火针者，皆用马衔铁……此针惟是要久受火气，铁熟不生为工，莫如火炉中用废火筋制铁为佳也"。"初制火针，必须一日一夜，不住手以麻油灯火频频醮烧，如是一日一夜，方可施用"，对火针的制作工艺亦作了具体说明。

1. 针法

"焠针者，以麻油满盛，灯草令多如大指许，取其灯火烧针，频麻油醮其针，烧至通红，用方有功，若不红者，反损于人，不能去病。烧时令针头低下，恐油热伤手，先令他人烧针，医者临时用之，以免致手热。才觉针红，医即采针。"高氏重视火针的加热，更重视火针的刺法及深浅。"以墨记之，使针时无差，穴点差，则无功……""先以左手按定其穴，然后针之。""切忌过深，深则反伤经络。不可太浅，浅则治病无功，但消息取中也。凡大醉之后，不可行针，不适浅深，有害无利。"

2. 适应证

高氏详细讲解了火针破脓、治瘤、治痹等治疗作用及在疮疡外科疾患、痹证、瘫痪中的作用。"破瘤坚积结瘤等，皆以火针猛热可用。""若风寒湿三者在于经络不出者，宜用火针，以外发其邪。""凡治瘫痪，尤宜火针易获功效。"

3. 禁忌证

高氏谈及火针的禁用部位和季节。"人身之处皆可行针，面上忌之。凡夏季……切忌妄行火针于两脚内，及足则溃脓肿痛难退。其如脚气多发于夏……或误引火针，则反加肿痛，不能行履也。"并有"大醉之后，不可行针"的警诫。

4. 功效

此书首次对火针的功效进行了探讨，总结了火针的引气与发散两大功效，开始建立火针治病的基本理论。

5. 针后处理

"凡行火针，一针之后，疾速便去，不可久留，寻即以左手速按针孔上，则痛止，不按则痛甚。"高氏此经验，至今仍应用于临床。

6. 理论探讨

高氏对火针的理论机制进行了大胆的探索，归结出火针引气、发散两大功用，并用比较学的方法，从功效、掌握难易、给患者造成的痛苦三个方面，比较了火针、气针和灸法的不同，论证火针疗法优于灸法和气针法，从理论上给予火针疗法以高度评价。可以说《针灸聚英》的问世，标志着火针疗法的成熟和完善，使之从理论到实践发展到空前的高水平，为其成为一门独立学科做出了巨大的贡献。

明代陈实功所著《外科正宗》记载了火针治疗瘰疬："治瘰疬、痰核，生于项间……将针烧红，用手指将核握起，用针当顶刺入四五分，核大者再针数孔亦妙。核内或痰或血随即流出，候尽以膏盖之。"这一方法治疗瘰疬，屡验不爽。陈氏将火针疗法广泛应用于临床，并且成功地治疗眼科疾患。

明代杨继洲的《针灸大成》集众家之所长，他将火针列为针灸疗法的一种针法，足见其对火针的重视，这对火针的流传起了积极作用。也可知火针疗法到了明代已渐趋成熟。

清代吴仪洛在《本草从新》阐述了火针治疗眼疾的方法："肝虚目昏多洞，或风赤及生翳膜，头厚生病，后生白膜，失明，或五脏虚劳，风热上冲于目生翳，病亦熨烙之法……其法用平头针、如孔大小，烧赤轻轻当翳中烙之。烙后翳破，即用除翳药敷之矣。"破除了火针疗法被认为危险，有欠安全的偏见。

中华人民共和国成立后，针灸得到普及、推广与提高，火针疗法也随之受到重视，在临床应用及实验研究方面，均有所进展，丰富了火针疗法的内容。20世纪50年代后期，北京中医学院针灸科贺普仁教授首先发起和倡导了火针的临床使用，使这一古老疗法焕发出新的活力。70年代，山西省针灸研究所所长师怀堂主任医师，潜心研制成功了新火针针具及其操作应用法，使火针针具系列化，进一步推动了火针疗法的发展。

（二）火针操作要领和优点

火针是将针烧至发红后刺入人体，因此兼具针刺和热能透入的作用，在施针过程中，可能产生疼痛和损伤，因此操作务必心细、准确、迅捷。庄礼兴教授认为，火针疗法对人体损伤比毫针大，疼痛重于毫针疗法，因此，用火针疗法要求进针、出针速度要快。火针比一般毫针粗，要达到出针、入针疼痛小的效果，须将针烧至发白，借热力方可速进速出。此法要求进针快，准确地刺中穴位最为重要，操作者发针、刺穴不可偏差，概括为"红、快、准"三字。

普通针刺、艾灸和火针均可治疗软组织损伤，庄礼兴教授认为三者以火针疗效最快且简洁方便。普通针具一般较细，刺激量较小，加用电针方可增加一定刺激量。而对于软组织损伤、局部血瘀而痛或血虚而痛，血瘀者，由于毫针细小，祛瘀针刺多次方可见效；而火针针孔大，刺激量亦大，火针后局部拔罐可出瘀血，祛邪力宏，且兼有温通扶正功效。血虚不荣者需温通疗效会更好，而温通法一般取温针灸或灸法，灸者久也，灸法时间长才能有较好疗效，因此不适合门诊快节奏医疗活动，火针则不然，烧红、刺入、出针于瞬间。火针疗法与灸法同为温经通络法，前者简单方便，患者痛苦相对较小；而后者费时费力，直接灸痛苦大，间接灸虽痛苦小，但施术者同样费时费力；温针灸虽痛苦小，但操作麻烦，易烫伤皮肤。庄礼兴教授认为，火针疗法操作简便、疗效好，大有替代温针灸的趋势。

（三）火针取效关键

庄礼兴教授认为，火针疗法易学而难精，做到红、准、快，使患者痛苦小，并不代表疗效一定好，而火针针刺的深度才是取效的关键。软组织损伤，病灶多位于肌肉、韧带、骨膜等组织的交结处。《灵枢·终始篇》曰："在骨守骨，在筋守筋。"病灶在筋骨之间，需刺中病灶，方可取得好的疗效。《针灸聚英》中对于针刺深度有言"切忌过深，深则反伤经络，不可过浅，浅则治疗无功，但消息取中也"，意思就是深度要恰到好处，刺中病灶。因此，根据病灶之深浅，决定针刺之深浅，如疼痛病灶深则深之，疼痛病灶浅则浅之。针刺过程中的深浅尤其难以掌握，针刺发生于瞬间，不容细细体会，全凭当时意念。庄礼兴教授认为，火针深浅只要掌握三要素即可大体控制：一是选择针具，刺深选细针或中粗火针，浅可选细针，亦可用粗针；二是烧针长短，需刺深则烧针宜长，刺浅则烧针宜短；三是用力大小，深刺需稍用力，浅刺则力小，力大力小均要以虚劲着针，不可持针太实，否则易刺入过深或折断或弯针。

对于火针刺穴的准确性，庄礼兴教授提供一种练习方法，可以取苹果或土豆，用笔在上面画上方格，在练习时，火针针刺这些方格的交叉点以练习准确性。火针针刺迅速，时间稍迟疑，则针的温度下降，刺入时疼痛增加，故除了控制深度之外，刺穴的准确性也十分重要，需要反复练习方可。

（四）火针治疗软组织损伤的机理及阿是穴取用方法

火针治病的机理研究相对滞后，火针能温壮阳气、散寒除湿、祛瘀止痛。庄礼兴教授认为，火针治疗软组织损伤可能是由于减轻局部组织内压力，改善了局部血循环，且火针提高了痛阈。另外火针造成的穴位灼伤，类似于埋线、穴位注射疗法，可长时间地刺激穴位，从而起到良好治疗作用。火针治疗软组织损伤，其必刺穴位是阿是穴即压痛点。治疗经筋病，《灵枢·经筋》上也说："治在燔针劫刺，以知为数，以痛为输。"庄礼兴教授认为，治疗过程中首先取用这些阿是穴，才能起到事半功倍的效果。因此针刺前切诊至关重要，腧穴下的虚、实感，肌肉丰厚感，局部病灶的深浅，需要靠押手的切按定位。《难经·七十八难》中云："知为针者信其左，不知为针者信其右。"正是强调了针刺前切按的重要性。

（五）治疗软组织损伤经验

软组织损伤多由跌仆闪挫所致，局部肿胀、疼痛、关节活动受限，甚至可见瘀血阻滞，日久瘀血不去，气血不荣，风、寒、湿复袭之，常迁延难愈。软组织损伤急性期用火针可祛瘀止痛、消肿散结，慢性期可温通经络、散寒除湿。庄礼兴教授认为火针是治疗此类病症的最佳方法。

1. 急性腰扭伤

腰扭伤急性期以肌肉痉挛、疼痛、关节错位为主要病理表现，故宜首先用毫针刺人中、后溪、养老、腰痛点等穴，配合床上腰部活动，或者配合腰部斜扳、后伸扳等手法治疗。如患者活动范围基本恢复，仍腰部疼痛者，可用细火针刺腰部阿是穴，刺后拔罐，少量出血更好。如腰扭伤治疗不及时转为慢性腰痛，火针尤适用，局部阿是穴配合肾俞、夹脊等穴，细火针点刺即可显效，亦可配合游走罐治疗。

2. 腰椎间盘突出症

腰椎间盘突出症发作时腰肌痉挛、腰椎间盘突出症压迫坐骨神经诱发疼痛。庄礼兴教授认为腰肌痉挛疼痛者，通过火针针刺腰部膀胱经穴位治疗可以较明显地缓解腰部疼痛和肌肉痉挛，从而减轻对坐骨神经的压迫，减轻疼痛。腰不甚痛而下肢痛者，CT检查示多有侧隐窝狭窄者火针疗效较差，对于由于压迫已经造成神经损伤，下肢肌肉萎缩无力或麻木持续存在者，宜配合其他方法如肌肉注射鼠神经生长因子、口服甲钴胺等治疗。细或中粗火针取腰部阿是穴、肾俞、秩边，足太阳膀胱经疼痛者取殷门、承山，足少阳经疼痛者取风市、悬钟，中粗火针治疗后局部可能会产生疼痛肿胀，可自行热敷治疗，消除局部的肿痛。

3. 足跟痛

庄礼兴教授认为足跟痛是因为局部无菌性炎症所致，火针可快速减轻局部软组织内压力，疗效甚佳。取局部阿是穴，可针2～3针，另外必取承山穴。足跟部火针针刺后可暂时遗留疼痛不适感，嘱患者无须恐惧，等炎症吸收，火针创口愈合，疼痛自然明显减轻。

4. 颈肩综合征

庄礼兴教授经验取颈肩部阿是穴治疗颈肩综合征，阿是穴位于颈百劳、颈夹脊、肩胛内上角或肩胛骨内侧缘，可触诊得之，鉴于胸背部较薄，为了避免刺中肺脏，可以三棱针阿是穴刺血拔罐代替火针治疗。颈部穴位以细火针加局部拔罐效果较好，也可以1寸毫针作为火针使用，但肩部位注意针刺深度，以免伤及肺脏。

5. 肱骨外上髁炎

由于肱骨外上髁炎压痛范围较大，庄礼兴教授的经验是在肱骨外上髁上以细火针刺3～4针，配合拔小火罐，出少量瘀血，软组织内压力快速减轻，疼痛明显减轻，疗效较佳。常有人将阿是穴取在曲池下方，此处为桡骨头，疼痛是肱骨外上髁的炎症牵连所致，不可做为主穴取用。该病在针灸治疗后疼痛可明显缓解，但是内部韧带、骨膜修复尚需时日，治疗后3个月内不可过度使用前臂。一旦复发，反复发作可能成为顽疾。

6. 踝关节扭伤

踝关节扭伤病理一般包括两个方面：一是踝关节周围韧带损伤，二是跗骨错缝。因此在治疗时应注意观察跗骨相对位置，遇到跗骨明显突起者，需用开合法复位。软组织损伤在急性期局部肿痛，后期局部可出现硬结或隐痛，皆是火针适应证。急性期以细火针点刺局部阿是穴及阳陵泉，如有瘀肿用中粗火针点刺肿胀处，令其流出瘀血。后期在痛点以细火针点数针，同时配合拔罐治疗，出少量瘀血，取效尤捷。

7. 肩周炎

肩周炎在急性发作期，肩部周围肿胀疼痛，活动受限；粘连期以活动受限为主。急性发作期应以细火针速刺阿是穴、手三里、天宗、肩髃，并在疼痛局部拔罐出血。肩周炎粘连期者需配合肩部活动，嘱患者坚持锻炼。患者在发病过程中如出现夜间静息疼痛并痛醒者，可应用傅青主治肩膊痛方，一般服用7～14剂，疼痛可明显缓解。临床可配合推拿按摩治疗，增加肩部活动范围。

（贾超　整理）

针灸治疗常见中风后遗症经验

中风因其死亡率高、复发率高及致残率高，严重威胁着人类健康。患者中风后，常伴随失语症状，进入恢复期或是进入后遗症期，痉挛性偏瘫是最常见的残障表现之一，部分患者除肢体言语功能障碍外，常伴有中风后抑郁，有情绪、心理上的改变。庄礼兴教授在常规治疗基础上结合针灸治疗这类疾病取得了满意的疗效，现就其治疗这三类后遗症经验总结如下：

（一）中风后失语

中风后失语主要是由于脑血管意外所致的获得性语言障碍，表现出不同程度的理解障碍、口语表达障碍，语量少，找词困难，讲话费力，致使患者的语言功能下降甚至缺失。中风后失语属祖国医学"喑痱""语言謇涩""舌强""舌喑""喑痱"等范畴。祖国医学认为脑为元神之府，因风、火、痰、瘀等诸邪上阻清窍，使脑脉瘀阻，气血不畅，神机失用，以致神昏失语。庄礼兴教授治疗失语的方法很多，常用的有靳三针疗法，循经远道取穴，三风穴、玉液点刺放血、耳针等。

1. 靳三针疗法

靳三针治疗中风后失语，主穴选取：颞三针、舌三针、脑三针。

（1）颞三针

耳尖直上，发际上2寸为第1针，在第1针水平向前后各旁开1寸为第2、第3针，针尖向下快速进针，透皮后向下沿皮平刺1.2寸，快速小幅度捻转2min，采用间断平补平泻方法。颞三针位于感觉和运动区在颞部耳上的投影区上，该区域神经血管丰富，针刺后所产生的生物电效应可输送至大脑皮层，可修复大脑皮层功能区受损的神经细胞，促进脑代偿能力，从而改善语言障碍。

（2）舌三针

上廉泉、左上廉泉、右上廉泉，以拇指第1、第2指骨间横纹平贴于下颌前缘，拇指尖处为第1穴，其左右各旁开1寸为第2、第3穴，针尖向舌根方向斜刺，直达舌下，刺入约1.2寸，得气后快速小幅度捻转2min。舌三针之上廉泉、左右廉泉位于咽喉附近，此处神经分布复杂，主要有后组脑神经之舌咽神经、迷走神经、舌下神经及其分支以及下颌舌骨肌神经等，对咽部肌肉、声带的正常功能起支配作用。针刺舌三针即通过刺激舌体根部的末梢神经，从而增强中枢神经系统的兴奋性，增强舌体的气血濡养，加强舌的功能活动，促进语言功能恢复。

（3）脑三针

脑户及左右脑空穴，针尖向下直刺，刺入约1寸。以上各穴分别在进针后第10min、第20min和第30min时行针1次，共留针30min。以上各穴均每天针刺1次，2周为1个疗程。脑三针三穴名称均含有脑，故名脑三针。脑户，督脉之经穴，且交会于足太阳。因督脉属奇经八脉之一，是人体诸阳经脉之总汇，对整个经脉系统有统帅作用，其主干行于脊里，向上行至项后风府进入脑内，上循巅顶，故督脉与脑、脊髓等关系相当密切。脑户穴为督脉上头通脑，人脑之门，同时又是足太阳由脑透出下行之处。脑空，其内正当脑干延脑与小脑交界处，本穴位居风池穴直上1.5寸处，为通脑之孔窍处而名。因而，脑空（双）、脑户三穴为调整脑络之气的要穴。

2. 循经远道取穴

"腧穴所在，主治所在"，"经脉所过，主治所及"。庄礼兴教授认为，本病除了舌咽部的局部取穴和根据病因所选的头部取穴外，循经远道取穴也相当重要。从经络循行路线来看，此类病症与心、肾、脾三经有密切关系。手少阴心经"其支者，从心系，上挟咽，系目系"；足少阴肾经"其直者，循喉咙，挟舌本"；足太阴脾经"上膈，挟咽，连舌本，散舌下"。因此，中风失语也常取此三经的特定穴位来治疗。例如心经络穴的通里、肾经的井穴涌泉、脾经的交会穴三阴交。通里和涌泉可直刺0.3~0.5寸，三阴交则直刺1.0~1.2寸，辨证行补泻即可。

3. 风穴

翳风、风池、风府三穴又合称三风穴，是治疗中风失语的经验穴。庄礼兴教授认为，此三穴正好位于脑部，且三穴穴名均冠以"风"字，其功能与治风密切相关。《针灸资生经》曰："暴喑不能言，翳风、通里。""风池治中风不语，牙关紧闭，汤水不能入口。""暴喑不能言，喉喑痛，刺风府。"此三穴在运用时，必须注意针刺的深度及角度。翳风直刺0.5~1寸；风池宜向患者鼻尖方向斜刺0.8~1.2寸，或平刺透风府穴；风府嘱患者头位摆正，微前倾，项部放松，向下颌方向缓慢刺入0.5~1寸。但也必须结合患者的颈围粗细及胖瘦综合考虑，不能一概而论，以免发生针刺意外。翳风和风池与其他穴位同时运用，辨证补泻，留针30min。针刺风府得气后不留针。

4. 玉液点刺放血

放血疗法作为一种传统的针灸疗法，有着悠久的历史。《灵枢·小针解》曰："菀陈则除之者，去血脉也。"《针灸大成》："舌强难言：金津、玉液，在舌下两旁紫脉上是穴，卷舌取之，治重舌肿痛、三棱针出血。"庄礼兴教授不仅在中风失语患者的治疗中运用了此法，还改良了此法。穴位点刺放血，原多用三棱针，但由于三棱针每次使用均需高温高压消毒，针体较粗，点刺后出血量较多，疼痛剧烈，部分患者不能耐受，从而畏惧此法。庄礼兴教授则采用规格为0.5×38RWLB的一次性注射针头点刺放血。该规格的针头，针体比三棱针细，比普通针灸针粗，点刺放血时不会因针体太细太软，用力后致针体出现弯曲，更不会导致患者过于疼痛和出血量太多。该规格针头长度为38mm，不会因针头太短，手持操作不便。金津、玉液两穴位于口腔内，点刺放血时无须特殊消毒。操作前先明确患者无凝血功能异常，并与患者及家属沟通，告知可能会出现的感觉和症状。然后嘱患者张口翘舌，右手持针头，对准穴位，快速刺入0.3～0.5cm。点刺出血少许后，用干棉签擦拭出血，嘱患者放下舌头，放松即可，无须专门按压止血。此法可隔天1次，2周为1个疗程。

5. 辅以耳针

耳与经络关系非常密切，早在《灵枢·口问》中就有相应的记载："耳者，宗脉之所聚也。"《灵枢·邪气脏腑病形》中曰："十二经脉，三百六十五络……其别气走于耳而为听。"庄礼兴教授认为，耳针是体针的重要补充部分。

中风后失语病标在舌，病本与脑，与心、肝、肾密切相关，故耳穴取穴亦紧密围绕。主穴为舌、心、肝、肾、皮质下。先用安尔碘常规消毒耳廓，选用0.30mm×25mm一次性毫针，医者一手固定耳廓，另一手拇指和食指持针刺入耳穴中的敏感点，垂直耳廓表面进针，深度0.1～0.3cm为宜，以不穿透对侧皮肤为度，刺入后用刺手拇指由下而上刮针柄，以耳穴局部有麻胀感为度，留针30min。每周5次，左、右耳交替治疗，2周为1个疗程。

庄礼兴教授认为本病病标在舌，病本在脑，故当标本同治。治疗时不应拘泥于某种单一的疗法，而应多种疗法配合使用，以期提高疗效，尽早解除患者疾苦。

（二）中风后痉挛性偏瘫

中风后痉挛性偏瘫是临床上的难治之症。庄礼兴教授认为本病病标在患肢，病本在脑，病机是阴阳失调，故以"平衡阴阳"为总治则。治疗时庄礼兴教授多采用靳三针疗法为主，现将其治疗特色介绍如下：

1. 主穴选取

颞三针、手足挛三针，腕关节严重痉挛加腕三针，踝关节内翻加踝三针，上、下肢痉挛无法伸展加开三针。

2. 颞三针

垂直刺入皮下，达帽状腱膜下层，15°方向快速、不捻转刺入30mm，得气后以180～200转/min的频率捻转30s，分别在第10min、第20min、第30min处行针1次。颞三针位于大脑颞叶皮质投射区域，又靠近中央前回、后回，故针刺颞三针对改善对侧肢体运动、感觉障碍有良好的作用。

3. 手挛三针

极泉、尺泽、内关。极泉进针时应避开腋下动脉，直刺30～35mm，以上肢出现抽动为度，不留针；尺泽与内关则直刺15～20mm，采用提插捻转泻法，强刺激，以手指端抽动或麻木感为度，留针30min，以抑制上肢内收肌（痉挛肌）的肌张力。

4. 足挛三针

鼠鼷、阴陵泉、三阴交三穴为足挛三针。鼠鼷非传统经穴，此穴位于腹股沟处，股动脉搏动处旁开0.5寸，避开股动脉进针。针刺时向居髎方向斜刺30～35mm，以针感向下肢末端放射为度；阴陵泉向阳陵泉方向透刺30～35mm，三阴交向悬钟方向透刺30～35mm。鼠鼷、阴陵泉采用提插捻转平补平泻手法，以平衡内外侧肌群肌力。三阴交采用提插捻转泻法，可使过强的肌张力得到抑制，有助于解除肌挛缩和关节的畸形、僵直状态。

5. 腕三针和踝三针

大陵、阳溪、阳池三穴为腕三针，解溪、太溪、昆仑三穴为踝三针。此六穴分别直刺入15～20mm。开三针即人中、中冲、涌泉，分别直刺入5～10mm，人中穴进针后用雀啄法，以患者眼球湿润为度。

庄礼兴教授认为患肢痉挛状态是由于阴、阳跷脉之脉气失调，而出现肢体阴、阳侧或弛缓或拘急的不平衡，挛三针的手法和取穴正是依据于这一理论。正如《难经·廿九难》所云："阴跷为病，阳缓而阴急；阳跷为病，阴缓而阳急。"以往认为，阳主动，中风后肢体活动不利，多取手足三阳经穴治疗。但当患者进入痉挛性瘫痪期时，不可仅取阳经穴，阴阳平衡才是治疗的关键。所以此时，庄礼兴教授常手三针（曲池、外关、合谷），足三针（足三里、三阴交、太冲）和手、足挛三针配合使用。手三针、足三针（阳明经穴为主）提高肌力，改善运动功能明显。手、足挛三针（阴经穴为主）缓解肌张力增高，协调运动功能。

庄礼兴教授临床运用靳三针治疗痉挛性偏瘫，长期针刺疗效欠佳时，改用巨刺疗法，同时配合中药封包、中频脉冲电治疗、耳针、穴位注射、手指点穴等综合疗法改善肢体功能。

但通过临床观察，随着痉挛性偏瘫患者的肩关节、肘关节、腕关节等部位的功能恢复，手指功能恢复较慢的问题就突显出来了。在中风病的治疗过程中，后期很多患者的手指出现挛缩、变形，手指功能难以恢复，不但妨碍了患者进行抓、握等动作的康复锻炼，并且使患者生活难以自理，也使患者的生活质量受到影响。

庄礼兴教授认为：对于痉挛性偏瘫中风患者的治疗，在提高患侧上肢的肌力与缓解肢体痉挛，降低患者肌张力的同时，注意及早对患者的手指进行治疗。早期患者完全缺乏自主支配时，可将患者手指及手掌放平，使其被动展开，以防挛缩。注意良肢位的摆放，减少关节损伤及肢体的畸形。在治疗时，以"挛三针"改善患侧上肢功能，配合患侧上肢井穴点刺放血进行治疗，也可加用八风穴刺激。同时，对患者进行抓、握等上肢康复锻炼。

（三）中风后抑郁

患者中风后，特别是进入后遗症期，除肢体功能障碍外，往往还伴随情绪、心理上的改变。主要的症状表现为心境低落。外在的表现有兴趣下降，甚至对于自己疾病的治疗都不感兴趣，常常不配合治疗，甚至拒绝治疗。患者有"三无"（无助、无望及无意义感）、"三低"（表现为行为减少、言语减少、思维缓慢）及"三自"（表现为自责、自罪甚至自杀）的表现。很多患者还表现出躯体症状，如：周身不适，有的患者表现为严重的睡眠障碍，有的患者可能出现食欲及性欲的改变。值得注意的是，患者的躯体不适常常掩盖了核心的心境低落症状。患者常常解释心境低落是躯体不适引起的，以躯体不适为主要表现的患者容易对医生和家人产生抱怨情绪。

庄礼兴教授对此类患者，除了常规治疗以外，常常会加用靳三针当中的"郁三针"治疗。同时，对患者进行中风后心理状态正确评估，帮助患者正确地面对现实，改善不良心态，建立治疗信心，培养早期自我肢体康复的主动性，预防继发残疾；加强对患者家属的心理疏导，解除家属焦虑不安、悲观失望、抱怨等情绪，以免刺激患者。

"郁三针"即四神针、内关、三阴交。"经脉所过，主治所及"，头部穴位对于神志病的治疗有着肯定的疗效。督脉"起于下极之俞"，并于脊里，抵于风府，入属于"脑"，其经脉又循行于头顶正中，内属于脑，因此督脉循行也决定着本经经穴对经脉所过部位疾病的治疗作用。此外，督脉为阳脉之海，统领诸经，总督一身之阳气，对各经病变均有调整作用。四神针位于百会穴前、后、左、右各1.5寸，前、后两穴相当于督脉的前顶穴和后顶穴，左、右两穴相当于足太阳膀胱经通天穴和络却穴之间。穴位通过督脉和膀胱经，和脑直接联系，均为脑气所发之处，故为安神醒脑、开窍解郁、宁心调神的要穴。在《针灸甲乙经》中有云："心澹澹而善惊恐心悲，内关主之。"内关对胸闷不舒、太息、心悸心慌、睡眠障碍具有良好的治疗作用。而这些症状在抑郁症中最为常见，因此内关的宽胸解郁之功，对抑郁症具有很强的针对性。三阴交，即为3条阴经的交会穴，肝、脾、肾足三阴经交会于此处，因此具有健脾、疏肝、益肾的作用。而抑郁症患者病机则涉及肝、脾、肾三脏，因此可以调整患者的相应脏腑功能。而在古文献中也有记载，《甲乙经》云："惊不得眠……水气上下，五脏游气，三阴交主之。"同时，三阴交与内关相配还具有镇静安神作用，对抑郁症的主症失眠有良好的治疗作用。

许多患者经过"郁三针"的治疗后，情绪明显改善。也有患者本身正在服用抗焦虑抑郁药，加用"郁三针"的治疗后，可将抗焦虑抑郁药慢慢减量至停药，减少药物的依赖和不良反应，得到患者的肯定，临床值得借鉴。

（王澍欣　整理）

针药结合治疗周围性面瘫经验

周围性面瘫现如今较多见，俗称"吊线风""瞄准风"。有患者曾形容是"面无表情""欲哭无泪""不动声色"等感觉，并亲身体验了"戴着面具过日子"的生活。这类疾病往往是以口眼歪斜为主要临床特征，不受年龄限制，"老少皆宜"。因面部表情肌群运动功能障碍，所以当医生要求患者配合检查努力做出表情时，患者常常难以做出相应的表情动作，如皱眉、闭眼、咀嚼、吹口哨等，这类疾病不仅影响个人美观甚至还影响个人正常生活。

（一）西医对面瘫的认识

西医认为面瘫主要根源在于面神经受损。面神经是以运动神经为主的混合神经，主要支配面部表情肌、传导舌前2/3的味觉及支配舌下腺、下颌下腺和泪腺的分泌。面神经受损而导致出现周围性面瘫，因面神经受累节段的不同，常见口角向健侧歪斜，鼻唇沟变浅，额纹消失，或者眼裂增大，流泪，除了面部表情僵硬，可能出现味觉丧失，唾液分泌障碍或者严重者会听觉过敏等异常表现。最常见的Bell麻痹是因为面神经过面神经管处的病毒感染或血管异常导致。

关于周围性面瘫的病因至今医学界尚无定论，从现有理论阐释该病的发病机制可能是由病毒感染和自身免疫性因素引起。这就是为什么很多人在受凉劳累、失眠纳差、感冒等自身免疫力下降后容易罹患面瘫。

（二）中医对面瘫的认识

中医对于周围性面瘫的认识可追溯至《黄帝内经》时代。目前中医临床认为本病是由于人体正气不足，脉络空虚，风寒或风热之邪乘虚侵入面部经脉，造成气血痹阻、经筋功能失调，筋肉失于约束，出现㖞僻。周围性面瘫的治疗方法很多，内外治法皆有。1998年起，美国医学会主编的《通用医疗程序编码》正式纳入针灸疗法，认为针灸是一种治疗面瘫正式有效的方法。目前针灸治疗面瘫是临床的首选方法。

（三）针药结合治疗面瘫的经验

1. 分期分治与辨证施治

分期分治和辨证论治是针灸治疗面瘫的两大基本原则，点线交汇，经纬纵横，不可分割，缺一不可。目前临床上一般把7天作为分水岭，7天内即病程在1周内的，属于急性发作期，而1周以上至1个月之内的处于疾病的恢复期，超过1个月尚未恢复的基本上都进入后遗症期的行列中。

有观点认为，面神经在面部分布浅表，在急性发作期，面神经水肿且脆性，针刺有可能会进一步加重面神经损伤，所以在急性期时应该禁用针刺治疗。然而通过临床大量的RCT研究以及多位临床医生的总结，急性期规范合理化的针灸介入治疗已被临床越来越多地采纳和接受。针刺治疗在面瘫的急性期可以起到良性的刺激作用，促进面神经局部淋巴及血液循环，加速面神经炎症及水肿的吸收，减轻面神经受压程度，缩短受压时间，积极促进自我修复。值此期间针灸治疗时当遵循"轻浅透，浅而疾之"的原则，急性期予以患侧面部深刺及强刺激、电刺激均可能造成面神经的断裂，加重病情，故留针时间宜短，手法轻柔，或循经远道取穴，行泻法，如针刺四关穴。

在急性期，尤其是伴有感冒症状的患者，庄礼兴教授常选用三焦经外关，针刺外关可祛除外感风热，因穴性在表。《医学入门·杂病穴法歌》曰："一切风寒暑湿邪，头疼发热外关起。"针刺外关还可以清泻三焦气分郁热，宣畅三焦经气。外关本属于手少阳络穴，通阳维脉。阳维脉维系诸阳经，通过调整阳维脉可达到通调阴阳气血，治疗气血津液病的目的，故以"阳气之关"强调。此外，《医经小学·八法交会八穴歌》曰"阳维目锐外关逢"，所以外关治疗周围性面瘫有眼闭合不全之症也有证可循。

恢复期以活血通络、疏调经筋为治疗原则，针灸并用，平补平泻，可浅刺透刺，可多针多穴。以患侧面颊局部治疗为主，在此期症状仍明显者，应适当加强刺激，根据不同的患者适当地选用电针、拔罐等方法以疏通局部经气。后遗症期则需要把握整体观念，以"久病多虚"为辨证要点，扶正与祛邪兼顾和注重调神，缓解患者紧张焦虑的心理状态，结合中药扶正与祛邪并用以缓解病情。

辨证贯穿在疾病治疗的始终。中医认为足阳明经及手太阳经经气不利则发面瘫。隋代巢元方《诸病源候论·风口㖞候》云："风邪入于足阳明手太阳之经，遇寒则筋急引颊，故使口㖞僻，言语不正，而目不能平视。"其实早在《黄帝内经》中就已明确了面瘫的致病因素为寒、热之邪。概括地来说周围性面瘫的病因病机，不外乎风寒、风热、风痰或痰瘀血互阻，气血亏虚等。急性期病性偏实，中、后期大多虚实夹杂；在疾病早期，病情不稳定，有着凉史的患者，外邪较甚，表现为舌淡，苔薄白，脉浮紧，可辨风寒证，常规取穴后加用风池、列缺，配合TDP照射以祛风散寒。治疗后嘱咐患者应戴上口罩、围巾等防护以避免再次着凉，诱发或加重病情；继发于感冒发热的患者，兼有舌红，苔薄黄，脉浮数，临床上辨为风热证，临床上加用曲池泻法以疏风散热，咽痛点刺鱼际放血。明确为病毒感染的患者还必须积极配合抗病毒治疗，否则会严重影响预后及后期疗效。风痰型患者加用选丰隆、足三里，并嘱咐患者禁食肥甘厚腻及辛辣刺激之品，以防生火生痰。恢复期或者病程漫长的患者，可能会兼见肢体困倦乏力、面色淡白、头晕等症的辨为气血不足证，临床上常需标本兼顾，祛邪之时不忘扶正，选用躯干或四肢阳明、太阳经穴位行温针灸以顾护阳气，并可配合中药汤剂内服以益气活血巩固疗效。

2. 辨经为本，上病下治

周围性面瘫包括了眼部以及口颊部筋肉症状，由于足太阳经筋为"目上冈"，足阳明经筋为"目下冈"，故眼睑不能闭合为足太阳和足阳明经筋功能失调所致。而口颊部主要为手太阳和手足阳明经筋所主，故口角歪斜主要由于3条经筋功能失调所致。常规选穴阳白、四白、攒竹、下关、颧髎、巨髎、地仓、颊车均为颜面局部穴位，也多为面部三阳经穴位，以疏散患部之经气为目的。

远道取穴时临床常用对侧合谷以祛风通络，合谷是临床上治疗面瘫的经典配穴之一，也是远道取穴临床运用的经典范例。《四总穴歌》里明曰："面口合谷收。"《针灸甲乙经》中记载："唇吻不收，聋，耳中不痛，齿龈痛，合谷主之。"《玉龙歌》曰："头面纵有诸样症，一针合谷效通神。"《杂病穴法歌》中记载道："头面耳目口鼻病，曲池、合谷为之主。"《铜人图经》曰："合谷治目视不明，头痛，齿龈痛，喉痹，瘘痹，面肿，唇吻不收，暗不能言，口噤不开。"以上皆反映了合谷在头面部的主治范围，也突出了合谷治疗头面五官疾患的功效。合谷属手阳明大肠经，手三阳走行头面部，阳明经主面，手阳明重点联系口鼻部，从手走头，上达颈部、面颊、下齿及鼻部，外加其络脉和经筋，使得联系范围更加广泛。急性期时合谷可行泻法且手法可重，恢复期时合谷施行平补平泻法。

庄礼兴教授在治疗周围性面瘫时，除面部常规穴位之外，加病侧中渚。中渚，别名下都，是手少阳三焦经的经穴，《子午流注说难》曰："中渚乃三焦所注之俞穴，若江之有渚，而居其中，故名中渚。""中"乃中间之意；"渚"则指水间小洲。《难经》云："三焦者，水谷之道路，气之所终始也。"三焦是人体元气以及水液运行之通路，可积极调整人体水液及气机之运化，而周围性面瘫发病与面神经水肿有着直接的联系，中渚为三焦经之母穴，性属木，木泄水气，可消散面部病理性水液。与针刺合谷同理，少阳经脉也走行于头面部，在耳部、面颊分布最为密集："手少阳三焦经，起于无名指末端……经颈部上行，联系耳内及耳前后、面颊、目外眦等部。""足少阳胆经，起于目外眦，向上到达额角……从外眦部下行至大迎，再向上到颧骨部，下行颊车……"经脉所过，主治所及，远道取穴法，且手少阳三焦经与足少阳胆经，经气相通，又属于同名经取穴法。

如若说远道取穴是辨经而为之，那么上病下治除却辨经更有辨证之意。《灵枢·官针》就指明："远道刺者，病在上取之下，刺府俞也。"而临床上通过针灸下部穴位而治疗上部病症的方法，也称为"上病下取"。中医认为经络可联系脏腑、沟通内外，运行气血、营养全身。人体通过经络成为统一有机的整体，故疾病发生发展的过程中，治疗上配合四肢经穴以发挥协同和直接作用，临床上采用的担截配穴方法就是在辨经辨证的基础上，对于上病下治的最常见的用法。面瘫恢复期以及顽固期的患者，呈现气血亏虚或者痰瘀互阻的特征时，选用双侧足三里、三阴交、太冲平补平泻或予补法，以扶正祛邪、补脾益胃、调气和血、疏经通络。此外，经云邪之所凑，其气必虚，有医家认为在急性期即予以扶正祛邪属上工之法，早期选穴配合足三里、三阴交以振奋阳明、太阴之经气有利于疾病的愈后转归。阳明经多气多血，针刺治疗时取手阳明之曲池、足阳明之足三里等可调和阴阳、补益气血。经多次临床实践证明患侧健侧同取可能疗效更佳。

3. 针所不及，灸法为妙

艾灸本就有"善通十二经，补中益气、疏风散寒、温经通络、消癖散结"的作用。"邪之所凑，其气必虚""寒者温之，热者寒之"为治则，艾火的温和热力可以温通经络，直达病所，散寒祛邪，通过持续温热效应，改善局部微循环以降低炎性细胞因子浓度，促使水肿吸收。

《灵枢·官能》云："针所不为，灸之所宜。"《灵枢·禁服》也曰："陷下者，脉血结于中，中有著（着）血，血寒，故宜灸之。"指出了气虚血滞之证，宜用灸法以温通经脉，驱寒散邪。《灵枢·官能》："经陷下者，火则当之。"意义相同。汪机《针灸问对》："夫病变无穷，灸刺之法亦无穷……审经与络，分血与气，病随经所在，穴随经而取……"可见灸法治疗面瘫也是非常适宜的，有不少学者做出的临床证据也表明了灸疗治疗周围性面瘫的临床有效性是肯定的。

目前常用隔物灸的方法治疗就是周围性面瘫安全疗效显著的方法，也可极大地减轻患者的痛苦。在恢复期以及顽固期使用往往会收到额外的功效。如常用的隔姜灸法治疗周围性面瘫。生姜有较强的温经散寒的功效，还有疏散水湿的作用，协同艾灸疗法以助阳，增强患侧血液循环及新陈代谢，使局部神经水肿性损伤及面肌瘫痪得到有效的修复。隔姜灸是将艾炷置于鲜姜片上，点燃施灸。艾、姜均属温热之品，都具有辛温、升发、宣散的作用，并能改善颜面部的微循环，二者同用能增强祛风及温经的双重功效，作用于面部诸穴诸经温阳行血，散寒通络，祛除痹阻经脉之寒气。特别是辨证后属于气虚、阳虚证或风寒及寒湿证的患者，效果尤佳。隔姜灸在治疗经筋病的同时，临床也常用于治疗脏腑相关病的虚寒证。

在针刺的基础上使用艾灸的方法使疗效更为显著，以温通经络，祛风散寒使阴阳调而气血旺。从治疗部位上来说，选取手足阳明经穴为主，以激发阳明经经气，调节胃肠气血以固后天，如选用颊车、地仓、足三里、上巨虚等穴位，通过温通经络以达气血旺盛，使面部受阻经络之气恢复如常。

4. 内外合治，汤药为助

在中医外治法中，除了选择针灸，拔罐疗法应用最为广泛。拔罐疗法是以中医理论为指导的外治方法，扶正与祛邪兼顾，具有温经散寒、行气活血、舒筋活络、温固阳气、祛风除湿、清热泻火等功效。拔罐疗法依靠物理因素的刺激，相对于艾灸温补的作用，以"泻"为主。此外，现代医学研究也已证明其"热"和物理负压作用可促进患侧面部血液循环、面神经炎症和水肿的吸收。而闪罐以及循经走罐的方法，简便廉验，临床上常应用于疾病的恢复期以及后遗症期。《素问·皮部论》曰："是故百病之始生也，必先于皮毛皮者，脉之部也。邪客于皮，则腠理开，开则邪入客于络脉；络脉满则注于经脉……"闪罐通过作用于皮部，疏通皮部气血，调节局部经气。循经走罐法主要用于经络阻滞之证，且面神经的走向与肌纤维走向相互穿叉，而阳白、太阳、颧髎、地仓、颊车等恰好位于面神经的走行或主干处，按穴位循经走罐由下及上，逆口角歪斜的方向操作，可拉长肌束，增加血液灌流量，放松局部肌肉，类似于面部推拿之功，即可被动锻炼瘫痪肌束，亦有通经祛邪的功效。拔罐具有操作简单、疗效明确、安全可靠、非侵入性治疗等优点，使得患者依从性也较强。

《医学发明·中风有三》云："中风者，非外来风邪，乃本气自病也。"中风或面瘫患者在后遗症期，或者病情迁延不愈时多为内风作祟，常规的外治法难以祛除内风而达到显著疗效。此时运用汤药内治配合外治治疗，可发挥最大的功效。从古至今很多医家都主张针药并用的思想，唐代孙思邈的《备急千金要方》提出了这一学术观点。如全蝎、蜈蚣、地龙等搜风刮络，祛痰通经有独特的治疗效果，治疗顽固性面瘫时可酌情使用。在补益气血方子的基础上，结合针刺等外治法治疗可共奏奇效。临床上以补中益气汤或归脾汤为基础方进行加减，尤其在后遗症期，病情缠绵，正邪相争，正气耗损的前提下。此时患者的舌苔、脉象往往表现为脾肾亏损、中气不足，故使用上述两方为底方可健脾益气活血，使祛邪不伤正，并以复正气助祛邪外出。通过临床的反复验证确也收到了不错的治疗效果。

此外，在选用中药内服治疗上还需要考虑三因制宜的原则，即因人、因时、因地辨证分析病情。如小儿周围性面瘫及成人周围性面瘫的治疗方法还是需要区别对待的。形气未充、形体娇嫩是小儿的生理特性，在临床上表现为本虚标实的病理特点，治疗多以标本兼顾，可能更需"扶正"。药物使用及针灸治疗均以"轻""柔"为要，手法也宜轻不宜重。还有"因时因地"地分析，如岭南地区处于东南沿海地段，叶天士曰："久寓南土粤地，湿气浸淫，湿热之质为多见。"全年高温，适度较大，气候炎热潮湿，外加当地民众喜嗜海鲜生猛，热汤浓茶的饮食特点，致使酿湿生热，内蕴胃肠，多数患者为痰湿内蕴型体质。治疗上常需要加用如薏苡仁、五爪龙、老桑枝、忍冬藤等以兼顾祛湿通络。而如长江中下游三角洲区，典型的亚热带季风气候，四季分明，患者发病多以春冬季多见，风邪、寒邪为主要外感因素，结合分期治疗应确立以滋补后天、祛风通络、温经散寒为主的治则，灵活运用羌活、柴胡、防风、荆芥穗以及桂枝、鸡血藤等祛风散寒、温经活血之品。早期还注意要谨慎或尽量避免使用虫类药物，以防攻伐过甚，有矫枉过正之嫌，反而伤及人体正气阳气，无法祛邪外出。

213

（四）面瘫的预后及影响疗效的因素

周围性面瘫预后以及疗效影响因素也是多样的，主要取决于面神经功能，即与面神经损伤的程度、持续时间和损伤的节段密切相关。一般而言外感以及免疫力低下引起的无菌性炎症导致的面瘫预后较好，而亨特氏面瘫等病毒导致的面瘫则预后较差。

除外面神经的损伤因素，综合了相关的文献以及临床研究报道，还有以下几个方面：

①基础性疾病如高血压、糖尿病以及针刺治疗的介入时机会对患者的预后产生显著的影响：有糖尿病和高血压的患者预后较差，同时针刺愈早介入，预后愈佳；

②患者年纪越大，正气衰退，脏腑机能低下，预后越差；

③损伤面神经管阶段越接近中枢，病情越重，患者预后也越差。

针灸疗法作为治疗面瘫的有效方法之一，已被广泛应用于面瘫的临床治疗中，并得到了患者和学者的肯定。针灸可疏通经络，调和气血。但目前针灸治疗面瘫缺乏标准化治疗方案，除了文中提到的治疗方法，还有刺络拔罐、放血、穴位敷贴、埋线、火针、电针、耳穴、手法推拿及心理疏导等多种特色治疗的方法。也缺少客观的量化实验室标准和数据支持，特别是对于影响疗效的各项因素，如针刺介入治疗时机、配穴、进针深度、行针手法等。目前临床上尚不能统一观点，这也是今后临床以及科研方面需要重点解决的难题。

虽然面瘫这类疾病具有一定的自限性，有些患者不接受任何治疗，也有康复的可能性。但如前文所言，影响预后和疗效的因素很多。有临床资料表明，如果病程在1个月以上才开始针刺治疗的患者，在今后的3~6个月完全恢复的比例非常低。所以，面瘫患者应及早就医，以免延误病情。

（吴昊旻　整理）

分期针刺针灸治疗吞咽障碍经验辑要

吞咽障碍是脑卒中后常见并发症，通过评估发现急性脑卒中患者50%以上的患者都存在吞咽问题，其中大部分患者在卒中后1~6个月内经规范治疗吞咽障碍基本恢复，只有少部分患者经过急性期后吞咽障碍仍存在。因此，应重视对于急性期吞咽障碍患者的确诊和处理。另外，还要重视急性期后患者仍存在吞咽障碍的影响因素，这些因素与患者可能继发的复杂情况相关，如营养不良、误吸、肺炎，甚至窒息死亡。脑皮质及皮质下损伤都会引起吞咽障碍，通常有以下特征：吞咽唾液启动困难，咽唾液能力下降（也称干吞咽）；咽期启动延迟，运送弛缓；口腔期不协调；咽肌收缩减弱，咽期吞咽时间延长；咽期清除能力下降；误吸；喉咽段功能障碍；食管括约肌松弛不能，进食时可能误吸。目前针刺治疗中风后吞咽功能障碍的临床疗效确切。针对中风后由于患者咀嚼肌、舌肌、口唇肌、颊肌、软腭和咽肌等神经支配异常出现吞咽无力针灸确有良效，现就针灸治疗吞咽障碍的经验总结如下：

（一）中医病名研究

关于"吞咽障碍"病名，中医学中没有明确提出，但有"噎膈""膈""喉痹"等相关论述。其主要与口舌咽喉部与饮食、发声、言语有密切关系，与气的虚实及升降出入直接相关，且三阴之经脉多循行至此，是经络循行的要冲。如《灵枢·忧恚无言》曰："咽喉者，水谷之道也；喉咙者，气之所以上下也；会厌者，音声之户也；口唇者，音声之扇也；舌者，音声之机也；悬壅垂者，音声之关也；颃颡者，分气之所泄也；横骨者，神气所使主发舌者也。"

（二）中医病因病机

中风后吞咽困难的病位在脑，症状表现在咽喉部位，主要责之于肺胃，其中以肺尤为重要。病机主要为风、火、痰、气、瘀等邪气闭阻于舌、咽喉部位，造成局部气血循行不畅，经脉瘀滞，加之肺脏宣发肃降失职，导致咽喉不用而致吞咽困难的发生。《灵枢·忧恚无言第六十九》曰："咽喉者，水谷之道也。喉咙者，气之所以上下者也。""咽喉"为食管统称，后人又称作"胃系"；"喉咙"为气管的统称，又称"肺系"。马培峰等认为：中风后吞咽困难的基本病机为肺失宣肃，胃失通降，腑气不通，食饮不下，而致吞咽困难。肺脏五行属金，为阳中之阴，主一身气机；肺脏在体内位于身体上部，属于三焦之上焦，主气得宣发肃降。胃腑为六腑之一，属于三焦之中焦，主通降、受纳腐熟水谷。肺脏受损，宣发肃降功能失调，一身气机不畅，胃通降功能失常，导致吞咽困难症状的发生。针刺局部穴位诱发患者剧烈咳嗽，使肺气得以宣发，肃降功能恢复，使肺脏宣发肃降协调，全身气机通畅，腹气得降，胃受纳腐熟功能得以正常发挥，进而促进患者吞咽功能得以恢复正常。

（三）脑卒中后吞咽障碍相关经络

隋代巢元方《诸病源候论·中风舌强不得语候》认为："脾脉络胃挟咽，连舌本散舌下，心之别脉系舌本，心脾二脏多风邪，故舌强不得语也。"认为发音障碍与心脾二经有关。有医者认为："舌为所系，邪中其经，则痰涎闭其脉道，舌机不掉。"因此吞咽障碍从经络循行来看，肺经、胃经、脾经、大肠经等10条正经，以及任脉、督脉、冲脉等奇经八脉的主干或分支皆通过咽喉部位，手太阴肺经和手阳明大肠之经别循喉咙；咽，上行结于咽，连舌本，散舌下；心主舌，而手少阴心脉，其支者上挟咽，系舌本；手太阳小肠经循咽下膈；足少阴肾经，其直者循喉咙，系舌本；手厥阴心包经别上循喉咙；足少阳胆经别上挟于咽；足厥阴肝经循喉咙之后，上入颃颡，而筋脉络于舌本。奇经八脉中，督脉自少腹直上者入喉；任脉至咽喉。冲脉其上行的一支出于咽喉上部及鼻道；阴跷脉至喉咙，交贯于冲脉。上述经脉直接或间接循行于咽喉部，主司吞咽功能，中风后脑髓受损，经气逆乱，咽喉门户开合失常，故致吞咽障碍。根据"经脉所过，主治所及"原则，针刺以上经络能通调经气，疏利咽喉。故皆主病喑也。

（四）针刺治疗吞咽障碍取穴特点

针灸取效的主要机制在于通过提高大脑皮质兴奋性、改善血流动力学、改善病变脑组织的微循环障碍和新陈代谢，增强脑细胞的活性，有利于神经反射通路的重建和修复，进而促进疾病的康复。针刺治疗卒中后吞咽障碍时选穴原则主要有3个，分别是局部取穴、近部选穴及远端配穴。

1. 局部取穴

局部取穴主要有廉泉、金津、玉液等。廉泉为任脉、阴维脉的交会穴，可消痰火，疏舌络，有舒筋活络利咽的作用，为主治语言不清、吞咽困难之要穴。《铜人腧穴针灸图经》云"口噤，舌根急缩，下食难"取廉泉。针刺廉泉，可刺激舌咽、舌下神经、三叉神经、迷走神经、面神经、颈部脊神经的分支等神经末梢，其释放神经冲动能起到增强神经反射，促进肌肉的灵活性和协调性，改善吞咽功能。金津、玉液乃经外奇穴，位于舌下，舌咽神经、舌下神经的末梢分别于舌体支配咽缩肌、颏舌肌等舌部肌肉，金津、玉液及舌系带处有三叉神经通过，迷走神经分别于咽、会厌、软腭的肌肉及咽喉部黏膜。针刺金津、玉液可直接刺激舌咽、舌下神经，刺激感受器，促进中枢神经对效应器的控制，使效应器反应加强，重建反射弧进而恢复其吞咽功能。

2. 近部选穴

中医经络学说认为"头为诸阳之会"，手足三阳经会于头面，十二正经或直接或通过表里经或通过络脉与头部相系，针刺取穴此乃"经脉所通，主治所及"。通过取相应头部刺激区，刺激大脑皮质脑干束，反射性刺激延髓麻痹部位，并能迅速建立起脑血管侧支循环，促进损伤部位的血流量增加。项针可以提高咽部反射起始和喉上抬的幅度，从而使喉上抬到充分高度，使会厌闭合更加完全，减少吞咽中和吞咽后由于喉结构关闭问题引起的强吸危险因素，针刺作用于整个过程，通过改变吞咽时间和吞咽时各器官的位置来影响吞咽功能。如百会、风池、风府等穴位。百会为督脉经穴，督脉为诸阳之会，阳主动，阳气足则吞咽正常，泻之可镇肝熄风，开窍化瘀；风池为足少阳胆经与阳维脉的交会穴，可条达阳经之气，同时足少阳经又与循喉咙之后的足厥阴肝经相表里，乃搜风要穴，可以"治中风不语，汤水不能入口"。针刺风池可以潜阳熄风，豁痰利咽，清头利窍。《类经图翼》云："半身不遂，失音不语者，灸百会、风府。"督脉是人体诸阳经脉之总汇，对整个经脉系统有统帅作用，其主干行于脊里，向上行至项后风府进入脑内，上循巅顶，故督脉与脑、脊髓等关系相当密切。治取督脉穴位风府、哑门，可以通过激发督脉经气，来疏通脑络瘀滞，通行脑内气血，振奋督脉阳气，以醒神开窍。翳风为手少阳三焦经穴，又是手足少阳经交会穴，能疏通三焦，通关利窍，《铜人腧穴针灸图经》中记载翳风治"喑不能言"；完骨为足少阳胆经与络心（脑）的足太阳交会穴，针刺既可加强通咽利喉，又可开窍醒神；天柱滋补肝肾，疏通经络。翳风、完骨和天柱周围分别布有迷走、舌咽神经，刺激此区域可使相应神经及大脑皮层得以调节，反射性刺激延髓麻痹部位，并能迅速建立起脑血管的侧支循环，促进损伤部的血流量增加，因而吞咽功能得以恢复。《针灸甲乙经》载哑门可治"舌缓，喑不能言"，风府治"暴喑不能言"。

3. 远端配穴

远端配穴遵循"经脉所过，主治所及"的原则。中医学认为，舌为心之苗，心开窍于舌；肝主筋；肾主藏精，在液为唾；另外从经脉循行来看，心、肝、脾、肾4条经脉均循喉舌，可见心、肝、脾、肾的功能正常与否直接影响着口、舌、咽喉的功能发挥。卒中后吞咽困难的主要病机为本虚标实：肾脏亏虚和气血不足为本，瘀血内停和痰浊阻滞为标，表现为气血逆乱、瘀血与痰浊互结，而使上焦气机闭塞不通。根据不同证候，配取相应穴位。《灵枢·寒热病》："暴喑气梗，取扶突与舌本出血。"内关通阴维脉，心包经入胸中，别属三焦，出循喉咙，与廉泉相配治咽部吞咽困难。风痰阻络取丰隆、阴陵泉，《玉龙歌》载"痰多宜向丰隆寻"，阴陵泉为足太阴脾经之合穴，两穴相配取其祛风化痰通络之意；气虚血瘀型，取气海、肾俞、血海、膈俞、足三里，气海、足三里、肾俞有益气之功，血海、膈俞可有补血活血作用，共同达到益气活血化瘀之功；肝阳化风型，取太冲、太溪；太冲可平肝熄风作用，太溪滋阴潜阳共同达到熄肝风作用。

（五）现代医学对吞咽障碍认识

根据吞咽的生理，可将吞咽障碍分为准备期、口腔期、吞咽期和食管期吞咽障碍。

1. 准备期吞咽障碍

此期吞咽障碍主要为咀嚼功能受影响，食团形成能力破坏。患者常表现为流涎，食物在患侧面颊堆积或紧贴于硬腭。流涎常由下列原因引起：

①舌肌瘫痪或面肌功能减退，唇闭合差，不能封闭口腔前部，唾液或食物自口中流出；

②感觉减退：尤其是口前部和舌部感觉减退影响较明显；

③唾液分泌过多，多余的唾液自口唇流出。舌运动或协调功能减退时，食物难以充分咀嚼，患者不愿吃需要费力咀嚼的食物。食物不能成团，遍布口腔，甚至造成口腔残留。

2. 口腔期吞咽障碍

此期常表现为舌运动失常，食团形成、抬举和传送能力下降，舌反复做无效运动，食物滞留于口腔一侧或溢出，不能向后传送，表现为反复舌运动试图吞咽，咽启动延迟或困难，或分次吞咽。舌的变形、挤压动作及由前到后的吞进功能降低，常导致食团破散、残留于口腔内或提前落入咽部，引发误吸。流质食物流动性好，口内控制难度大，口腔期吞咽障碍患者常因口内控制差导致吞咽启动前流质食物流入咽部，引起吞咽前误吸。

3. 吞咽期吞咽障碍

当食团的前部到达咽腭弓的前部时，会诱发吞咽，但老年人在食团前缘到达下颌下缘与舌基底部交点时才诱发吞咽。在咽部期喉上提使喉口上抬，会厌下倾盖住喉口，呼吸暂停，气道受到保护。功能出现障碍时，容

广东省名中医

易使食物掉入气管产生误吸，通常出现呛咳，可伴有鼻腔反流、误吸、气喘、吞咽触发延迟、咽喉感觉减退与消失、构音障碍等情况，部分患者环咽肌开放延迟，出现吞咽后误吸。吞咽期吞咽障碍的患者进食半流质食物较容易控制，而对进食流质食物控制困难。单纯环咽肌迟缓患者流质质量最容易控制。

4. 食管期吞咽障碍

此期指食物转运至食管向下输送出现障碍。常见原因为食管协调性收缩障碍，如食管无蠕动、食管反流、食管痉挛。食管期吞咽障碍患者常有固体食物被卡住感，进食流质较容易。

（六）分期针刺取穴原理

根据不同时期参与肌肉、神经不同取不同穴位及针刺方法治疗。同时也符合中医的局部、近端取穴特点。

1. 口腔期

（1）取穴

地仓、颊车、承浆、颧髎、金津、玉液。

（2）操作

患者取卧位，选用0.30mm×40mm毫针，地仓、颊车采用平刺法，进针1寸；承浆、颧髎采用垂直进针1～1.5寸；得气后各穴均以80～100次/min的频率捻转1min，以局部有酸、麻、胀感为度，留针30min，期间隔10min行针1次。金津、玉液位于舌底，令患者张口伸舌后，术者用舌钳或纱布将舌体提起暴露舌底部，用三棱针点刺金津、玉液，以出血5mL为宜。

2. 吞咽期

（1）取穴

廉泉、夹廉泉、风池、翳风、咽后壁。

（2）操作

患者取坐位，选用0.30mm×40mm毫针，风池、翳风针尖向着咽喉方向刺入，深度1~1.5寸；廉泉、夹廉泉向舌根方向刺入1~1.5寸后。针刺得气后留针，每5min行针1次，留针30min。咽后壁采用点刺时，嘱患者张口，用压舌板压住舌体，清楚暴露咽后壁，分别用长75mm毫针点刺双侧咽后壁，点刺3~5下。

3. 食管期

（1）取穴

膻中、中脘、上脘、内关、足三里。

（2）操作

患者取卧位，选用0.30mm×40mm毫针，上述穴位行常规针刺，针刺得气后留针，每5min行针1次，留针30min。

（七）典型病案

患者詹某某，男，55岁，因"左侧肢体乏力伴吞咽困难1个月"来就诊。缘患者于3个月前无明显诱因下突发左侧肢体乏力，当时无意识不清，无肢体抽搐，遂由家属送至广东省中西医结合医院，当时行头颅CT示：右侧基底节区、岛叶及颞叶脑出血，有轻度占位效应。遂于降颅压、对症支持治疗，患者病情稍好转后，转至广东省人民医院治疗，后因患者需长期透析治疗，转入ICU治疗，予血液透析、营养神经，对症处理后患者病情稳定后出院。目前患者：神清，精神疲倦，左侧肢体乏力，转颈、耸肩无力，左上肢不能上举，左手抓握不能；左下肢可平卧可屈曲，不能完成翻身坐起等体位转变；言语含糊，对答尚合理，吞咽困难，饮水呛咳，偶有咳嗽，咳白色黏液性痰，纳眠尚可，二便失禁，舌淡红、苔薄白，脉弦细。查体：双侧鼻唇沟对称，伸舌无歪斜，咽反射减弱，洼田饮水试验4级。运动系统检查：肌张力，四肢肌张力正常，肌肉无萎缩；肌力，左侧肢体近端肌力2级，远端0级，左下肢近端肌力约3级，远端约1级，右侧肢体肌力4+级。感觉功能评定：双侧肢体深浅感觉检查正常。生理反射减弱，病理征未引出。运动模式评定：Brunnstrom分期Ⅰ期。日常生活活动能力评定：改良Barthel（MBI）25分，重度障碍，功能独立性测定（FIM）20分，重度依赖。患者经造影检查处于吞咽期，治疗上取穴：廉泉、夹廉泉、风池、翳风、咽后壁穴。操作：患者取坐位，选用0.30mm×40mm毫针，风池、翳风穴针尖向着咽喉方向刺入，深度1~1.5寸；廉泉、夹廉泉穴向舌根方向刺入1~1.5寸后，针刺得气后留针，每5min行针1次，留针30min。咽后壁采用点刺时，嘱患者张口，用压舌板压住舌体，清楚暴露咽后壁，分别用长75mm毫针点刺双侧咽后壁，点刺3~5下。每周3次，10次为1个疗程，患者治疗1个疗程后症状明显改善，洼田饮水试验2级。

　　附患者造影X线摄片情况

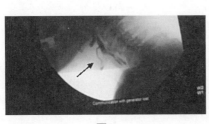
图1

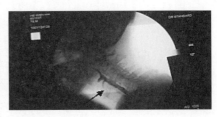
图2

　　图1显示患者在固体类含钡造影剂时的情况，此时患者并无出现呛咳，但在造影下可见患者会厌处出现食团的残留，并且部分食物误吸进入气管。图2表明分期针刺治疗前吞咽造影提示存在明显食物残留，经治疗后吞咽造影时无明显残留。

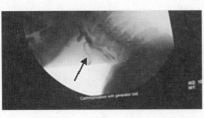
图3

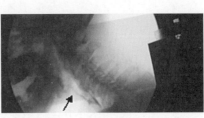
图4

图3说明吞咽分期针刺治疗前吞咽造影提示存在明显食物残留。图4说明经治疗后，吞咽造影时无明显残留。

（八）按语

吞咽障碍是中风后常见并发症。吞咽反射为将食物从口腔吞入胃内的反射性动作。其反射弧的传入神经为来自软腭、舌、会厌、咽后壁和食管处的感觉纤维，经舌咽和迷走神经传入延髓内的孤束核，再由孤束核发出纤维至疑核和舌下神经核，其传出纤维经舌咽、迷走、舌下神经达到舌、咽喉和食管上段的肌肉，这个反射动作需在大脑皮质的调节下完成。在此过程中，口腔期有舌的伸缩活动，是由颏舌肌和茎突舌肌完成的，由舌下神经支配。吞咽期是由茎突咽肌、咽上缩肌、咽中缩肌、咽下缩肌和环咽括约肌来完成的，由迷走神经和舌咽神经支配。食管期由食管上端的阶段性收缩和食管下端的括约肌放松，将食团推向前进，当食团到达食管下端时，贲门舒张，食团便进入胃中。因此根据不同时期参与肌肉、神经不同，在口腔期取地仓、颊车、承浆、颧髎、金津、玉液等穴位，以颊肌、舌肌穴位为主。吞咽期取廉泉、夹廉泉、风池、翳风、咽后壁等咽肌穴位为主，食管期取人迎、水突、扶突、天鼎等穴位。

（陆彦青　整理）

带状疱疹后神经痛针灸临证选穴用法体会

带状疱疹后神经痛（PHN）是最常见的带状疱疹后慢性并发症，一般指疱疹消退后疼痛持续时间超过1个月者。PHN是一种复合性的神经病理性疼痛，这是疱疹病毒及继发炎症对外周神经持续损伤的结果，常见于中老年人，其发病率与年龄呈正相关，在50岁以上人群中发病率超过50%，流行病学结果显示疼痛程度与年龄成正相关。迄今为止现代医学对PHN尚无有效的对因治疗措施，主要是以口服药物缓解症状为主，如加巴喷丁、阿米替林等，甚至需行神经毁损术等治疗，严重影响患者生活质量。近年来我们采用针灸治疗PHN取得了较好的疗效，现将临床取穴及治疗方法总结如下。

（一）衷中参西，活用夹脊穴

华佗夹脊穴（EX-B2）在治疗PHN中具有重要的地位并被广泛使用。传统EX-B2位于腰背部，在T1-L5椎体棘突下两侧，后正中线旁开0.5寸，一侧17个穴，左右共34个穴，现在已将其扩展至颈段，但由于第一颈椎（寰椎）没有棘突，定位不便，针刺危险，不设夹脊穴。求本索源，虽然《足臂十一脉灸经》《黄帝内经》均有"夹脊"之记载，但并非直指夹脊穴，目前所知首提"华佗夹脊穴"一名源自承淡安1955年出版的《中国针灸学》。夹脊穴位于督脉和膀胱经之间，督脉联络手足三阳经，为阳脉之海，总督一身之阳气；膀胱经属膀胱络肾，"膀胱者，州督之官，津液藏焉，气化则能出矣"，且膀胱经上分布了五脏六腑的背俞穴，肾主一身之元阴元阳。夹脊穴内连督脉，外达膀胱经，部分夹脊穴比邻背俞穴，针刺夹脊穴能调节膀胱经、督脉两经之经气，并能通过对相应背俞穴的影响达到调整气机的作用，进而达到气机调畅，通则不痛的效果。

从解剖学角度分析，棘突两侧为竖脊肌，各脊神经后支从椎间孔由脊神经分出，绕上关节突外侧后行后分为两支，外侧支进入竖脊肌，内侧支分布背深肌和脊柱，恰为夹脊穴之所。31对脊神经皆与脊柱两旁两条交感干通过交通支联系。交通支包括白、灰交通支，白交通支位于T1-L3各脊神经的前支和相应的交感神经干神经节之间，灰交通支连接交感干和31对脊神经前支。有研究认为交感神经干交通支与脊神经的连接点在体表的投影与夹脊穴非常接近，部分重合，并认为夹脊穴与脊神经节段性分布有着密切的关系。针刺夹脊穴，既能阻滞痛觉纤维传导，提高痛阈，加强机体的疼痛耐受能力，也可以影响交感神经末梢化学介质的释放，达到止痛的作用。笔者在临床过程中发现，治疗PHN时夹脊穴依脊神经分布节段来选取，并深刺产生较强的酸胀感，甚至放电感，效果更理想。

（二）突出穴性，重用郄穴

郄穴属于特定穴之一，十二正经、阳维阴维、阳跷阴跷各有一个郄穴，合称"十六郄穴"。16个郄穴的名称首次在皇甫谧的《针灸甲乙经》中确定，并详细记述了郄穴的定位、针灸方法、针刺深度、施灸壮数，阐述了郄穴的主治规律及适应证，这对后世郄穴的应用具有重要的指导意义。后人根据《针灸甲乙经》中对郄穴主治规律的论述，总结出郄穴主治病症的主要特点是：①经脉所过，主治所及。如"梁丘治乳痛、胫苕苕、痹膝不能屈伸、不可以行""跗阳治痿厥、颓痛、枢股、腨外廉骨痛"等，这也是对辨经论治的具体化。②诊治脏腑疾病。脏腑经络病变能够在特定穴位上反应，通过对特定穴的望、切、触、按能够对疾病做出初步定位诊断和治疗，如急性胆绞痛在外丘可以找到痛点，针刺治疗能很好地缓急止痛。③阳经郄穴主治痛症，阴经郄穴主治血症。皇甫谧对郄穴主治的记载，奠定了后世医家对郄穴治疗急症的上述论述，如"养老治肩痛欲折、如拔，手不能自上下"等。结合PHN，其病机主要有二，一是气滞血瘀，经络阻滞，不通则痛；二是久病伤阴，阴血虚滞，不荣则痛。故郄穴是既治痛症，又治血症的穴性，恰合PHN既属痛症，又属血症的病机，临床研究中也发现，PHN最常分布在膀胱经、胆经、小肠经、胃经，根据疼痛所属经络，加用相应郄穴，严重者配合龙虎交战等手法，止痛效果更佳。

（三）行气活血，加用四花穴

四花之名，首载于唐代王焘《外台秘要·灸骨蒸法图四首篇》："使患人平身正立……谓之四花。"四花穴的名称及定位源出于唐代崔知悌所著《骨蒸病灸方》，惜原书已佚。四花穴的取穴定位方法有多种，经过历史的演变和总结，目前四花穴所指膈俞、胆俞始见于高武的《针灸聚英》。四花穴虽然始用于"灸治骨蒸"，但是《外台秘要》记载其"非止单攻骨蒸，又别疗气疗风，或瘴或劳，或邪或癖"。杨继洲谓其："治男妇五劳七伤，气虚血弱，骨蒸潮热，咳嗽痰喘，尪羸痼疾。"后世医家将其主治范围扩展至多种癌化疗药物所致的副反应、围绝经期综合征、亚健康、顽固性疼痛、焦虑抑郁症等多种疾病。四花穴中胆俞主气属阳，通调气机，膈俞主血属阴，养血活血，二穴阴阳相济，气帅血行，互根互用，达到气通血畅，通则不痛。临床治疗发现PHN常规针灸治疗效果不理想的情况下，加用四花穴，能达到更好的疗效。

（四）病证结合，辨证取穴

PHN患者疱疹已完全消失，部分患者甚至没有遗留任何瘢痕、色素沉着等，据其病变部位，可属于祖国医学头痛、胁痛或腰腿痛等范畴。疼痛的发生主要和湿、热、瘀、虚相关，病机总体包括两个方面：一是多因湿热瘀毒等邪阻经络，气滞血瘀，不通则痛。二是病久气阴两伤，经脉失养，不荣则痛。甚至有久治不愈，伤及元阴元阳，出现畏寒肢冷，得温痛减，或是脉络拘急，肌肉蠕动者。我们临床发现它主要包括以下4个证型：①肝经郁热证，表现为疼痛，伴急躁易怒，口干口苦，便秘溲黄，舌红、苔薄黄，脉弦数，加太冲、行间。②湿热痹阻证，表现为疼痛，伴胸脘痞闷，口中黏腻，便溏溲黄，舌红、苔黄腻，脉滑数，加阴陵泉、侠溪、三阴交。③瘀血阻滞证，表现为疼痛，痛处固定如针刺，或如刀割，或肌肤甲错，舌暗、苔薄、舌下脉络迂曲，脉沉涩，加膈俞、血海。④阴血虚滞证，表现为疼痛不着，夜间痛甚，伴局部肌肉抽搐蠕动，口干，舌红、苔少甚至无苔，脉细数，加太溪、三阴交。PHN在分经论治的基础上，重视辨证取穴，双管齐下，疗效更著。

（五）结合症状，酌选刺法

恰当地选择符合证型的刺灸方法能显著地提高疗效。目前治疗PHN的刺灸法很多，电针、火针、刺络拔罐、灸法、围刺等。研究认为电针可以抑制同节段背角投射神经元的活动，阻断伤害性信息向中枢传导，产生即时镇痛作用；还可激活疼痛抑制系统，增加内源性阿片肽、5-HT等镇痛物质的释放，发挥镇痛作用。火针具有温经活血、通络止痛的作用，并可借火力达到以热引热的作用。围刺与刺络拔罐均可以调畅气机、祛瘀通经，达到止痛的效果。多种灸法对PHN具有鼓舞正气、行气止痛、活血祛瘀的作用。总体来说，电针可用于多种证型的PHN，尤其是实证，多用2/100Hz疏密波；有瘀血征象可用刺络拔罐，甚至火针强通放血，疼痛固定局部可以用围刺，夹湿邪者可在足三里、阴陵泉等穴采用灸法，阳气虚弱者可在足三里、关元穴使用灸法，疼痛剧烈可以在郄穴行龙虎交战手法。

（六）典型病例

患者女性，81岁，因"左侧胁肋部剧烈疼痛5年"于2014年10月25日来门诊就诊。患者于2009年10月初左背、胁肋部患带状疱疹，在当地卫生院进行抗病毒及营养神经治疗约10天后疱疹消失，遗留神经痛，呈持续刀割样。于2010年1月31日前往本地县人民医院就诊，给予加巴喷丁止痛，甲钴胺营养神经，效果不显。2011年3月同一部位再患带状疱疹，再次行抗病毒等治疗，创面愈合，遗留剧烈疼痛，不断交替服用多种止痛药缓解症状，效果不理想，已不愿服药。于2014年10月25日就诊。刻诊：左侧胁肋部剧烈疼痛，部位约平T7-T9水平，VAS评分8分，左肩上抬、外展时疼痛显著加重，局部肤色正常，舌淡红、苔薄，脉沉弦，取穴及治法：左侧T7-T9夹脊穴深刺，外丘、金门、局部围刺，夹脊穴及局部给予2/100Hz疏密波的电针，金门外丘穴行龙虎交战手法，连续治疗3次后每天发作次数明显减少，9次治疗后，VAS评分3分，日常生活不受影响，停止治疗。2015年3月疼痛再次发作并逐渐加重，再诊时舌红、苔少，脉弦细，有伤阴之象，原穴原法加太溪、三阴交、膈俞，补法，治疗3周后，VAS评分2分，疼痛次数减少到每天2～3次，肩关节活动不受影响。随访半年，病情稳定，未见复发。

（七）结语

PHN疼痛顽固、剧烈，严重影响患者生活质量，常导致焦虑、抑郁等心理障碍，严重者有自杀倾向，现代医学以止痛等对症治疗为主，严重者采用神经阻滞、神经毁损术。针灸因其明确的疗效和无明显毒副作用而深受欢迎，治疗PHN除了上述取穴治法，结合该病的性质和危险因素，还应注意以下几点，效果更佳：①及时有效治疗带状疱疹：带状疱疹及时有效控制能明显降低PHN发病率，减轻疼痛程度。②积极治疗基础疾病：如积极治疗糖尿病、肿瘤等导致免疫力低下的疾病能明显改善PHN的预后。③重视心理干预：PHN发病时剧烈的疼痛易致心理障碍，长期失眠，性情急躁，怡情易性，及时心理干预能更好地控制病情。

（韩德雄　整理）

脑卒中后淡漠及孙思邈十三鬼穴的应用

脑卒中后淡漠是一种脑卒中后情感障碍，表现为有目的的行为、认知减少，伴发于目的行为的情绪减少，发病率为15%～55%。但因缺乏准确定义和诊断标准，临床诊断为脑卒中后淡漠者很少，亦无系统的治疗方案，且淡漠给脑卒中的康复带来极大的负面影响。尤其在我国，青年脑卒中患者约占我国全部脑卒中住院患者的9.77%，更是给患者功能的康复和心理健康带来很大的阻力，给患者重归社会、重归家庭带来极大的障碍。临床在基础治疗、辨证论治的前提下，加用孙思邈十三鬼穴，收效良好。

（一）脑卒中后淡漠流行病学

淡漠是脑卒中后一种常见的情感障碍，最早在1991年Marin就提出淡漠是"一种行为主动性缺乏的症状，但不能完全被意识障碍、抑郁以及认知功能障碍所解释"。脑卒中后抑郁并发淡漠的可能性更大，但尚未发现二者的相关性。目前研究认为淡漠既可以单独继发于脑卒中，也可以与抑郁或认知减退合并继发于脑卒中且可能与二者相关。已有研究显示脑卒中后淡漠发病率不等，Meta分析显示其发病率高达34.6%，且女性多于男性，进一步研究显示，<65岁患者平均发病率为41.7%，>65岁患者为32.4%；急性期（≤15天）平均发病率为39.5%，恢复期为34.3%；首次脑卒中患者平均发病率为27.1%，既往脑卒中病史为41.6%。病因学研究显示，淡漠的发生与年龄、教育经历、工作、认知等多种复杂因素相关，且与年龄呈正相关。同时与脑卒中部位包括额叶、颞叶前部、顶叶、基底节区、岛叶、丘脑、皮层下等可能密切相关。

（二）脑卒中后淡漠的现代医学病理机制及诊治

目前研究尚未证实脑卒中后淡漠的发生与脑内特定单一结构有关。淡漠产生的核心是动机的发生障碍，前扣带回皮质→隔核、腹侧苍白球神经投射→丘脑背内侧核连接→前扣带回是调节动机的核心环路，任何一个环节的损害都可能造成动机的发生障碍。动机障碍还与腹内侧前额叶皮层包括额眶叶皮层、多巴胺系统、背侧纹状体及其外侧的颞叶海马等有关，其中尤其是额叶—皮质下环路可能是该病的关键责任区域。在上述结构构成的通路中，与淡漠密切相关的主要神经递质是多巴胺，及与其代谢有关的儿茶酚胺氧位甲基转移酶（COMT）基因和部分乙酰胆碱，同时与责任部位的低灌注和糖代谢有关。由于现代医学对脑卒中后淡漠发病机制尚不明确，亦无公认的诊断标准，所以治疗主要是在治疗原发病的基础上，如抗血小板、调脂、控制血糖血压等，对症采用胆碱酯酶抑制剂如多奈哌齐、中枢神经系统兴奋药及多巴胺能药治疗，能取得一定的疗效。

（三）脑卒中后淡漠与十三鬼穴

脑卒中后淡漠属于祖国医学神志病范畴，与心脑的功能异常密切相关。由于前人对神志病的认识，认为谵语、郑声、发狂、哭笑无常、默默不语等起病突然，表现怪异的精神神志疾患均与"鬼"相关，故治疗所用穴位称命名"鬼穴"，最有名的当属"十三鬼穴"。历代对"十三鬼穴"的记载不完全相同，又以"孙真人十三鬼穴"和"徐秋夫鬼病十三穴"流传最广，尤其是"孙真人十三鬼穴"。但是《备急千金要方》《千金翼方》《针灸大成》《针灸大全》《针灸聚英》这5个流传最广的版本所记录的"孙思邈十三鬼穴"又略有不同。《备急千金要方》中详细记载了鬼穴及对应的穴位名称、具体定位、针刺先后、针入深度，以及使用火针的穴位，对后世临床具有重要的指导作用。虽然《千金翼方》中也论述了"十三鬼穴"，但目前所用"十三鬼穴"多以《针灸大成》记载的《备急千金要方》所录"孙真人针十三鬼穴"为宗。该组穴位分布于以任脉、督脉为主的9条经络，其中多为五输穴、交会穴、井穴、原穴等特定穴，尤其是人中、风府、劳宫、上星、少商、隐白、会阴、舌下中缝等穴位，是醒神开窍的重要穴位，广泛用于治疗癫狂、郁证、癔病、梦游症、焦虑症等多种神志病，具有平调阴阳、开窍醒神、理气行血、宁心安神等作用，获效良好。虽然鲜有十三鬼穴治疗脑卒中后淡漠的研究报道，但鉴于淡漠所属祖国医学范畴及十三鬼穴的作用，我们在临床中加以应用，取得了满意的效果。

（四）典型病案

应某某，男，20岁，大学生。因"表情淡漠1个月余"于2016年6月7日求诊。患者曾因"脑梗塞（左侧基底节区），症状性癫痫"在当地医院神经内科住院治疗，经抗血小板、抗癫痫、降同型半胱氨酸、营养神经等治疗后出院，遗留表情淡漠。既往有吸烟史，每天8～10支，烟龄约2年。刻诊：意识清楚，精神稍疲软，定向力、理解力正常，淡漠寡言，反应略迟钝，多次询问能简单正确对答，无主动言语及动作。颅神经检查正常，右侧肢体轻瘫试验（＋），右侧肢体肌张力腱反射正常，左侧肢体肌力、肌张力、腱反射正常，右侧巴氏征（＋），纳眠可，小便偏黄，大便黏滞，舌红、苔黄腻，脉滑数。简化情感淡漠评估量表30

分。诊断：中风病（中风后淡漠）—湿热阻滞证。取穴：十三鬼穴、间使、后溪、阴陵泉、足三里。操作：患者先取坐位针风府穴，常规皮肤消毒后，用0.30mm×40mm规格的华佗牌毫针（苏州华佗医疗器械有限公司），针尖朝口，直刺1寸左右，得气不留针；然后取仰卧位，上述其他穴位（舌下中缝及会阴除外）消毒后常规针刺；其中人中穴针尖斜向上45°刺入，行雀啄法动留针，以患者双目流泪为度，其他穴位以得气为度；舌下中缝在其他穴位均出针后进行点刺微出血。鉴于会阴穴的特殊位置，和患者及家属充分沟通后同意进行针刺，最后针刺会阴穴，注意隐私保护，取膝胸位，碘伏消毒，酒精脱碘后，针刺平补平泻，得气不留针。常规针刺穴共留针30min，每隔10min捻转1次，共捻转3次。每周5次，周末休息。治疗过程中，患者主动言语、动作、笑容、配合度逐渐改善，经26次治疗后，表情明显丰富，对周围事物兴趣显著提高，能主动和家属进行日常生活沟通，能主动和医生谈论治疗感受和希望改善的地方，能主动和同学打电话交流，能主动积极读书、看报、温课，简化情感淡漠评估量表2分，基本治愈，2016年11月电话随访家属诉其正常生活和学习。

（五）结语

发病率、致残率高的脑卒中给个人、家庭、社会带来了严重的影响和负担。和肢体的残疾一样，心理残障同样给患者带来极大的影响，如大家所熟知的脑卒中后抑郁、脑卒中后焦虑，而脑卒中后淡漠的发病率与其被重视程度明显不成正比，造成了一群被忽略的患者。脑卒中后淡漠患者缺少动机，目的行为和情绪严重减少，妨碍了其与外界交流，基本康复训练无法正常开展，高质量康复更无从谈起，其对功能康复的负性影响明显大于脑卒中后抑郁，对神经功能康复带来严重影响。

祖国医学认为脑卒中后淡漠是一种神志病，鬼穴是治疗神志病的经典效穴。我们临床常以《备急千金要方》所载孙氏鬼穴治疗，临床操作时考虑穴位特性和针刺安全，针刺风府后得气不留针，针刺人中时针尖斜向上

45°，得气后行雀啄手法以加强针感，舌下中缝点刺微出血，这三穴位于任脉、督脉上，任脉为阴脉之海，督脉为阳脉之海，如此能顺接阴阳，调气行血，达到醒神开窍的功效。间使、后溪虽不属于该版本十三鬼穴，但《针灸大成》谓"更加间使、后溪二穴尤妙"，遂加用该二穴。总而言之，该组穴6个位于头面部，8个位于肢体，1个位于躯干，是一组局部和远道取穴相结合的综合选穴，体现了整体把握、重点突出的思想，对脑卒中后淡漠具有良好的疗效，值得推广和进一步研究。

当然，我们发现在治疗过程中注意以下几点，效果更好：①治疗前和患者保持良好沟通，不断给患者激励，增强患者战胜疾病的信心。②和患者家属说明病情，以期家属对患者更多的包容和鼓励，引导患者怡情逸兴，增强对周围事物、环境的兴趣，进一步激发其主动性。③规范的基础治疗包括调节血脂、降血压、抗血小板等对患者大有裨益。

（韩德雄　整理）

铺棉灸为主治疗慢性肾功能衰竭继发带状疱疹临床体会

带状疱疹为慢性肾功能衰竭常见并发症，表现为疱疹面广、疼痛剧烈、治疗难度大、后遗症发生率高。带状疱疹是由水痘—带状疱疹病毒引起的急性炎症性皮肤病。典型的临床表现为成组出现的水疱状皮疹，基底部有红斑，呈条带状沿神经分布，一般不超过中线或超过中线少许。属于祖国医学"蛇串疮""缠腰火丹"等范畴，手太阴、阳明经络常受湿毒之困，足少阳、厥阴经脉易受风火之侵，诸邪郁于皮肤，气血不畅，正气不足，湿热毒邪聚于营分则发为丘疹，气血阻滞经络则发为疼痛。

（一）铺棉灸治疗带状疱疹的机理

铺棉灸又称棉花灸、蜘蛛网灸、贴棉灸，属于直接灸方法中的一种。

其操作方法为：将无菌医用脱脂棉撕成无缝连接、薄如蝉翼的薄片，敷于疱疹上，要完全覆盖疱疹（若疱疹面积太大可分成多次操作），用火柴将一端的棉花点燃，使其燃尽，以皮肤微有灼痛感为度。铺棉灸疗法可借火助阳、畅行气血，具有扶正祛邪、祛风湿、散热解毒之功，对治疗风湿热毒气郁于皮肤引起局部气血运行不畅的皮肤病疗效显著。

1. 扶正祛邪、火郁发之

《医宗金鉴·外科心法要诀》中有铺棉灸法的相关记载："七日以前形式未成，不论阴阳当俱先灸之，轻者使毒气随火而散，重者拔下郁毒，通微内外，实良法也。"《医学入门》亦云："热者灸之，引郁热之气外发，火就燥之意也。"张景岳所谓："因其势而解之、散之、升之、扬之，如开其窗，如揭其被，皆谓之发。"铺棉灸作为灸法的一种，是运用热刺激作用于皮部。其以温热之法发散腠理，加速气血运行，引热，即"火郁发之"，最后达到扶正与驱邪外出的目的。且铺棉灸属于灸法，灸有温补之功，"邪之所凑，其气必虚"，灸之则能扶已虚之阳气。综上可以看出铺棉灸法具有扶正祛邪、火郁发之、透毒外出的作用。

2. 祛风湿、散热解毒

带状疱疹多因风、湿、热三邪蕴阻肌表，早期风热之邪搏于肌表则瘙痒，湿热流注发于体表则为丘疹、水疱，气血阻滞、经络不通则疼痛剧烈。后期由于三邪反复侵入人体，久之则气血耗损，临床上多数病患兼有气血亏虚之证，血虚生风化燥，或血虚则脉络失于濡养，经脉闭阻，不通则痛。综上可知，带状疱疹多因风、湿、热三邪作祟，致气血运行不畅而致病。《灵枢·刺节真邪》曰："脉中之血，凝而留止，弗之火调，弗能取之。"铺棉灸通过温热作用发散肌表之风邪湿毒，同时加速气血运行，活血通络，从而加快疾病的恢复。

3. 西医学机理

现代研究表明铺棉灸作为外治法的一种，其治疗原理有三个方面：一是通过棉花灸的灼热直接作用于疱疹部位，杀死疱疹部位的病毒，并阻止其向外扩散，切断传播途径，防止病情加重。二是铺棉灸通过燃烧棉片提高局部皮温，加速血液循环，调动人体的自我防御机能，加强人体皮肤免疫因子及吞噬细胞的释放，从而增强局部皮肤的屏障功能。三是铺棉灸的热效应可以降低血管的通透性，减轻并消散局部水肿及无菌炎症，促进血管上皮细胞及神经组织炎症修复，从而加速疱液干涸，促进疱疹结痂，最终达到止痛、止痒的目的。

（二）典型病案

患者王某，男，55岁，已婚。因"胸背部及左上肢内侧疼痛伴发疱疹6天"于2016年10月15日入院。入院查体可见前胸、后背及左上肢内侧大量簇状水疱疹，高出皮肤表面（见图1），呈抽搐样剧烈疼痛。Vas疼痛评分8分。舌质暗红、苔黄腻，脉滑。既往史：有慢性肾小球肾炎8年余，现服用开同片、肾衰宁治疗。有高血压病史30余年，血压最高达168/100mmHg，4年前开始服用代文降压，目前血压控制在120/90mmHg。有痛风性关节炎病史30余年，现服用碳酸氢钠片、非布司他片治疗。有高脂血症病史10余年，现服用辛伐他汀片治疗。入院辅助检查：24h尿蛋白定量，24h尿蛋白2 644mg，24h尿量2 150mL。尿八样，α1微球蛋白73.70mg/L，β2微球蛋白0.550mg/L，转铁蛋白107mg/L，微量白蛋白2 256mg/L，免疫球蛋白229.40mg/L，视黄醇结合蛋白5.90mg/L，N-乙酰-β-D氨基葡萄糖苷酶26U/L，尿肌酐1.29g/L，白蛋白/肌酐1 748.84mg/g。血生化，尿素氮14.1mmol/L，肌酐285μmol/L，β2-微球蛋白4.87mg/L，尿酸524μmol/L，葡萄糖7.7mmol/L，总胆固醇7.2mmol/L，甘油三酯5.18mmol/L。主要诊断：带状疱疹，慢性肾功能衰竭。考虑患者肾功能衰竭，向患者说明病情后，决定采用铺棉灸为主治疗。方法：操作者双手干燥，从大的蓬松脱脂棉团上撕取一小块棉片，一手拿起棉片，另一手与之配合将棉片稍微扯松、变扁，即从棉片边缘选取一点，用手指将棉花纤维轻轻向外拉伸，注意不要拉断，以最开始的点为起点，逐渐向外拉伸棉花纤维，用力均匀，使棉花纤维分布均匀，使之呈蝉翼状逐渐展开，大小略大于疱疹面积，所需棉片数量根据疱疹发生部位、数量而定。可将制作完成的棉片暂时夹在书内保存。

患者取仰卧位，将实施治疗的部位充分暴露。取已准备好的棉片放置于胸前以及左上臂疱疹发生处（见图2），并使棉片的部分边缘稍向上翻起，用打火机迅速点燃翻起的棉片边缘，如星火燎原之势，棉花迅速燃尽。一次操作完成后，用干棉签将棉花燃烧后的黑色灰烬轻轻拭尽，如此烧灼一次为1壮，连续3壮，隔天1行。铺棉灸疗法结束后进行常规针灸治疗。

第一次铺灸治疗完成后，患者即觉疼痛明显缓解，局部抽搐感减轻，第二天查房时疱疹颜色较前日明显变淡，疱疹明显消退（见图3），VAS评分4分。患者住院1周内共进行3次铺棉灸，并按常规进行针灸治疗后，VAS疼痛评分1分，皮肤表面疱疹消失，无明显不适出院。

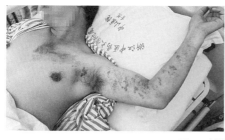 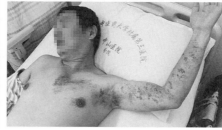

图1　铺棉灸治疗前

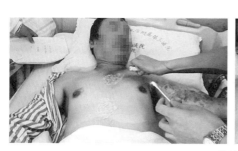 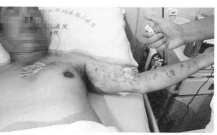

图2　铺棉及点火

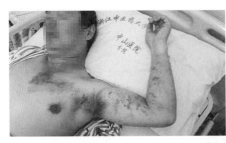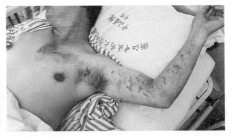

图3　首次铺棉灸治疗后

（三）结语

本病案中王某有慢性肾功能衰竭病史多年，该类患者机体免疫细胞数量少、免疫功能低下，容易引起病毒及细菌感染，且多在呼吸道、泌尿道及皮肤等部位发生，故该患者易继发带状疱疹病毒感染，且发作时疱疹面积大、分布广、疼痛重、预后差、易遗留带状疱疹后神经痛，甚至可沿体表对称性分布。祖国医学认为此类患者正气不足，体质较弱，湿邪侵袭，郁而化热，蕴蒸皮肤，发为蛇串疮，铺棉灸泄邪引热之效可引邪外出，通调经络气血，使丘疹消、红斑退，疼痛解。其助阳之效亦可升提虚衰之阳气，改善患者体质，有效地降低带状疱疹后遗症发生概率。本病案显示了铺棉灸法操作之简便，疗效之显著，且易被患者接受，为治疗带状疱疹提供了一种安全有效的方法，值得借鉴与推广。

（申屠嘉俊　韩德雄　整理）

针灸治疗桥小脑角脑膜瘤术后多颅神经损伤

桥小脑角区肿瘤中有6%~15%为脑膜瘤，发病率居第二位，仅次于听神经瘤。该区脑膜瘤组织学改变比较复杂，大部分学者认为将其分为上皮细胞型、成纤维细胞型、过渡细胞型、砂粒体型、血管母细胞型、乳头型及间变型7种类型。虽然大部分肿瘤细胞分化良好，以良性的方式生长，但此处是位于小脑、脑桥和颞骨岩部之间状似一顶朝下的倒置三角形的不规则间隙，邻近第Ⅴ、Ⅵ、Ⅶ、Ⅷ、Ⅸ、Ⅹ、Ⅺ对颅神经和脑干，以及小脑上动脉（SCA）、小脑下前动脉（AICA）、小脑下后动脉（PICA）、岩上静脉和岩下静脉及其分支等重要血管，因此，恰当地选择手术术式和入路，对保护上述重要组织，减少后遗症，提高患者生命质量有重要意义。在众多可用于桥小脑角手术的入路中，乙状窦后入路由于其手术进路简单，术中视野清晰，手术进路的大小可随时调整，并且能较为方便地处理三叉神经、位听神经和舌咽、迷走神经及其周围病变，因而成为最常用的手术入路。尽管有上述诸多优点，但是术中的牵拉、切割、吸引器吸引仍然对周围血管、神经、脑干等组织带来极大的损伤风险，尤其是颅神经损伤，如面神经、位听神经、动眼神经，不仅是躯体上的疾病，更影响患者的社会形象，给患者带来沉重的心理负担。

（一）针灸治疗颅神经损伤机理

针灸是一种能够有效促进神经功能康复的常用治疗方法，其通过经络辨证选穴，并加以断续波电针，能促进局部气血运行，恢复功能活动。研究表明针灸能够有效地保护神经功能，改善微循环和代谢功能，促进神经功能的恢复。

1. 面神经损伤以阳明经为主

阳明经走行于头面，面颊部为阳明经筋所布，外邪侵袭，阳明经气失和，经筋失养，纵缓不收，出现面部麻木、口眼歪斜等面神经损害证症状。正如《金匮要略·中风历节》所说"贼风不泄，或左或右；邪气反缓，正气即急，正气引邪，喎僻不遂"。病机多属气虚血瘀，阳明经络失养。阳明经多气多血，多取颊车、地仓、迎香、素髎以疏通面部气血，通经活络；远端取合谷、足三里，合谷为手阳明经原穴，《四总穴歌》言"面口合谷收"，为治疗面口部疾病要穴；足三里有益气养血之功，对于疾病后期气虚亏虚之证疗效甚佳。

现代医学研究表明：面神经颜面部分布较浅，在进入表情肌前先呈网状交织而后进入肌纤维束，每束肌纤维均有来自不同方向的神经纤维多重支配，每束表情肌的活动是多重神经纤维共同支配的结果。针刺方法刺激量小，但刺激面大，适用于面神经的功能和分布特性。

2. 动眼神经损伤以少阳、太阳经为主

《灵枢·经筋》中记载："太阳为目上纲。"《灵枢·根结》云："太阳根于至阴。"中医认为动眼神经麻痹属足太阳经筋为病，故选用足太阳经的"根本"穴至阴治疗。外关为络穴，八脉交会穴，属手少阳三焦经，系耳目，络心包通阳维脉，对全身气血起溢蓄调节作用，故可益气活血，濡养目窍，治疗目疾、耳病及头面部疾病，对久病、顽固性疾病亦有较好疗效，配合百会激发人体阳气，局部透穴则能强化经气畅通，濡养经筋，明目利窍。风池属足少阳胆经穴，为足少阳、阳维之会，可祛风通络，为祛风要穴。

3. 位听神经损伤以少阴、少阳经为主

位听神经损伤多表现为听力障碍、头目眩晕、眼球震颤等。中医认为耳为足少阴肾经所主，属肾之外窍，耳通于脑，脑为髓海，肾主藏精生髓，为先天之本，所以《灵枢·脉度篇》曰："肾气通于耳，肾和则耳能闻五音矣。"《灵枢·经脉篇》曰："三焦，手少阳之脉……上项，系耳后，直出耳上角。以屈下颊，至𬱟。其支者，从耳后，入耳中，出走耳前。""胆，足少阳之脉……下耳后……其支者，从耳后，入耳中，出走耳前。"可见位听神经与少阴、少阳经关系密切。临床多选听宫、听会、外关、太溪穴为主。听宫、听会局部取穴可耳部经气调和，气血畅流，内外通达，方能通声达息。外关为三焦络穴，三焦为全身气血运行的通道，针之可改善全身气血。太溪为足少阴肾经原穴，可补肾益精，培补肾元。肾精充盈，髓海得养，精气上荣清窍，则益气聪耳。

4. 加电针以促进神经功能恢复

现代医学通过肌电反应研究表明，针刺可提高神经的兴奋性，促进神经膜细胞增生及髓鞘再生，加速神经肌肉的功能恢复。电针配合电刺激可达疏通经络、活血祛瘀之效，增加局部血流灌注量，增加神经再生速度及吻合后的运动传导速度，从而促进面神经的再生。采用电针断续波刺激，其动力作用较大，治疗时肌肉兴奋效应占优，且能增加代谢，促进气血循环，从而改善组织营养，消除炎性水肿，对眼神经、面神经损伤的再生修复起到促进作用。配合低频脉冲电流对诸穴的电刺激，可使肌肉出现收缩性运动，激活中枢神经，并促进某些生物成分的分泌从而达到治疗目的。同时还可以防止肌肉的大量失水和发生电解质以及酶系统和收缩物质的破坏，并可抑制肌肉纤维化，保留肌肉结缔组织的正常功能，防止肌肉痉挛。

（二）典型病案

患者男性，27岁，因"左眼外展受限伴左额面部感觉障碍2个月余"于2016年8月10日来门诊就诊。患者因长期慢性头痛于2016年5月29日在某医院行头颅增强磁共振报告：斜坡占位，首先考虑脊索瘤。2016年6月2日头颅CTA：左侧桥小脑角区占位，基底动脉受推压移位，左侧大脑后动脉及分支部分包埋。排除手术禁忌后于2016年6月3日行乙状窦后入路左侧桥小脑角肿瘤切除术，术后复查头颅CT未见明显出血。术后病理：（左桥小脑角）脑膜瘤（WHO 1级）。术后患者左眼不能外展，左侧鼻唇沟变浅，额面部麻木，口服甲钴胺治疗后症状无改善。于2016年8月2日在浙江大学国际医院复查头颅MR报告：左侧桥小脑角区脑膜瘤术后改变，左侧三叉神经异常强化灶；桥前池扩大，信号异常，性质待定；左侧乳突炎症。遂求诊于针灸。体查：双瞳孔等大等圆，直径约3mm，对光反射灵敏，两侧额纹存在对称，双眼闭合良好，左眼不能向外、外上、外下方向活动，Hirschberg法检查向内偏斜达45°，伸舌居中，左侧鼻唇沟稍浅，左侧耳周区、左额、左面部浅感觉明显减弱，左侧鼻翼、鼻唇沟浅感觉消失。四肢肌力、肌张力、腱反射正常对称，双霍夫曼征（－），双巴氏征（－）。

患者就诊时心理压力较大，拒绝拍照。考虑患者为脑膜瘤术后多颅神经损伤所致，结合患者症状及经络辨证，针刺取穴：风池（左）、太阳（左）、素髎、迎香（左）、地仓（左）、颊车（左）、合谷（双）、足三里（双）、至阴（左），通以断续波。

隔天治疗1次，每次留针30min，治疗4次后，患者左眼球外展幅度明显加大，但不能达到第一眼位，Hirschberg法检查向内偏斜约30°，左耳周麻木感减轻；治疗7次后，患眼能够平视前方；治疗10次后，患眼能外展，左侧耳周区、左额、左面部浅感觉改善，且情绪平稳，同意拍照；治疗16次后，患眼外展正常，头面部浅感觉障碍显著减轻，但是左侧鼻翼、鼻唇沟浅感觉较右侧仍稍差。

（三）结语

本病例选穴中，不仅有局部穴位，如风池、太阳、素髎、迎香、地仓、颊车，起"近治作用"。同时还有基于经络循行的远道取穴，如合谷、足三里、至阴，起"远治作用"，临床疗效确切，值得临床应用。

（沈叶静　陆惠芳　韩德雄　整理）

基于"标本根结"理论的麦粒灸为主治疗脑卒中后动眼神经麻痹

动眼神经麻痹主要临床表现为眼睑下垂、复视、眼球活动障碍及瞳孔改变等。现代医学对脑卒中后动眼神经麻痹的治疗无行之有效的方法，在脑卒中基础治疗的基础上，主要予B族维生素、扩血管类药物，或糖皮质激素治疗，但疗效均不理想。针灸治疗脑血管疾病的良好疗效在临床实践中已得到广泛证实。而且研究表明脑血管疾病急性期，进行必需的现代医学诊疗后，针灸早期介入能够更好地改善神经功能。鉴于此，以"标本根结"理论为指导，采用麦粒灸为主治疗本病，疗效满意，将治疗过程中的心得体会总结如下：

（一）动眼神经麻痹病因病机

动眼神经麻痹在中医学中属于"视一为二""上胞下垂""睑废"等范畴。其主要的病因病机有以下三点：一是先天禀赋不足，肝肾亏虚致目失开阖；二是气血亏虚，风邪外袭阻滞经脉；三是脾胃虚弱，升阳无力。故治疗上以健脾益气、养血荣筋为主。现代医学认为在众多引起动眼神经麻痹的病因中，脑血管意外所占比例较大。针灸可激发机体自愈机制，改变视觉电生理变化而影响眼部周围血管血流量及房水循环状态，恢复至人体的平衡状态，从而对动眼神经麻痹的治疗起到积极作用。

（二）"标本根结"理论

"标本根结"理论论述了经络的上下对应关系。《灵枢·根结》中记载："不知根结，五脏六腑，折关败枢，开阖而走，阴阳大失，不可复取。"《灵枢·卫气》云："能知六经标本者，可以无惑于天下。"充分说明了"标本根结"理论在经络理论中的重要地位。"根结"是指十二经脉之气起始和归结的部位。"根"是经气所起的根源处，为四肢末端的井穴。"结"是经气所归的结聚处，在头面、胸、腹的一定器官。"标本"是指十二经脉之气集中和弥散的部位。在经络理论中，"标本"指经脉的本末，强调经气集中于四肢部位为"本"，扩散于头面及躯干一定部位为"标"。因此以四肢部位为"根"、为"本"，以头身部位为"结"、为"标"。治疗上无论是根本部穴位，还是标结部穴位，都可广泛运用于局部或邻近疾病、远隔部位疾患及全身性疾患，但各有侧重，前者的远治作用和整体作用更为突出，后者以治疗局部疾患常见。《灵枢·经筋》曰："太阳为目上纲，阳明为目下纲。"足太阳、阳明经筋联系的器官中包括目，太阳经筋为上眼睑，阳明经筋为下眼睑。本病治疗中动眼神经麻痹属

广东省名中医

足太阳经筋为病，结合《灵枢·根结》中所云："太阳根于至阴，结于命门，命门者目也。"《灵枢·卫气》中所云："足太阳之本……标在两络命门，命门者，目也。"虽然比较统一的看法是目的相应穴为睛明，但是我们认为目作为一个器官，其周围邻近的穴位亦属于"标结"范畴，因此治疗时我们选择足太阳经的"根本"穴之至阴，目周"标结"穴睛明、丝竹空、瞳子髎。《灵枢·脉度》云："跷脉者……气并相还则为濡目，气不荣则目不合。"阴、阳跷脉是足太阳经和足少阴经的分支，起于眼中，又交会于眼部，可"司目之开阖"。申脉、照海分别是足太阳膀胱经、足少阴肾经的腧穴，为八脉交会穴，分别通于阳跷脉、阴跷脉，故取之，共同调节阴阳平衡以濡养眼目。至阴、申脉、照海及眼周穴这样的穴位配伍，共奏疏经通络、调和气血、升提眼睑之功，同时也体现了"标本根结"理论在临床上的应用。

（三）麦粒灸

麦粒灸是属于直接灸中的一种经典灸法，有温经通络、温中散寒、益气升阳、回阳固脱等功效。由于艾炷直接放置于穴位，故作用于穴位局部的温热感及穿透感、刺激量较温和灸更强。有研究认为麦粒灸可使机体产生初级的"温通"效应，即艾炷将燃尽时产生的灼热、灼痛刺激，使局部血管扩张，并使机体启动神经反射和调节机制。同时，治疗时每穴灸9壮，旨在保证每个穴位的刺激量，发挥麦粒灸截断病理变化之功。另外，由于麦粒灸属于直接灸，用传统的艾炷麦粒灸，特别是灸眼周穴位时，灸穴处皮肤可能呈黄褐色甚至出现灸疮，影响患者形象，故治疗时用特别的艾炷（上大下小，上下均平，小面接触）灸眼周穴，同时采用丝竹空、瞳子髎两个穴位进行交替灸治以尽量避免不良情况的发生。

（四）典型病例

患者陈某某，女，81岁，于2015年8月25日就诊。主诉：右眼视物不清11个月，加重伴眼睑下垂2个月。患者于2014年9月曾发脑梗死，当时见右眼颞侧视物不清，无半身不遂，无意识障碍，给予抗血小板、改善循环等治疗后遗留右眼颞侧视物不清；2015年6月右眼视物不清加重，伴右眼睑下垂，内收不能，复视头晕，神清，无恶心呕吐，无半身不遂，外院头颅MR提示：小脑双侧基底节、双侧半卵圆中心、侧脑室旁多发缺血灶，左侧枕叶软化灶；右侧脑室后角旁类圆形低信号结节，海绵状血管瘤老年脑改变；动脉硬化脑血管征象。诊断为"脑梗死再发"，予抗血小板等对症支持治疗效果不佳，遂至我院针灸科就诊。查体：神清，精神稍疲软，右眼睑下垂，右眼内收不能，右眼颞侧视物不清，双瞳孔直径约4mm，右侧瞳孔对光反射消失，左眼正常；余颅神经体查正常；四肢肌力、肌张力正常；右膝反射、跟腱反射减弱，余腱反射正常；右侧巴宾斯基征阳性，左侧病理征阴性。经眼科、神经内科会诊后，诊断为：①脑梗死后动眼神经麻痹；②原发性高血压；③心律失常：房颤。按照上述方法，予控制血压、抗血小板、抗凝等基础治疗。在患侧至阴、丝竹空、瞳子髎穴行麦粒灸，患侧睛明、申脉、照海穴行针刺治疗，1周3次，10次为1个疗程。治疗22次后，右眼球活动、右眼内收功能基本恢复正常，复视、眼睑下垂等临床症状消失，右眼颞侧视野仍缺损，眼裂大小恢复正常。

（五）体会

此病案中患者脑梗死后遗留右眼视物不清，再梗伴发眼睑下垂、内收不能、复视头晕，该类患者脑血管较差，脑循环供血不足，容易发生脑动脉梗塞，引起脑功能缺失。中医学认为此类患者气虚，无力推动血行，易导致血脉瘀阻，目失濡养故见视物模糊、头晕目眩；目筋失濡，则转动不利；气不升提，则发胞睑下垂。所以治疗当以补养气血、调节筋经为主。临床上以"标本根结"理论为指导，运用麦粒灸为主的治疗，可温补气血，调和阴阳，疏通筋经，临床疗效肯定，为治疗本病提供了较好的治疗思路，值得在临床上推广。

（沈叶静　韩德雄　整理）

针灸治疗抑郁症、失眠的经验辑要

抑郁症是以持续而显著的情绪低落为主要表现的一类精神疾病，全世界平均每年约有11.4%的成年人患抑郁症，近年来愈趋增长。本病患者常有无希望感和无助感，自责自卑，兴趣低下，且思维迟缓、反应迟钝，自觉精力不足，变得被动、疏懒，不愿与人交往接触，甚至木僵等精神病性症状，也可出现睡眠障碍、食欲减退、体重下降、性欲减退、便秘、身体疼痛、闭经或乏力等躯体症状。病情重者精神病性症状明显，有些患者还会出现自残自杀的倾向，严重影响社会功能。抑郁症的复发率高，大约50%，即使获得正规治疗其复发率仍有20%～37%。间歇期时患者的精神活动基本正常，部分可有残留症状或转为慢性病程。由于抑郁症高发病率、高复发率、高自杀率和高致残率的特点，世界卫生组织预计其在2020年有可能成为世界疾病负担的第二位，对家庭和社会带来的影响不容小觑。

抑郁症患者的主要伴随症状是睡眠障碍，包括早醒，入睡困难，时常觉醒，睡而不稳或醒后不能再睡，白天昏沉欲睡等，睡眠一般不足5h。早期没有抑郁症状的失眠患者，由于其长期的睡眠障碍，会造成心理问题，出现焦虑、抑郁等症状，因此失眠与抑郁症相互影响，共同存在。

（一）中医病机

抑郁症及失眠的病因病机也基本相同，病因总由素体虚弱、忧思过度、情志失调、调摄失当及痰瘀内阻等造成机体神机紊乱失养、阳虚不展、气机失常。主要病位在脑，与心、肝、肾等密切相关。

抑郁症根据其临床表现，可归于中医"郁证"范畴，"百合病""梅核气""奔豚""脏躁""忧郁""解""虚劳"等病中也有相关的症状记载，可供参考。自《黄帝内经》开始，历代经典中对本病的病因病机论述颇多。失眠在《黄帝内经》中就有关于"不得卧""目不瞑"的论述，认为本病病机为阳盛阴亏，提出补其不足，泻其有余的治法。中医认为人的睡眠依靠人体阴平阳秘保持正常，阴阳之气自然而然有规律地转化是睡眠的重要保障。生理条件下，脏腑调和，气血充足，心有所养，心血得静，卫阳入于阴而不寐。综合各家的观点，抑郁症及失眠的主要病机多责窍闭神郁、脑神不主、五脏虚劳，心神失养、阳虚不展，温煦无权及情志过极、气机紊乱。

1. 窍闭神郁，脑神不主

《素问·脉要精微论》说："头者，精明之府，头倾视深，精神将夺矣。"西汉《春秋元命苞》中亦有"人精在脑""头者神之所居"的记载。脑位头而象天，是精髓汇集之处。《颅囟经》云："元神在头曰泥丸，总众神也。"说明神、魂、魄、意、志虽分属于五脏，但脑为元首，统帅五脏之神，是众神之长，可主五脏之神而统五志。脑透过思维认识并分析所接受的外界刺激，做出判断，进而对不同的外界因素产生喜、怒、忧、思、悲、恐、惊等反应。清代程杏轩《医述》提出："脑藏伤，则神志失守。"若情志过极、跌打外伤、劳逸失调或其他痰饮瘀血等导致机体气血阴阳紊乱，脑窍郁闭，神机失常或失养，脑神失主，则外来的感官刺激不能很好地于大脑分析后做出相应适当的反应，可见反应迟钝、行为迟缓、对事事无趣等表现，并且难以入睡，或多梦、头晕等。

2. 五脏虚劳，心神失养

《黄帝内经》将情志活动归于五脏，称为"五志"。若五脏虚衰，不能养神，神即无所安而出现情志障碍，如清代医家刘默在《证治百问》中说："心虚胆怯而多疑，肾虚失志而自愧，脾虚失意而不乐，肺虚多忧而善悲，若肝虚抑郁而善怒，此皆五脏之神志先虚，神明受病，虽有痰有火，实不足之虚病，宜补不宜泻。"说明本病总由五脏虚损所致，或可因虚致实而表现为本虚标实。其中，心、肝、肾三脏的亏虚对本病的影响尤其重要。《景岳全书·郁证》曰："至若情志之郁，则总由乎心，此因郁而病也。"与《素问·本神》提出的"心气虚则悲"相呼应。各种情志刺激作用于人体，首先激发心神，通过心神的调控作用，使五脏各产生相应的情志活动，如《医门法律》所言："忧动于心则肺应，思动于心则脾应，怒动于心则肝应，恐动于心则肾应，此所以五志随心所使也。"因心主神，为"五脏六腑之大主，精神之舍也"。沈金鳌在《杂病源流犀烛》中则指出："肝虚则筋软缓而无力以束，无力以束则周身之肌肉皆涣而若解；肾虚则骨萎，而不能自强，不能自强则遍体骨节皆松懈而多。惟其然，故恹恹悒悒，淳淳闷闷，若不可以为人。"从脏腑功能的角度论证本病同肝、肾虚弱关系密切。

3. 阳虚不展，温煦无权

《素问·生气通天论》载："阳气者，若天与日，失其所则折寿而不彰，故天运当以日光明，是故阳因而上，卫外者也。"指出阳气是保证人体各机能脏腑正常运转的重要因素。《景岳全书》说："真阳不足者，必神疲气怯。"《类经》云："阳衰则阴乘之，故多忧而悲。"郁病及长期不寐患者的典型表现为情绪、兴趣和活动力低下，为一派阳虚不足之象，引张景岳所说："又若忧郁病者，则全属大虚，本无邪实，此多以衣食之累，利害之牵，及悲忧惊恐而致郁者，总皆受郁之类……此其戚戚悠悠……神志不振……凡此之辈，皆阳消证也，尚何邪实？"肾中元阳的盈亏关乎人一身阳气的盛衰。肾阳充足则载精上行养脑，使脑髓充盈，表现出精力旺盛、思维敏捷、自信心强、意志坚定、动作迅速，如《中医大辞典·基础理论分册》谓："肾气盛则精神健旺，筋骨强劲，动作敏捷。"除了纯阳虚致病外，还应当包括由痰湿、瘀血、郁结之气等病理产物堵塞经络三焦所引起的阳气不能敷布、舒展，类似临床继发性或伴发性的抑郁症。

4. 情志过极，气机紊乱

"肝者，将军之官，谋虑出焉"，喜条达，恶抑郁，主疏泄。张锡纯认为肝"主元气的萌发，为气化发生之始"，对全身的气机调畅起关键性作用。若长期压力过大、精神紧张、愤怒、悲哀或素来性格敏感、纠结，思虑过多等，易使肝失疏泄，气机郁结停滞，或扰乱气机的正常运作，如"怒则气上""悲则气消""恐则气下""思则气结"，使人体气机失常、气血失和、阴阳失衡，终致神机紊乱而发本病。若受惊吓或过度刺激，"惊则气乱""惊则心无所倚，神无所归，虑无所定"，同样可导致失眠、抑郁症发生。气郁久可化火，或导致痰湿、瘀血产生，进一步扰乱气机，造成虚实夹杂型。

（二）针灸治疗思路

1. 通任督，调脑神

张锡纯说："神明之体藏于脑，神明之用发于心也。""脑为元神，心为识神，脑中之神，体也；心中识神，用也。"这指出了心、脑皆和神有直接的关系。李时珍首次提出"脑为元神之府"，《医宗金鉴》解释道："头为诸阳之会，位居至高，内涵脑髓，脑为元神之府，以统全体。"督脉的循行同脑密切相关，如《难经》载"督脉者，起于下极之俞，并于脊里，上至风府，入属于脑"，故针刺督脉上的穴位有助于启闭通窍，清理头目，调理脑神，恢复神机，使外界的刺激可以顺利到达脑神，并且脑神的指令能畅达头目诸窍和四肢百骸。同时，督为阳脉之海，具有统率一身诸阳的作用，针之可振奋人体阳气，达到"壮阳之火以消阴翳"的目的。任脉为阴脉之海，循行于腹部正中，精血阴津皆灌注于内，上通于脑。其循行贯穿上、中、下三焦，联系胸腹腔诸脏腑，协助脾胃之运化、肝之疏泄、肾之藏精及肺之肃降等，对机体气的布散和调节起到非常关键的作用。任督两脉一阴一阳，同出于胞中而异行，为肾所主，上连神明之府（大脑），下贯十二经脉，联络心、肝、肾等诸脏，相交于承泣，共同参与协调平衡人体阴阳。阳气导阴精上承，阴精引阳气下潜，二者相交于脑部，阴升阳降，循环灌注，是谓水火既济阴阳平衡，脑府元神，得以充养。因此，通任督除可启闭通窍调脑神外，还可平衡阴阳，使脑神及各脏腑功能恢复阴平阳秘的健康状态，保证脑神得到充分的滋养而神机健旺不衰。

2. 注重手足三阴经的调理

手太阴肺经、手少阴心经及手厥阴心包经组成人体上肢的阴经经络系统。肺者，主气、主治节，是宗气汇聚的地方，具有调节全身脏腑气机升降出入的功能。心藏神，"心为君主之官，神明出焉"，故心经和心包经的腧穴皆可调理心神，尤其对神志病有特殊功效。抑郁症患者的心神不宁、悲伤情绪、慵懒乏力、胸闷气短的症状和手三阴经所主之病息息相关，针之可达到振奋经络气血、调养心神、宽胸理气的作用。足三阴经由足太阴脾经、足少阴肾经和足厥阴肝经构成。脾为后天之本，又是全身气机升降的枢纽，是化生气血精微及沟通三焦的重要脏腑。若脾运化失司，湿邪骤生，聚而为痰饮阴邪，阻滞经络，使气血不达五脏而使五神失养，或脏腑之（阳）气不能如常敷布贯彻周身，抑或使三焦气机紊乱失调，升清降浊失常而发为本病。肝经常用于治疗肝胆病、胸胁胀痛、情志病及生殖系统病，胁胀痛、情志抑郁不舒、性欲减退等症状相符合。肾为先天之本，主"志"，为作强之官，伎巧出焉，其循行同脑紧密联系。肾藏精生髓以充脑是神志活动产生的物质基础，肾志是对神志活动的高度概括。可使神志活动恢复正常状态，同时透过阴阳互根互用的道理，激发阳气运化，令人精神饱满、活力充沛和思考活跃。

3. 奇穴和腹针并用

奇穴同经络系统有着密切的联系，虽然主治范围比较单一，但多数对某些病症有特殊疗效，颇受历代医家重视。四神聪居于巅顶，为阳气之位，前后二穴在督脉循行线上，左右二穴旁及足太阳经脉，其主治和脑密切相关，故针四神聪能补益元气、振奋元阳、益脑安神。安眠穴位于翳风和风池连线的中点上，是治疗安眠的经验穴，具有安神的作用。近年来，有医家提出以神阙为轴心的大腹部不仅有一个已知的与全身气血运行相关的循环系统，还拥有一个被人们所忽略的全身高级调控系统，为腹针疗法奠定理论基础。脐下气海、关元等穴处为人体生命之本，精气之源。任脉上的中脘、下脘、气海、关元四穴具有调理气机、固本培元的作用；而足阳明胃经上的天枢穴及足太阴脾经上的大横穴可促进脾胃的纳运相成，升降相因，临床上通过腹针疗法可以调动人体自然生理机能以实现调理脏腑阴阳气血平衡的目的。

4. 善用灸法温阳补虚

抑郁症患者常表现为情绪低落、无精打采、思想悲观负面、胆怯、少气懒言、行动力低下、纳不馨香及怕冷等，多为五脏虚衰，功能不主或阳气不足、阳郁不展所致。艾者，《本草纲目》谓"苦而辛，生温，熟热"，"入足太阴、蹶阴、少阴经"，具有温通经脉、祛寒除湿、温阳补虚、化瘀开郁等作用。《神灸经纶》云："夫灸取于人，火性热而至速，体弱而刚用，能消阴翳，走而不守，善入脏腑，取艾之辛香做炷，能通十二经，走三阴，理气血，治百病，效如反掌。"根据《黄帝内经》"针所不为，灸之所宜"的理论，我们在临床中重视艾灸神阙穴以提高疗效。神阙之穴在脐，脐为先天之结蒂，又为后天之气舍，是神气同行的门户，此间元气常存，灸之可以壮补一身之元阳，调理神机，并且兼调先后天，令人神清气健，体力充沛，阳气充足，阴郁自消。

5. 选穴特点

抑郁症、失眠多为虚实夹杂，其主因神机郁闭紊乱。治疗以疏畅气机、化痰解郁、健脑安神等。百会、神庭、印堂均为督脉穴，可通调脑神，其中百会位于巅顶，是肝经与诸阳经交会之处，可升举下陷的清阳至头目，清神醒脑。《太平圣惠方》载四神聪穴"在百会四面各相去同身寸一寸"，前后神聪位于督脉之上，督脉"入络于脑"，且为阳脉之海，故前后神聪穴善于调神补髓，并可调节一身阳气，而左右神聪旁及肝经支脉，尤善镇静解痉，与百会合用可加强镇静安神、清头明目、醒脑开窍、平衡阴阳、祛风邪、活气血之功用，有助于改善抑郁症的胆怯、木僵、精神不振等症状。神门为手少阴心经之原穴；内关为手厥阴心包经之络穴，交通阴维脉，《针灸甲乙经》谓："心澹澹而善惊恐，心悲，内关主之。"两穴相配可补益心神，改善心悸和心神不宁。合谷为手阳明大肠经原穴，同手太阴肺经相表里，最善行气开郁，调畅一身气机，配足厥阴肝经的太冲为"开四关"，行气活血，通畅周身气机而达解郁安神的目的。神庭与本神（胆经穴），三穴组合运用称之为"三神穴"，具有醒脑安神之效。太溪为肾经原穴，照海交会阴跷脉，二者相合可滋阴补肾，强壮肾志。足三里加强健脾功能，有助于气血源源不断的生化和运转，同时防止痰湿骤生。三阴交养血补虚而安神。腹八针（中脘、下脘、气海、关元、天枢、大横）具有通调脏腑、和胃安神、补益气血的功用，使气血定则心神安。以上为主要取穴，兼有痰湿明显者加丰隆、阴陵泉；胸闷心慌者加天突、膻中；纳差、腹胀者加公孙。

（三）典型案例

1. 病案一

唐某，男，27岁，就诊日期：2016年5月。患者因"心情郁闷不乐，不欲多言1个月余"而前来就诊。患者平素性格敏感，易对友人所说的话思虑甚久，负面思想多，不能自制。1个月前，患者在无明诱因下开始出现心情低落，不欲多言，对周围的事情不感兴趣，急躁易怒。曾于上海市某医院心理科就诊，诊断为抑郁症，予口服药阿米替林及盐酸帕罗西汀片等，用后未见明显效果，现为求进一步治疗遂至我科就诊。现症见：患者神志略低靡，表情无趣，对答迟缓，回答前思考良久，声音低微，眼神飘忽，不敢直视，伴头两侧隐隐跳痛，胸闷，易怒，默默不欲言，手脚冰凉。寐尚可，纳食可，二便调。观其舌淡暗，苔薄白，脉细弦紧。辨为郁证之阳虚气郁，治拟温阳开郁。一诊：嘱患者仰卧位，头部选取百会（电针）、四神聪、神庭、印堂（电针），双侧安眠、本神、率谷、角孙；上肢取双侧神门、内关、合谷（电针）；腹部取中脘、下脘、气海、关元，双侧天枢、大横；下肢选取双侧阳陵泉（电针）、足三里、三阴交、太溪、照海、太冲、申脉；神阙艾灸。具体操作："三神穴"向百会方向平刺1寸，其余穴常规针刺，平补平泻，得气留针，20min后起针，每周治疗3次，10次为1个疗程。1个疗程后，患者情绪低落明显缓解，表情自然放松，易怒改善。2个疗程后，已能主动和医生沟通，对答流利，可展笑颜。

患者素体阳虚不足，又敏感多虑，忧思过度导致神有所存而气机郁结不行，治拟温阳开郁。百会、神庭、印堂（"十二五"规划教材将其归为督脉）均为督脉穴。本神、四神聪居于头部。头为神明汇聚之处，督脉直接通于脑，脑为"元神之府"，诸穴共奏清理头目、开郁闭而安脑神的作用。内关和神门分别为心包经和心经的穴位，具有调养心神的功效，配合安眠则宁神之力更佳。四关穴（合谷与太冲）一气一血、一阳一阴、一升一降，相互制约、相互依赖、相互为用的关系，使升降协调，阴阳顺接，共奏调理脏腑、平衡阴阳、通达气血、镇静安神之功效。腹部气海、关元、中脘、下脘、天枢、大横调中补虚，使气机升降常安，全身气血舒畅，并引气归元，配上足三里则更能加强后天之本的调理。三阴交、太溪、照海培补先天之本，与前组穴位相合即可保证气血肾髓的源源化生以上奉荣养脑神。阳陵泉、申脉、角孙、曲鬓为阳经穴位，有助于舒畅一身之阳而推动气机的正常运行，缓解少阳头痛，并加强艾灸的功效，使阳气补而能升发上达头目脑窍，开郁启闭。诸穴配伍既能有效治疗抑郁症，还能对机体起到整体调节的作用。

2. 病案二

叶某，女，39岁。就诊日期：2015年7月25日。患者因"夜寐欠安近2年，加重1个月"前来就诊。患者诉18个月前无明诱因下出现失眠症状，夜寐欠安，梦多，曾于当地中医院门诊以中药治疗半年，未见明显效果，并伴有抑郁症状，曾口服右佐匹克隆片、黛力新未见明显效果，现为求中医针灸治疗来我门诊。现症见：患者神志清，精神可，神情略显焦虑，未见头疼、头晕、目眩，双眼未见血丝，未见恶心呕吐，纳食可，二便调。观其舌红，苔薄黄，脉细数，辨证为不寐之心肾不交证，治拟滋肾水，清心火，宁心安神。一诊：嘱患者仰卧位，头部选取百会（温针灸）、安眠（双侧）、神庭、本神（双侧）、风池（双侧）、印堂，上肢选取神门（双侧）、内关（双侧）、合谷（双侧），腹部选取中脘、下脘、天枢（双侧）、大横（双侧）、气海、关元，下肢选取阳陵泉（双侧）、足三里（温针灸）、三阴交（温针灸）、太溪（双侧）、太冲（双侧）。操作要求："三神穴"为神庭在前发际正中直上5分，本神在前发际上5分，神庭旁开3寸。三穴向百会方向平刺1寸，其余穴常规针刺，平补平泻，得气留针，30min出针。治疗1个疗程后，症状明显减轻，已能连续睡眠5h。治疗2个疗程后失眠基本改善，抑郁焦虑症状消失。

心为神气之宅，肾为精气之舍。此案中，患者证属不寐之心肾不交证，治拟滋肾水，清心火，宁心安神。百会、神庭、印堂均为督脉穴。督脉直接通于脑，脑为"元神之府"，与任脉、冲脉一源三岐，并且与心、肝、肾以及诸阳经均有直接联系，所以取督脉穴以通督安神，本神、内关、神庭均有安神宁心定志之功。腹部气海、关元、中脘、下脘、天枢、大横健脾和胃并引气归元，配以足三里、三阴交更能调理脾胃功能，使气血平和。四关穴：合谷与太冲取穴相得益彰，互为根本，起平衡阴阳、平肝熄风、镇静安神之功效。诸穴相配不仅有效治疗失眠，还起到对机体整体调节的作用。

（徐世芬　整理）

靳三针为主治疗登革热脑病临床体会

登革热（Dengue Fever）是登革病毒经蚊媒传播引起的急性虫媒传染病。典型的临床表现包括高热，头痛，肌肉、骨关节剧烈酸痛，部分患者出现皮疹、出血倾向、淋巴结肿大、白细胞计数减少、血小板减少等。本病主要在热带和亚热带地区流行，我国广东、香港、澳门等地是登革热流行区。由于本病系由伊蚊传播引起，故流行有一定的季节性，一般在每年的5—11月，高峰在7—9月，人群普遍易感。

世界卫生组织标准分为典型登革热、登革出血热和登革休克综合征3型，我国所见的登革热分为典型登革热、轻型登革热和重型登革热。重型登革热还会引起一些严重的神经系统并发症，可出现不同程度的中枢神经系统损害表现，如登革热脑病、肌肉功能障碍、格林巴利综合征、视神经损伤等，其中较为常见的是登革热脑病。登革热脑病的主要临床表现是除发热等登革热典型症状外，常伴有头痛、肌肉疼痛、较严重的意识障碍，另外还有可能有癫痫、视幻觉、记忆力减退等表现。

登革热目前尚无特效的抗病毒药物，登革热脑病更无特异性治疗，西医主要是支持治疗及对症治疗。除了本病的常规处理外，还需降低颅内压、止血等治疗，部分患者在急性期后出现后遗症状，包括意识状态、认知方面等功能障碍，需要进一步康复治疗。笔者在临床上使用靳三针疗法治疗登革热脑病收到良好效果，介绍如下：

（一）中医病因病机

1. 三阳受邪，少阳枢机不利

根据登革热脑病患者的临床症状：发热、肌肉疼痛、较严重的意识障碍，或烦躁不安，小便不利，大便秘结，脉弦。可概括其总病机为：太阳受邪，传及阳明、少阳，而致邪郁少阳，枢机不利。太阳为一身之藩篱，主一身之表，太阳受邪，卫外失职，正邪交争于表里，太阳经气不利，则身痛。日久，失治误治，传及阳明，影响大肠功能，故出现大便秘结。邪入少阳，枢机不利，胆热内郁，相火异位则出现烦躁不安、谵语，或反应迟钝、表情淡漠等主症。邪之来路便是邪之去路，三阳受邪，气之升降出入受阻，邪无出路，郁于少阳，病情渐重。故治疗应疏泄少阳气机。

2. 邪扰脑神，神识不清

中医认为登革热脑病出现意识障碍、幻觉、记忆力减退等临床症状是邪扰脑神所致。中医学认为"神"有广义和狭义之分，广义的"神"是指人体一切生命活动的主宰和人体生命活动的外在表现；狭义的"神"乃指人的精神意识思维活动。脑是人体生命活动中一个极为重要的脏器，脑功能的正常存在是生命活动的基本条件之一。明代李时珍提出"脑为元神之府"。清代程杏轩在《医述》引用《会心录》中"该脑为神脏，谓之泥丸宫，而精髓藏焉……脑脏伤，则神志失守"的论述。以上说明脑和神在生理病理上密切相关。神的功能有赖于脑的调养，若邪扰脑窍，脑脉痹阻，则神失所养，神机失用，出现神识的异常。故治疗可从调神入手。

（二）典型病案

患者麦某某，男性，35岁，因"反应迟钝、四肢乏力1个月余"为主诉于2014年11月18日入院。患者于2014年9月底出现发热，最高温度达39.0℃，10月5日出现表情淡漠、反应迟钝，后前往当地医院就诊，查脑脊液登革热抗体（＋），头颅MRI示：右侧颞顶叶经脉畸形，双侧尾状核头部及豆状核对称性异常信号，需鉴别代谢性疾病与缺氧缺血所致，请结合临床及复查。诊断为登革热脑病，予以激素、丙种球蛋白冲击治疗，以及营养神经、改善循环等对症治疗，遗留反应迟钝、四肢活动不利，为康复治疗就诊于我科。入院时症见：神清，表情淡漠，反应迟钝，情绪不稳，四肢乏力，上肢拘紧，伴有不自主运动，双下肢可在辅助下站立，缓慢步行，步态不稳，言语含糊不清，饮水呛咳，吞咽困难，留置胃管，二便调。舌淡，苔白，舌下络脉稍迂曲，脉细。查体：神清，查体欠合作，认知力减退，额纹对称，瞳孔等大等圆、形状规则，直径约3.0mm，对光反射灵敏，眼球活动灵活。鼻唇沟无变浅，口角无歪斜，构音障碍，咽反射减弱，饮水呛咳，洼田饮水实验4级。运动系统检查：双上肢肌张力较高，改良Ashworth分级2级；腱反射活跃；肌肉无萎缩，四肢肌力4级。感觉功能评定：肢体深浅感觉正常。巴氏征、霍夫曼征（－）。颈强硬，脑膜刺激征（－）。既往有鼻咽癌病史5年，行化疗治疗后无吞咽及言语不利等症。否认其他内科病史及遗传疾病史。诊断：登革热脑病。

西医治疗以改善脑循环及代谢等为原则，静脉滴注脑苷肌肽针营养神经、口服尼莫地平片改善认知、巴氯芬片控制肌张力。中医治疗方面，辨证属气血两虚，口服八珍汤，针灸治疗以靳三针为主，包括智三针、颞三针、上肢挛三针，以及相应体针。

智三针取穴：神庭，前发际正中直上0.5寸；本神，当前发际上0.5寸，神庭旁开3寸，即神庭与头维连线的内2/3与外1/3的交点处。操作方法：皮肤常规消毒后进针，平刺达帽状腱膜下，快速捻转，直至患者感觉局部酸胀，留针30min，期间每隔10min行针1次。

颞三针：耳尖直上入发际2寸处为颞Ⅰ针，在其前后各旁开1寸分别为颞Ⅱ针、颞Ⅲ针。采用快速进出针，快速小捻转间断平补平泻方法。首先以15°向耳尖方向平刺达帽状腱膜下后，轻微、快速、不捻转刺入30mm，得气后以180~200次/min的频率捻转2min。取双侧。

上肢挛三针：极泉、尺泽、内关。极泉进针时注意避开腋下动脉，直刺30~35mm，以上肢出现抽动为度；尺泽、内关均直刺入15~20mm，以手指末端抽动或麻木感为度。下肢挛三针：鼠蹊在腹股沟动脉搏动处外侧进针刺，向居髎方向刺30~35mm，以针感向下肢末端放射为度；阴陵泉向阳陵泉方向透刺30~35mm；三阴交沿胫骨后缘向悬钟方向透刺入30~35mm。

余体针使用常规针刺方法。

连续治疗至2014年11月21日，患者反应较前灵敏，情绪较稳定，言语含糊不清，饮水呛咳，吞咽困难，四肢乏力改善，上肢仍拘紧。至11月25日，患者情绪稳定，言语较前明显改善，饮水呛咳减少，吞咽较前明显改善，上肢不自主运动明显减少。至12月1日，患者神清，反应灵敏，情绪稳定，语声清晰，四肢乏力症状基本消失，独立步行平稳，饮水无呛咳，达到治愈标准出院。

（三）结语

此病案为登革热脑病的康复治疗，所用方法以针灸为主，其中又以靳三针疗法为要。

智三针由神庭、本神（双）共3个穴位组成，因其主治小儿智力低下、老年性痴呆、血管性痴呆、健忘等有关智力方面的疾病，因而冠以智三针之名。当今针灸治疗神志疾患，在头部多取百会、印堂为主穴，其实本神、神庭历代记载更是调神要穴，《备急千金翼方》曰："凡诸孔穴，名不徒设，皆有深意。"《针灸穴名解》曰："神庭，居处为庭。"主治烦闷恍惚，癫狂风痫诸疾，如《铜人腧穴针灸图经》说："治癫疾风痫，惊悸不得安寐，针久有镇静醒神之效，因名神庭。"本神穴，《针灸穴名解》谓其："穴在前额发际，内应于脑，故善治有关神识诸病，如惊痫、癫风、神不归本等证，故名本神。"从解剖层次考虑，三穴都位于大脑额叶表面的头皮层，额叶是调整情感智力之所在，故本神、神庭在治疗神志疾患方面有其独特的优势，在临床中应当重视应用。

颞三针位于头颞部，其中第一针通过率谷穴及角孙穴，前者为足太阳、少阳之会，后者为手足少阳之会；第二针通过手少阳、足少阳、足阳明之会的悬厘穴及足太阳、少阳之会的曲鬓穴；第三针少阳位于天冲穴足附近，该穴为足太阳、少阳之交会穴。本组穴位为靳老专为中风偏瘫而设。《普济方》载"忽中风，言语謇塞，半身不遂，穴百会，耳前发际，神效"，耳尖直上入发际的颞侧，正是手、足少阳经所分布的区域，可见耳周发际处的穴位是治疗肢体功能障碍的首选穴位。

从解剖学上看，较之其他头骨，颞骨最薄，其骨缝最密集。靳老及其博士生，通过研究发现，接近骨缝处的头穴，其针灸效应更佳。因此，他认为头部腧穴针灸效应的产生，多与骨缝的传导有关；且此处神经血管极为丰富，对针灸等刺激较为敏感。因此，通过针刺"颞三针"，能激发对侧患肢经络之气，恢复脑部的供血，有利于偏瘫的康复，不但能明显改善其临床症状，促进偏瘫肢体的恢复，而且亦可改善中风语言障碍、认知障碍等临床症状。

挛三针包括手、足挛三针，这是靳老及其研究工作小组在大量的临床实践和观察中，根据传统医学阴阳平衡理论及结合现代康复学原理中偏瘫恢复发展的规律总结归纳而来。在现代痉挛性偏瘫的治疗中，其治疗原则以协调肌群间肌张力的平衡为重点，即注重强化上肢伸肌、下肢屈肌的运动，拮抗上肢屈肌、下肢伸肌运动，协调和平衡主动肌与拮抗肌之肌张力，促进共同运动向分离运动转化，抑制与控制痉挛，建立正常运动模式。

因此，在手挛三针中，以极泉、尺泽、内关为主穴，采用提插捻转泻法，强刺激，以抑制上肢内收肌（痉挛肌）的肌张力；足挛三针采用鼠蹊（腹股沟动脉搏动处外侧）、阴陵泉、三阴交为主穴，鼠蹊、阴陵泉穴采用提插捻转平补平泻手法，以平衡内外侧肌群肌力，三阴交穴采用提插捻转泻法，可使过强的肌张力得到抑制，有助于解除肌挛缩和关节的畸形、僵直状态。

从解剖位置上看，手挛三针之穴位极泉、尺泽、内关，均分布在上肢内侧屈肌群上，可增强肩外展、伸肘、伸腕、伸指活动，恢复上肢伸肌功能。

登革热是一种具自限性倾向的传染病，广东地区天气炎热多雨，对蚊虫滋生有利，是本病的高发地区，除了做好登革热疫情监测预报工作，早发现、早诊断、及时隔离之外，对于重型登革热的治疗，应充分发挥传统中医药的作用，改善预后。

（杨海涛　整理）

通元针法结合附子理中汤加味治疗脑卒中后
麻痹性肠梗阻临床体会

麻痹性肠梗阻，亦称无动力性肠梗阻，多发生于腹部手术中的机械性刺激，腹腔内脏器病变或炎症刺激，胸腹部或脊柱中枢神经的损伤等情况，以全腹的明显腹胀为突出表现，常伴呕吐胃内容物，患者不能坐起，感觉呼吸困难等症状。而脑卒中患者由于长期卧床、胃肠蠕动减少或因电解质紊乱、糖尿病等造成胃肠轻瘫者亦可能出现这一脑卒中后并发症。临床上，西医治疗以禁食、胃肠减压、纠正水电解质紊乱及营养支持为主，必要时需行手术治疗，然而由于手术可能造成短肠综合征、粘连性肠梗阻等并发症，临床效果亦不理想。多项研究表明中药及针灸治疗麻痹性肠梗阻可明显缩短疗程，且疗效确切，同时具有简便、快捷、价廉等特点。临证过程中发现通元针法结合附子理中汤加味治疗脑卒中后麻痹性肠梗阻疗效甚佳，故将心得体会总结如下，以供同道参考。

（一）选穴原则

"通元针法"是基于《难经本义》所述"阴阳经络，气相交贯，脏腑腹背，气相通应"理论，开创的针灸治病的法则，是"通督养神、引气归元"的简称。通督养神所言的"神"包括先天元神及脏腑之神。前者藏于脑府，由先天之精气所化生充养，为人体诸神化生之始；后者指各脏腑功能活动及其外在征象，也包括五藏神。"神"的受损既影响人体精神意识，且脏腑功能活动亦受影响。故脑部督脉穴、背俞穴可通督醒脑、调养脏腑而治"神"。"引气归元"之"元"乃指人之元气，是人体生命活动的原始动力。《难经》有云："脐下肾间动气者，人之生命也，十二经之根本也，名曰原。"脐下肾间动气与脑部元神之气两者须守位濡养、潜藏归元，才能共同实现脏腑正常的功能活动。

脑为元神之府，总司诸神，心神为元神之使代行君主之职，且诸神的濡养有赖于后天血脉通畅、气血充和，故"通督调神"常取如水沟、百会、印堂等督脉穴及心俞、膈俞为主穴，旨在养神气、通经脉、调气血。调治元阴元阳是治疗脏腑经络失调及一切气机升降出入失常的关键，而治疗气机失调的根本即是"引气归元"。故常以少腹部的天枢引导上下阴阳气机，配以气海、关元、归来等穴滋养肾中元阴元阳，达到"引气归元"的目的。如此通元和合，形成了募穴—脏腑—俞穴的前后对应关系，使内与外、前与后、脏腑与体表脉气交贯通应，气血运行得以畅达，从而达到治病的目的。

　　气是生命活动的维系，运动不息，流行全身。《黄帝内经·举痛论》有云："百病皆生于气。"说明气的失衡会引发脏气虚怠。气根于肾，元气藏于丹田，故引气归元是治疗气机失调的根本。古人认为天枢为人身之中点，是调节气机和阴阳至关重要的穴位，又为大肠经之募穴，可调理肠腑和脾胃功能。关元穴，乃男子藏精、女子蓄血之处，是全身脏腑、经络的根本；气海则主一身之气机，"治脏气虚备，真气不足，一切气疾"，两者合用，关元主精，气海主气，可共奏补虚固本，温肾纳气之功。归来，古人认为针刺该穴可使冲气还复，有效调节气机升降，且属胃经，具化气生血之功。配合合谷、太冲，"寒热痹痛，开四关而已之"，两者合用可通行全身气血。通过引气归元针法滋养脐下肾间动气，使得正气旺盛，帮助人体恢复正常生理机能。另外取百会、印堂及心俞、膈俞、脾俞、胃俞、肾俞、大肠俞6对背俞穴以通督养神。其中，百会、印堂位督脉、居于脑，故为调节先天元神的要穴。又因心主神明、心主血脉，膈俞为血会，为血脉调节之枢纽、气血汇聚之处，取之可通调血脉、心神得养。脾俞、胃俞、大肠俞则是针对患者脾气亏虚、运化不利导致腹胀明显、大便不畅等症状，以期调动相应脏腑气血以抗病邪。再取肾俞穴强壮肾气，鼓舞命门之火，调动元阳，温煦脾土。同时选取八会穴之腑会中脘、胃之下合穴足三里及大肠之下合穴上巨虚以通调肠腑，行气消滞。诸穴合用，体现了俞募相配、上下相配、左右相配等穴为配伍的多种形式，充分发挥了督脉、膀胱经通调元神，任脉引

259

气归元的经络效应，从而达到扶正祛邪、阴平阳秘的临床效果。

（二）中药治疗

附子理中汤，为理中汤加炮附子。理中汤，出自《伤寒论》，其方根是甘草干姜汤，仲景用此方"以复其阳"，用于过度发汗或阳气已虚复发汗，汗出阳更虚之人。后世吴遵程认为该方乃"胃虚夹寒之圣剂"。杨仁斋则用以治疗"脾中冷痛，呕吐不食"，可见甘草、干姜这两味药对虚寒性胃肠病有振奋作用，故仲景所云"以复其阳"是为"复脾阳"。加人参，一是益气健脾、振奋胃肠功能，《名医别录》言其"疗肠胃中冷"，《日华子本草》载其"消食开胃，调中益气"；二是生津消渴，对吐利后丧失水分的患者有补益作用。加白术则是取"消痰水，益津液，暖胃消食"，"治胃虚下利，止呕逆"，以上4味药相伍，方能温中而益脾阳，和中而止腹痛。

理中者，理中焦，加附子后，调固下焦。陈修园在《时方歌括》里说："脾肾俱寒，吐后而大泻不止，须用附子回其真阳，而门户始固，必重加此一味而后效。"张锡纯则详论附子，谓其"味辛性大热，其力能升能降，能内达能外散，凡凝寒痼冷之结于脏腑，着于筋骨，痹于经络血脉者，皆能开之通之"。由此可知，附子理中汤功善温中散寒，补虚回阳，主治"五脏中寒，口噤、四肢强直，失音不语"。

临床大部分患者年老体衰，久病卧床，精神倦怠，舌淡，苔焦黑。《舌鉴辨证》云："凡舌苔见黑色，病必不轻，寒热虚实各证皆有之。"提示此时机体正处在脾肾阳气虚衰的状态，水液代谢输布失常，故腹胀甚，大便秘结，间或下利，小便不利，双下肢稍浮肿；代谢失常，水谷精微壅滞体内，营气与卫气不相和谐，故时有低热，周身不适。"寒淫所胜，平以辛热"，处方予附子理中汤，其中附子用量30g以回阳救逆，加茯苓、桂枝、白芍、姜枣，则是取桂枝汤、真武汤之意以调和营卫，温阳化气利水。诸药合用温阳散寒之力强，使得里寒散去，阳气得复，中气得补，健运有权，故中焦虚寒诸证皆能自除。

（三）典型病案

患者，男，85岁，因"右侧肢体乏力1天"于2016年9月6日就诊。查头颅MRI+MRA提示左侧放射冠、顶叶、枕叶多发亚急性脑梗死，双侧大脑前动脉共干，脑动脉硬化，双侧大脑中动脉局部狭窄。可明确诊断急性脑梗死。刻见：右侧肢体乏力，伴双下肢轻度浮肿，腰痛，偶有气喘，小便频数，舌暗红，苔白腻，脉沉滑。查体：右上肢近端及远端肌力2+级，左侧肌力5-级，右侧巴氏征（+）。既往腰椎间盘突出病史，曾于2004年行腰椎微创手术，平日长期卧床。9月10日患者诉腹胀，4日未行大便，予开塞露可排出少量干结粪块。后予大承气汤1剂鼻饲后大便日解3次，腹胀减轻。9月13日再次出现腹胀，呼吸稍感费力，大便秘结，间或便溏，查体可见腹部膨隆，叩诊鼓音，可闻及其气过水声，肠鸣音3次/min，予查腹部DR提示麻痹性肠梗阻。综合外科会诊意见患者不具备手术指征，故予禁食，胃肠减压、肛管排气，纠正水电解质紊乱及营养支持等对症处理。至9月22日，患者腹胀等症仍未见明显缓解，遂根据庄礼兴教授查房指导意见，加强针灸结合中药治疗，处方如下：

主穴：印堂、百会、关元、气海、归来（双）、天枢（双）、中脘。

配穴：足三里（双）、上巨虚（双）、合谷（双）、太冲（双）、脾俞（双）、胃俞（双）、大肠俞（双）。

1天2次，每周连续治疗6天，休息1天。以上穴位每次可不尽取，双侧穴位交替行针刺，得气后加电针疏波20Hz，强度以患者能耐受为宜。留针30min，配合TDP照射。针具：使用0.32mm×（25~50）mm华佗牌不锈钢一次性针灸针（苏州华佗医疗仪器厂出产）。穴位定位、针刺深度、针刺角度均按王华、杜元灏主编的《针灸学》（全国中医药行业高等教育"十二五"规划教材）进行操作。

患者中风后神疲倦，配合不佳，不能配合温针治疗，遂在针刺腧穴上温和灸。每穴灸1min，后在神阙穴悬灸10min。1天2次。

9月24日患者腹胀较前缓解，大便3次，量少，质稀，舌淡，苔焦黑，脉弦。

9月26日生化示：血钾2.97mmol/L，予静脉滴注氯化钾纠正低钾，并继续留置胃管、持续胃肠减压、间断行肛管排气，禁食不禁药。

9月27日患者精神疲倦，持续腹胀，偶有咳嗽咳痰，无腹痛腹泻，无恶心呕吐，大便1次，量少，质稀，舌淡，苔焦黑，脉弦。考虑患者年迈脾肾阳气衰弱，加之久卧伤气，治以温阳散寒，健脾通络，予附子理中汤加减，具体方药如下：

淡附片30g（先煎2h）、干姜10g、熟党参15g、炙甘草10g、白术15g、茯苓15g、桂枝15g、白芍10g、生姜10g、黑枣30g。

每天1剂，以水煎取至150mL，鼻饲。

9月29日患者精神可，腹胀较前缓解，大便1次，量较多，舌淡，苔白，脉弦。复查生化提示血钾回升至4.10mmol/L，腹部CT未见肠梗阻征象。继续予附子理中汤加味及针灸治疗，并予艾条悬灸神阙穴温补脾肾，振奋元阳以促进胃肠蠕动。

10月2日患者腹胀改善，腹部触诊较前柔软，肠鸣音恢复，大便日行1次，量多，质烂。舌淡，苔薄白，脉弦。暂停胃肠减压、肛管排气，予流质饮食。复查血液分析、BNP、生化全套等相关指标均较前改善，治疗效果明显。

10月12日拔除尿管及胃管，改半流质饮食。并于病情稳定后出院。

（四）结语

脑卒中后麻痹性肠梗阻是脑血管病患者常见的急重并发症之一，该患者脑卒中后长期卧床，期间出现低钾血症，多种原因导致该患者肠蠕动功能失调，肠腔内大量积气积液，故出现腹胀、大便秘结等症，结合腹部DR可明确诊断麻痹性肠梗阻。该病与中医学之"肠结""腹胀"症状表现相近。"肠结"首见于张锡纯《医学衷中参西录》，"或因常常呕吐，或因多食生冷及硬物，或因怒后饱食，皆可致肠结。其结多在十二指肠及小肠间，有结于幽门者。其证有腹疼者，有呕吐者尤为难治"。而《诸病源候论》云："腹胀者，由阳气外虚、阴气内积故也。阳气外虚受风冷邪气，风冷，阴气也，冷积于腑脏中间不散，与脾气相壅，虚则胀，故腹满而气微喘。"该患者年过八十，且久病卧床，耗伤元气，肾阳不足，无以温煦脾土，脾失健运则升降失调，气滞不能正常运行，水谷精微不能输布，壅于中焦而致脘腹胀满。患者虽腹胀甚，大便秘结，乃属本虚标实之证，不可单纯行气通腑，更不能过度使用泻下药物，否则重伤元阳。本案采用"通元针法"并结合附子理中汤治疗，两者同用，共奏温补脾肾、引气归元之功。

通元针法充分发挥督脉贯脑为通调元神、任脉连肾为精气之归的经络治疗效应，更重要是从针灸理法方穴辨证施治的规律中抽提出最有临床实际应用价值的经穴特异性和经络理论，极大地扩大了针灸的适应证，非常值得学习推广。以往相关临床研究或文献报道中，尚未涉及通元针法对于肠梗阻方面的症状改善及治疗，故本案例也是对通元针法适应范围的拓展。另外，临床上多使用附子理中汤治疗腹痛腹泻，用于肠梗阻较少见，原因在于世人多认为腹胀为邪气郁结，法当行气消胀，但事实上很多腹胀为虚性胀满。中医诊病的过程需强调辨证论治，并不因其中风就祛风通络，也不因其肠梗阻就通腑泄热，有是证、用是方、用是药，方药与病症相对应，便可取得肯定的疗效。

（徐展琼　整理）

从《灵枢》谈针刺取效的关键

《灵枢》素有《针经》之谓，与《素问》合称《黄帝内经》，是中医学理论的奠基之作。书中有大量中医基本理论的内容，尤其对经络腧穴理论和针刺方法的记载非常翔实，笔者临床经历和经验积累得越多，越觉《灵枢》可谓字字珠玑，对于针灸取效的关键内容论述颇为详尽。现结合例证分列如下：

（一）进针手法

进针手法的掌握，可以说是针灸医生的入门功夫。《灵枢·九针十二原》云："持针之道，坚者为宝。"所谓"坚"，笔者认为是指医者的指力而言。小小银针，旁人用之软而无力，过皮已属不易，而针灸人用之，却可以透皮入肉，甚至深达筋骨。原因就是指力的强弱有别。指力越强，对针的掌控能力也就越强，进针就越淡定从容，效果也就越好。但指力强，并不是指暴用蛮力，而是要达到力贯针尖的意思。只有能做到力贯针尖，针才能如剑般锋利，干脆利落的透皮入肉，而患者的痛感甚微。反之，即便蛮力再大，也只能得到针弯却不得入皮的结果，于患者则痛感甚剧。因此，进针手法的关键，笔者认为是指力强韧，力贯针尖。

（二）气的掌控与治神

《灵枢》认为"用针之类，在于调气""刺之要，气至而有效"。针刺得气是指医者针刺穴位后，患者出现的酸、麻、胀、重等感觉，得气与否历来都是医家公认的针灸取效的关键所在，但笔者认为用对气的掌控来总结更恰当些，正如《灵枢·终始》所言："凡刺之道，气调而止。"

笔者认为医者对气的掌控，可分为进针得气、留针守气、手法驭气三个方面。《灵枢·九针十二原》曰："粗守关，上守机，机之动，不离其空。空中之机，清净而微，其来不可逢，其往不可追。"此处所说的"机"，就是指针刺后患者得气的情况。医者入针后，患者有酸、麻、胀、重等感觉，即可谓达到进针得气。留针一段时间后，再触诊，若得气的感觉仍在，则可谓达到留针守气；若针下感觉空空如也，则说明未能达到留针守气。若能通过针刺手法的补泻，令针下之气通关过节，气至病所，则可谓达到手法驭气。

《灵枢·九针十二原》有云："正指直刺，无针左右。"又云："神在秋毫，属意病者。"《灵枢·终始》言："必一其神，令志在针。"笔者认为此三条即是掌控针下之气的关键。即行针时要做到心神合一，稳中求进。若手法散乱，或大开大合，徒耗气散气耳。因此，对气的掌控的关键，笔者认为是心神合一，稳中求进。

验案举例：谢某某，男，43岁，因耳鸣耳聋1个月来诊。曾于某医院耳鼻喉科住院治疗12天，寸效不见，反见加重之势，入院前尚有少许听力，吊针12天后，戴耳机听音乐开到最大声，竟一点声音都听不到了。遂急出院，经朋友推荐前来针灸治疗。刻下症见：耳鸣耳聋，头部蒙胀感，口干，喜饮水，烦躁，晨起头晕，无头痛，纳可，眠差，大便时干时溏，小便可。舌淡，苔白厚腻，脉滑。

患者头窍有蒙胀感，正合了《黄帝内经》"因于湿，首如裹"所指，说明患者有痰湿蒙蔽清窍之象，晨起头晕，大便时干时溏，苔白厚腻均为脾虚湿阻，气机不畅之象。耳居人身之侧，为少阳胆经循行所过，肝与胆相表里，故与肝关系亦密切。患者烦躁，眠差，耳内蝉鸣，提示肝阴不足，法当滋补肝阴，以平亢阳。穴取听宫、听会、翳风、颞三针疏通耳窍，足三里、丰隆、阴陵泉健脾祛湿化痰，并辅以液门、太冲养肝平肝。诸穴进针行针均宗心神合一，稳中求进之旨，患者诉针下胀感甚为明显，5日诸症大减，听力明显提升，继针10天，耳鸣不再，听力完全恢复，大叹针灸效验神奇。

（三）辨证施针，手法补泻

辨证论治是中医认识和治疗疾病的基本原则，针灸医师往往多以经络辨证来指导临床（如腰痛取委中，牙痛取合谷），而对中医学经典的脏腑辨证、六经辨证、卫气营血辨证等其他辨证方法重视不足，实则中医学的各种辨证方法对针灸取穴的指导意义都很巨大，若能灵活运用，指导手法补泻的选择，往往能收到事半功倍的疗效。

《灵枢·九针十二原》云："审视血脉，刺之无殆。"《灵枢·刺节真邪》曰："用针者，必先查其经络之虚实。"《素问·阴阳应象大论》说："善诊者，察色按脉，先别阴阳。审清浊而知部分；视喘息、听音声，而知所苦；观权衡规矩，而知病所主；按尺寸，观浮沉滑涩，而知病所生。"都是在强调辨证施治的重要性。而《灵枢·九针十二原》所云:"凡用针者,虚则实之,满则泻之,菀陈则除之,邪盛则虚之。"以及《素问·针解》所言之"刺虚则实之者,针下热也,气实乃热也;满而泄之者,针下寒也,气虚乃寒也。菀陈则除之者,出恶血也"则是对根据患者辨证情况不同而采用的针刺方法及补泻手法的具体阐述。

验案举例:吴某某,男,74岁,因中枢神经系统感染入院,呈昏睡状态,频发呃逆,日夜不休,发热,喉中痰鸣有声,体温39℃,心率115次/min,血压正常。腹硬,大便5日未行,听诊双肺满布湿啰音,压眶反射(+),张口不能配合,故舌象不详,脉滑数有力。在某医院重症病房静脉滴注抗生素多日,症无改善,面红如妆,已现危象。为止呃逆,延余会诊。余以为患者之呃逆,乃因大便秘结,腑气不通,气机因此壅滞上逆而起;又肺与大肠相表里,腑气不通,浊阴不得降,化为痰浊上蒙清窍,故神昏,喉中痰鸣有声;痰浊郁久化热,故高热,肺部感染难以控制。法当通腑泄热,降逆化痰。穴取人中配合双侧合谷、太冲以醒神开窍,天枢、下巨虚、支沟通腑泻浊;丰隆化痰,曲池、涌泉、照海泄热滋阴。当天行针1次,次日诊视患者,呃逆大减。但大便仍不得下。乃仍以原方穴位,增加手法通泄力度,辅以中药增液承气汤灌肠,以增水行舟,2天后得下燥屎数枚,当晚烧退,肺部啰音大减,神智转清。继续调理1周后痊愈出院。

此症之治,选穴用方,均以六经辨证和脏腑辨证为纲,收效甚捷,辨证施针之临床意义由此可见一斑。因此,辨证施针、手法补泻的关键,笔者认为是辨证为体,手法为用。

(四)针刺深浅的把握

《素问·刺要论》云:"病有浮沉,刺有浅深……浅深不得,反为大贼。"《灵枢·官针》曰:"疾浅刺深,内伤良肉,皮肤为痛;病深刺浅,病气不泄,反为大脓。"《灵枢·终始》言:"在骨守骨,在筋守筋。"均在强调把握好针刺深浅的重要性，可见针刺深浅的把握也是针刺取效与否的关键之一。例如外感风邪的感冒病、面瘫病等，其病位在肌表皮毛，故针刺也当浅刺方可取效，针刺过深，内伤良肉，不但效果不佳，还会有不良反应。若是内脏疾患，病位深隐，进针深度也当适当加深。若是肌肉韧带拉伤、骨骼外伤等症，则要遵循在筋守筋、在骨守骨的原则，针刺深度要达到相应的肌肉肌腱和骨膜层，方可取得良效。

验案举例：阮某某，女，27岁，因右上眼睑红肿痒甚2天来诊。症见：右上眼睑红肿，有发热感，痒甚。巩膜无潮红，纳可，眠差，多梦，烦躁，口干，喜饮，咽无不适。舌淡红，苔薄，脉浮细滑。前天曾请实习同学扎针1次，穴取双侧合谷、患侧攒竹、丝竹空，针入7分，效果不明显。

《黄帝内经》认为"痒自风来""高巅之上，唯风可到"。患者眼睑红肿，痒甚，当为风热外袭所致。予耳尖放血，泻其热势，辅以针刺风池、外关、合谷以解其表邪，诸穴均入针3分深。次日肿消大半，继针2次后，痊愈。余以为实习同学针刺效果不明显，除了针刺手法欠熟练之外，进针过深恐也是原因之一。邪既在表，即当从表而解，故针刺3分深，反得速效。因此，针刺深浅把握的关键，笔者认为是在皮守皮，在脉守脉，在筋守筋，在骨守骨。病轻刺浅，病重刺深。

《灵枢》经中的真知灼见浩如烟海，验之于临床，每每有惊喜之效。笔者才疏学浅，仅能从自身多年的临床体会中稍加赘述总结，唯愿我中医人皆能坚守经典之魂，则行医路上自有明灯在前，不致迷茫矣。

（赵明华　整理）

浅论《伤寒论》中针灸疗法的应用

汉代名医张仲景所著的《伤寒论》，以六经辨证为体系，结合理法方药，开创了中医临床辨证论治的先河。《伤寒论》确立的辨证论治原则对临床各科都具有普遍的指导作用，被视为辨证论治的第一部专书。《伤寒论》中有关针灸治疗六经病变、禁忌及六经病理与腧穴关系等的论述也是言简意赅，匠心独运，颇具特色。在《伤寒论》中，针灸疗法作为中医的重要学术内容和治疗手段，虽然论述不多，但作为研习《伤寒论》及指导临床疾病的诊治仍具有重要的意义和价值。在《伤寒论》的398条论述中，与针灸有关的论述共23条，约占5.78%，虽然内容不多，但仍值得去探讨。现就《伤寒论》中关于针灸疗法的应用浅论如下：

（一）针药相辅，提高疗效

《伤寒论》第24条说：“太阳病，初服桂枝汤，反烦不解者，先刺风池、风府，却与桂枝汤则愈。”太阳中风，服桂枝汤后，桂枝证仍在，又反增闷热烦躁，为表邪较重，经气郁滞，邪正搏击，不能外达，针风池、风府以疏通经络，泄入经之风邪，再投桂枝汤，调和营卫，解肌发汗，针（灸）药并施而病愈。这是针对太阳中风之较重证型，单纯的药物治疗，尽管辨证准确，但疗效不佳，而针药相辅，则祛邪之力倍增，病可得愈。也有先针或灸，继而再以汤药进行治疗的，如第117条：“烧针令其汗，针处被寒，核起而赤者，必发奔豚，气从少腹上冲心者，灸其核上各一壮，与桂枝加桂汤更加桂枝二两也。”先以艾炷灸针处之赤核各一壮以温阳散寒，再内服药物进行治疗。还有第231条：“阳明中风脉弦浮大而短气，腹部满，胁下及心痛，久按之气不通，鼻干不得汗嗜卧，一身及面目悉黄，小便难，有潮热，时时哕，耳前耳后肿，刺之少差。外不解，病过十日，脉续浮者，与小柴胡汤。”再如第304条：“少阴病，得之一二日，口中和，其背恶寒者，当灸之，附子汤主之。”这些都说明，在《伤寒论》中针灸与药物适当的配合能发挥更高的疗效，即使是在几千年后的今天，仍有其重要的临床意义。

目前临床工作中也常常使用针灸配合药物治疗某些疾病，特别是那些病机为风、寒、湿、瘀阻滞经络的虚实夹杂之证，临床疗效显著提高。如治疗骨关节炎（痹症），针药并用疗效较单纯用中药或单纯用针灸为佳，中药补肾壮骨重在治本虚，针刺疏经活络重在治标痹，二者相得益彰。此外，针药结合治疗皮肤瘙痒、湿疹、神经内科病变等都获得了较好疗效。这就说明了当一种疾病单用针灸或药物的疗效不佳时，可采用针药并用的方法治疗。

（二）或针或灸，通权达变

《伤寒论》强调运用八纲作为辨证施治的纲领，尤以阴、阳为总纲。在辨证施治运用针灸疗法的过程中，张仲景确立了"三阳经病宜针，三阴经病宜灸"的原则，既强调了三阳病的性质俱为邪实而正不虚，只宜针刺疏经达邪，不宜用灸法助阳生热；同时，亦阐明了三阴病性质俱为虚，不宜用针法劫夺正气。如第8条、第24条、第171条等条文均为属实属热之三阳经病，故皆用刺法；第292条、第325条、第349条等条文均为属虚属寒之三阴经病，故皆用灸法。

虽然提出"三阳经病宜针，三阴经病宜灸"，但张仲景并不墨守成规，而是详察病情，随证制宜。少阴厥阴虽以灸治为主，但亦有可针之病，故有"少阴病，下利便脓血者，可刺"（第308条）。现代治疗便脓血者，采用针刺治疗，亦能有较好疗效。太阳病亦有可灸之条文："烧针令其汗，针处被寒，核起而赤者，必发奔豚，气从少腹上冲心者，灸其核上各一壮，与桂枝加桂汤更加桂枝二两也。"因此宜针或宜灸也需以辨证论治为基础，如此才能灵活掌握《伤寒论》之针灸疗法而得其精髓。

（三）治病求本，辨证用针

张仲景在运用针灸时注重治病求本的原则，对不同的疾病，虽然症状表现不同，但若病因病机相同，其治则一。通观刺期门之法，张仲景对于皆因肝经实热所致的5种不同病症均施以"刺期门"以泻肝经邪热。如第108条肝邪乘脾证；第109条肝气犯肺证；第142条太阳少阳并病，误治所致的脉弦谵语证；第143条妇人中风，热入血室之谵语证等；第216条阳明病，热入血室。皆言刺期门。从针灸经络学的角度来看，期门为肝经募穴，是肝脾、阴维三脉之会（《甲乙经》），刺之可疏泄肝经之气滞壅闭，宣导气血，平肝泄热，舒筋缓急，熄风安神，因此，伤寒过经不解，胸满胁痛，女子热入血室、谵语等属肝经实热者均可刺之。虽见症有5种之多，但透过病情分析，循经辨证，详审病机，其病源皆出于肝经之热，病本在肝，故均取肝经募穴期门以治之。由此可见张仲景异中求同，辨证用针，突出了针灸临床辨证的重要，一穴而治数病，体现了针灸治病的特点，彰显了"治病求本"的施治原则。

（四）误针误灸及其补救措施

由针灸特别是灸法造成误治的情况较多，占有关针灸论述的52.3%。如第16条、第112条、第118条、第29条、第110条、第111条、第114条、第116条、第221条、第200条、第267条、第284条、第294条。以上这些经文表明，如果对阴虚或实热者误施以温针或温灸，必然导致诸多变证。因此张仲景谆谆告诫后世医者，在行针施灸时，要注意针宜灸忌和针忌灸宜。

首先注意误针后引起的变证，归纳如下：①伤寒表证误用温针的变证。《伤寒论》第119条曰："太阳伤寒者，加温针，必惊也。"②误用烧针取汗致发奔豚证。《伤寒论》第117条曰："烧针令其汗，针处被寒，核起而赤者，必发奔豚。"

其次为误灸后引起的变证：①太阳病，脉浮，热甚，属于温病，误灸可引起火邪上逆而致咽燥吐血。如《伤寒论》第115条云："脉浮，热甚，而反灸之，此为实。实以虚治，因火而动，必咽燥，吐血。"②虚热证或表邪未解，误用灸法的变证。如《伤寒论》第116条云："微数之脉，慎不可灸，因火为邪，则为烦逆，追虚逐实，血散脉中，火气虽微，内攻有力，焦骨伤筋，血难复也。脉浮，宜以汗解。用火灸之，邪无从出，因火而盛，病从腰以下必重而痹，名火逆也。"

（五）以针（灸）法判断预后

如"伤寒六七日，脉微，手足厥冷，烦躁，灸厥阴，厥不还者，死"。（第343条）。本条文指出了寒厥证灸后的两种转归：厥还—阳回—生，厥不还—阳绝—死。"下利，手足厥冷，无脉者，灸之不温，若脉不还，反微喘者，死。少阴负趺阳者，为顺也。"（第362条）。本条提示：厥利无脉的危急证，灸后亦有两种转归：恶化—厥不温，脉不回—阳不回—反微喘—阳随喘脱—死；向愈—少阴负趺阳—胃气尚存—顺（有生机）。提出灸治后通过脉象的变化，来判断病情的转归和预后。

综上所述，针灸疗法在《伤寒论》中或与汤药并用，或以针灸为主，体现了张仲景针灸学术思想和对针灸治疗学的贡献。《伤寒论》条文中用穴甚少，常选的穴位有风池、风府、大椎、肺俞、肝俞、期门、巨阙、劳宫、关元等，可看出《伤寒论》含有经络辨证重于腧穴的学术思想，形成了后世倡导的"宁失其穴，勿失其经"的取穴原则。《伤寒论》中众多经方及胃气理论，在针灸科也同样具有重要的指导意义和实践价值。

（王澍欣　整理）

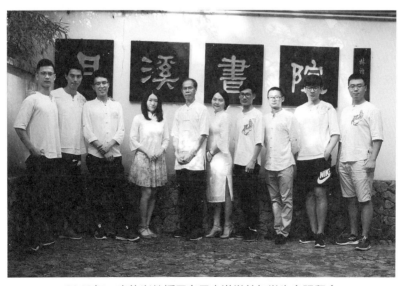

2018年，庄礼兴教授于白云山讲学并与学生合照留念